U0293331

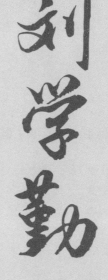

现当代中医药名家丛书

刘学勤

主　审◎刘学勤

主　编◎刘静生

总　主　审◎毛德西

总　主　编◎郑玉玲　朱　光

副总主编◎禄保平　张　瑞　金　杰　常学辉

河南科学技术出版社

·郑州·

内容提要

刘学勤教授从医六十年，治学严谨，潜心临床，方研仲景，法效子和，活用经方，攻克顽疾，擅治心肺系和脾胃系疑难病症，对肝胆疾患尤为专长。本书通过刘学勤传略、学术思想、临床精粹、方药心悟、诊余随笔、弟子感悟等，较系统地介绍了刘学勤教授的学医道路、奋斗历程，以及深厚的学术造诣、临证经验和高尚的医德情操。全书内容精练，实用性强，适合中医临床医师、中医药院校学生，特别是中青年中医工作者参考使用。

图书在版编目（CIP）数据

现当代中医药名家丛书. 刘学勤 / 刘静生主编. —郑州：河南科学技术出版社，2022.8

ISBN 978-7-5725-0861-5

Ⅰ.①现… Ⅱ.①刘… Ⅲ.①刘学勤—生平事迹 ②中医临床—经验—中国—现代 Ⅳ.①K826.2 ②R249.7

中国版本图书馆CIP数据核字（2022）第118488号

出版发行：河南科学技术出版社
地址：郑州市郑东新区祥盛街27号　　邮编：450016
电话：（0371）65788613　65788625
网址：www.hnstp.cn
责任编辑：武丹丹
责任校对：司丽艳
整体设计：张　伟
责任印制：张艳芳
印　　刷：河南博雅彩印有限公司
经　　销：全国新华书店
开　　本：787mm×1 092mm　1/16　彩插：16　印张：19　字数：334千字
版　　次：2022年8月第1版　　2022年8月第1次印刷
定　　价：88.00元

如发现印、装质量问题，影响阅读，请与出版社联系并调换。

现当代中医药名家丛书

总 主 审　毛德西

总 主 编　郑玉玲　朱　光

副总主编　禄保平　张　瑞　金　杰　常学辉

总主编委员会（按姓氏笔画为序）

毛德西　朱　光　张　瑞　金　杰

郑玉玲　常学辉　禄保平

现当代中医药名家丛书

刘学勤

主　审　刘学勤

主　编　刘静生

副主编　庞国明　刘静宇

编　委（按姓氏笔画为序）

孔宪随　田锋亮　刘明照　刘秋生

刘晓彦　刘静生　刘静宇　杜蓓

李　楠　张天华　陈　莉　庞国明

赵一举　赵庆华　姚冬梅　姚沛雨

徐敬江

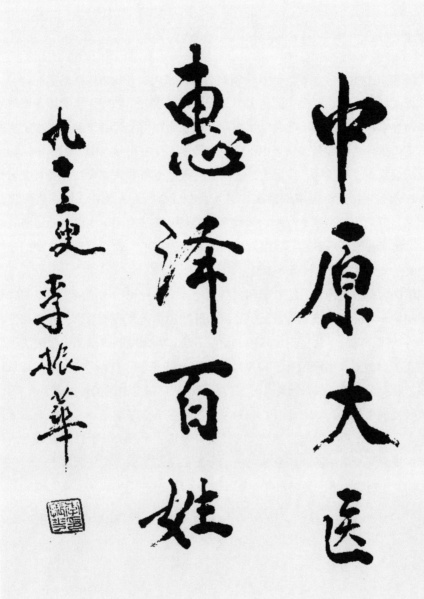

中原大医

惠泽百姓

九〇三史 李振华

国医大师李振华题词

刘学勤教授简介

刘学勤（1936—），男，汉族，河南省开封市人，开封市中医院名誉院长，技术二级主任中医师，河南中医药大学兼职教授、硕士生导师，享受国务院政府特殊津贴专家，中华中医药学会学术顾问，第二、四批全国老中医药专家学术经验继承工作指导老师，全国名老中医药专家传承工作室指导老师，国家中医糖尿病和肝胆病重点专科导师，中国中医药研究促进会专科专病建设工作委员会名誉会长，河南省中医药学会资深理事，第九、十届全国人大代表，河南省文史研究馆馆员，开封市政协第六、七、八届常务委员。获"河南省中医事业终身成就奖"、"河南省德医双馨奖"、河南省卫生系统先进工作者、"开封市中医药终身成就奖"、开封市劳动模范等荣誉。

刘学勤教授方研仲景，法效子和，活用经方，攻克顽疾，擅治心肺系和脾胃系疑难病症，对肝胆疾患尤为专长，总结出肝热病论、肝病肠治论、肝中风论、肝胆病外治法、降酶十法、退黄八法、消胀五法、顽固性肝腹水三阶段治法、攻补法纠正蛋白倒置及臌胀治疗三原则等新思路、新见解。研制出强肝1~6号系列方药和乙肝胶囊、乙肝扶正胶囊、胆宁胶囊等；获河南省中医药科技成果奖7项，开封市科技成果奖9项，国家实用专利4项。先后在《中医杂志》《中医杂志（日文版）》《河南中医》等学术期刊发表论文90余篇；出版《吐下汗奇方妙法治百病》《中国现代百名中医临床家丛书·刘学勤》《刘学勤辨治肝胆病》《刘学勤医案选粹》《刘学勤辨治疑难重病》等著作30余部。

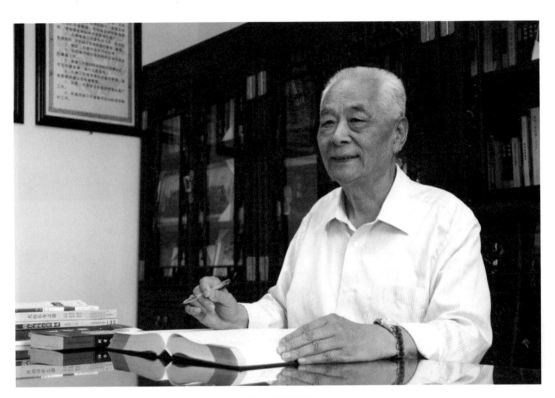

刘学勤教授

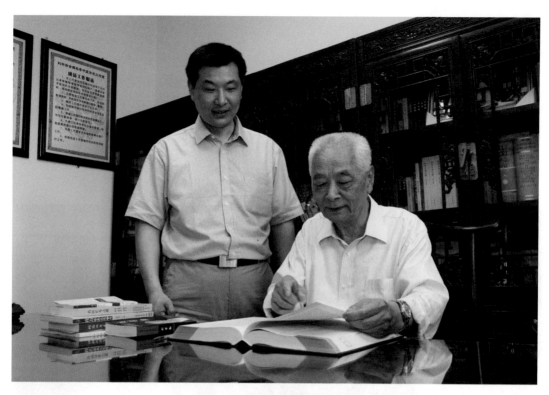

刘学勤教授与刘静生教授合影

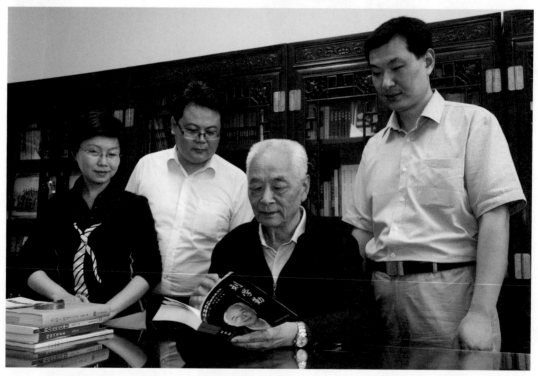

刘学勤教授为弟子讲解《中国现代百名中医临床家丛书·刘学勤》书中疑难病案

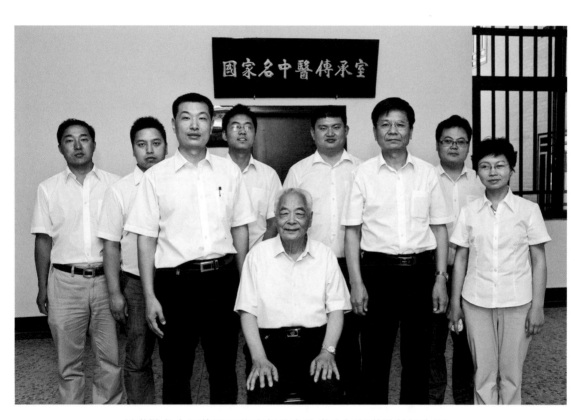

刘学勤名中医传承工作室部分在汴学生与刘学勤教授合影

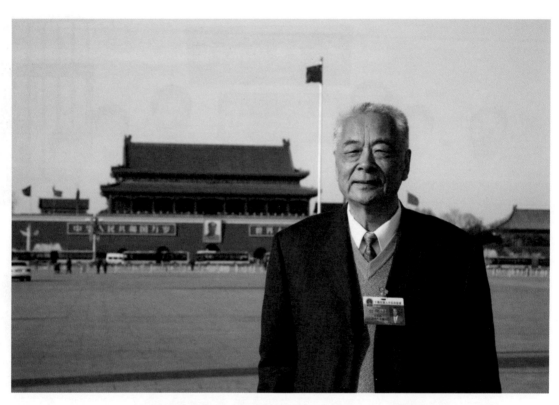

刘学勤教授参加全国人民代表大会时在天安门留影

序

中医药学历史悠久，源远流长，涌现出灿若繁星的医药学家。正是由于他们的辛勤耕耘与绵延传承，才使得中医药学在世界医学体系中独树一帜，影响寰宇并造福人类。

河南地处中原，人杰地灵，是中华民族优秀文化的重要发祥地之一，自古及今医药大家更是层出不穷。诞生于河南南阳的张仲景，被后世尊崇为"医圣"，以其巨著《伤寒杂病论》及其独特的辨证论治思维，深远地影响着中医学的传承与发展，至今仍然在指导着中医理论研究与临床实践。其后，河南历代名医名著辈出，比较著名的如褚澄的《褚氏遗书》、王怀隐的《太平圣惠方》、郭雍的《伤寒补亡论》、张子和的《儒门事亲》、滑寿的《十四经发挥》、李濂的《医史》、景日昣的《嵩崖尊生书》、吴其濬的《植物名实图考》、杨栗山的《伤寒瘟疫条辨》等，对中医药学的发展和提高，发挥了承前启后的推动作用，产生过重要影响。

中华人民共和国成立以后，河南的中医药事业又得到了长足的发展，在业内占有较重要的地位。著名中医学家李振华是第一批国医大师，我与他交好多年，深知他理论功底深厚，临床经验丰富，治学严谨，桃李遍天下，他对河南中医药学的教育、科研、临床工作，做出了非凡贡献；还有石冠卿、吕承全、赵清理、邵经明、杨毓书等，都是闻名全国的中医药学家。

中医药这一伟大宝库有三个组成部分：浩如烟海的典籍，名老中医的经验，民间的验方绝技。其中名老中医的经验来自于临床实践，是理论与实践相结合的典范，也是我们亟待传承的中医精华。而随着时间的流逝，名老中医越来越少，中青年能用中医思维去认识疾病、防治疾病的也越来越少。所以现在的问题是抓紧将这些名老中医的经验继承下来，学习他们的学术思想，学习他们的临床经验，学习他们的医德医风。这是时代的需要，是发展中医的需要，是培养年轻一代名中医的必由之路。

我过去曾讲过要做一名"铁杆中医"，有人对此产生误解，认为这是"保皇党"、保守派。我所说的"铁杆中医",就是要立足自身,坚信中医,坚守中医,同时要做好中医与现代尖端科学的结合。中医本身就是尖端科学,两个尖端科学结合,那就是更好的医学。中医药在治疗SARS中的作为、国医大师王绵之教授对航天员的养生调护及特效药应用,不是很能说明一些问题吗?我所说的"铁杆中医",不是不学习科学,而是要站在现代科技的尖端层面,这样结合,中医才会发展。我们应该相信,只要特色不丢、优势常在、传承不息,中医药必将为呵护人类健康再立新功。

要学习好中医,就要从经典入手,因为经典是中医学之根,是后世各家学说之源头,必须下一番功夫才能学好。"不经一番寒彻骨,哪得梅花扑鼻香!"而要学习好经典,还必须注重临床实践。老百姓之所以对中医信赖,是因为中医疗效是肯定的,是经过几千年临床实践所证明了的。临床实践是中医的生命线,离开临床实践,就无从证明中医理论的正确性。中医学的方法论,是完全符合唯物辩证法的实践论、符合哲学的系统论的。

十年树木,百年树人。要发展中医,就要抓紧抢救老中医学术经验,许多老中医带徒、办名医传承班,这是很好的传承方法。抓紧时间整理老中医的经验,上对得起祖宗,下对得起百姓,这不但是对中医学术发展的贡献,也是对人类健康事业的积极奉献。希望更多的名老中医毫无保留地将自己的学术经验撰写出来,传承下去;也希望更多的中青年学子虚心地、踊跃地加入师承的队伍,使岐黄之术薪火相传,不断发扬,更好地为全人类的健康服务!

说起来,我在河南有两位祖宗,一位是医圣张仲景,算是我们中医人的共同祖宗;一位是邓氏的祖宗,邓氏祖地在河南邓县(现邓州市),从中原南迁广东珠玑巷,我是第25代,500年前我们是一家。所以我对河南有一种自然的亲切之感,对河南中医更是有着特别的关注之情。

今闻河南同仁计划编纂该丛书,我非常高兴,这不但是河南中医界的盛事,也是我们国家中医界的盛事。这部巨著,是为名老中医学术经验的传承做了一件大好事,值得庆贺。在其出版之际,聊述几句,以表一位期颐老者的意愿心境。

是为序!

国医大师 邓铁涛

2017 年 11 月

前　言

中华医药，肇之人祖，岐黄问对，仲景垂法。

中原大地，是中华灿烂文化的重要发祥地，也是中医药文化的发源地、医圣的诞生地。在这片沃土上，有两部著作名垂青史，流传千古。一部是《黄帝内经》，它是中医学第一部经典大作，为中医学的传播与发展奠定了理论基础。其具体编著者虽无可考，但与中华民族的先人——黄帝是密不可分的。书中采用黄帝与大臣岐伯等对话的方式，对人类生命科学进行了详尽而科学的讲述。而黄帝出生于河南新郑，他的智慧使得中医药学跻身于世界医学之林。另一部是《伤寒杂病论》，该书创立了中医基本理论与临床实践相结合的辨证论治体系，为中医临床学科的发展开辟了无限法门。其作者是东汉时期河南南阳人士张仲景，他的治学态度是尊重先人，尊重实践，独立思考，敢于创新，用他的话说就是"勤求古训，博采众方……并凭脉辨证"。书成之后被奉为中医经典之作，张仲景则被后世尊为"医圣"，为人们所景仰。

继"医圣"张仲景之后，中原大地以其悠久的历史及丰厚的文化底蕴，为中医药事业的继承与发展做出了卓越贡献。当我们站在黄河岸边回溯历史的时候，历代名医包括他们的名著犹如灿烂的星光闪烁在我们面前。比较著名的如南朝时期的褚澄与其《褚氏遗书》，隋代甄权与其《针经钞》，唐代孟诜与其《食疗本草》，宋代王怀隐与其《太平圣惠方》，金代张子和与其《儒门事亲》，元代滑寿与其《十四经发挥》，明代李濂与其《医史》，清代杨栗山与其《伤寒瘟疫条辨》、吴其濬与其《植物名实图考》等，还有近代陈其昌与其《寒温穷源》、陈青云与其《痘疹条辨》、刘鸿恩与其《医门八法》、龙之章与其《蠢子医》等，他们为河南乃至全国中医药事业的发展与提高做出了不可磨灭的贡献。

中华人民共和国成立以后，河南中医药事业得到了长足的发展。随着河南中医药大学（原河南中医学院）及各级中医院的先后建立，一大批名家出现在教学与临床岗位上，他们为河南中医药的教育、医疗和科学技术的发展，倾尽全部心血，可谓"鞠躬尽瘁，死而后已"。他们中的杰出代表有国医大师李振华，国家级名医石冠卿、赵清理、杨毓书、高体三、吕承全、邵经明、武明钦、郭维淮、乔保钧等。他们秉承张仲景、孙思邈"大医精诚"之旨，怀仁心仁术，志存高远；为人民服务，任劳任怨；教年轻学子，挑灯备课；为病人除恙，废寝忘食；他们学术渊博，通晓经典，经验丰富，技术精湛；他们在百姓心中，犹如华佗再世，高山景行。他们教书育人，桃李满天下。我们为有这样的先辈、老师，感到骄傲、自豪。

时光荏苒，岁月飞逝。一批老前辈已经驾鹤西去，健在的专家、学者多已垂垂老矣。如何将他们的学术思想与临床经验记载于史，传给后人，将是摆在我们面前的迫切任务。我们要以抢救"国宝"的紧迫感去承担这项任务，以敬畏的心态去承担、去做这件事。初步统计，急需整理的全省著名专家有近百名，我们将分批整理，全部出版问世需要五六年时间。这次整理工作必须以严谨的科学态度，精细的工作程序，一丝不苟地去设计，去编撰。要坚持"信、达、雅"的写作态度，做到内容准确可信，行文畅达通顺，词语得体文雅。而要做到这一点，认真是第一位的。正如中医大家岳美中先生在《名老中医之路》第二辑"序"中说，对于编辑老中医经验这样的书，要有"手里如同捏着一团火"的责任心，看准了的事就要做到底，做出成果来，精心设计，虚心征求，细心组织。

对于本丛书的学术与临床价值，我们总编委员会在召开第一次会议的时候，就有所评议。这种评议是从20世纪80年代出版的《名老中医之路》谈起的。当时中医宿老吕炳奎在该书"序"中写到，"这有利于鼓励广大青壮年中医师进一步下苦功深入研究和精通中医药学，有助于当今一代名中医的成长，而这正是青壮年同道们应当努力的方向"。该书"编者的话"中谈到，这样的书有利于一代新名医的成长，有利于改善中医教育工作，有利于中医学术"与时俱进"地发展。反复阅读老前辈的话语，如同当面教诲，沁人心脾。本丛书虽然只是记载河南省现当代名医的经验，但它的影响会波及全国，甚至于海外。这对于传承中医、培养中青年中医名家，是教科书，是经验书，是师承必读之书，必将在河南中医药事业发展史上留下浓墨重彩的一笔。

对于本丛书的编写与出版，还有一位老人在默默地关心着，他就是为这套丛书作序的国医大师、年高一百零一岁的邓铁涛教授。丁酉初秋，在总主编郑玉玲教授的带领下，我们一行四人南下羊城，专程拜访了邓老。当天上午十时许，邓老在其子邓中光教授的搀扶下，高兴地在客厅接见了我们。只见邓老红光拂面，精神矍铄，在我们问候邓老之后，邓老开口道："丛书进程如何？"又问道，"何时可以出版？""希望这套丛书能走向全国！"邓老的关心使我们非常感动。回郑后，总编委员会及时召开了会议，对邓老的关怀做了传达。并表示，不辜负老前辈的关心与期望，希望尽快能让邓老看到这套由他作序的丛书。

在此，谨对邓老表示诚挚的谢意！并遥祝邓老椿龄无尽，福寿康宁！

同时，对河南中医界的老前辈，关心中医药事业发展的老领导，关心、参与丛书编著、出版的同仁，表示衷心的感谢！

丛书编委会

2017 年国庆

目　录

第一章

医家传略

刘学勤，开封市中医院技术二级主任中医师、教授、硕士生导师，第九、十届全国人大代表，1994年经国务院批准享受政府特殊津贴，第二、四批全国老中医药专家学术经验继承工作指导老师，全国名老中医药专家传承工作室指导老师，国家中医糖尿病和肝病重点专科导师，中华中医药学会学术顾问，中国中医药研究促进会专科专病建设工作委员会名誉会长，中国民间中医药研究开发协会中药外治专业委员会副秘书长，河南省文史研究馆馆员，开封市中医院名誉院长，河南省中医药学会第一届理事和第二、三届常务理事及第四届资深理事，河南省中医药系列专业高级职称评审委员会委员，河南省名中医评审组组长，开封市人民政府第一、二届医药卫生专家咨询委员会委员，开封市政协第六、七、八届常务委员。获"河南省中医事业终身成就奖""河南省德医双馨奖"、河南省卫生系统先进工作者、河南省中医药学会先进工作者、河南省中医管理先进工作者、"开封市中医事业终身成就奖"、开封市劳动模范等。从事中医临床、教学、科研60年，发表专业论文90余篇（其中2篇为日文版），出版中医专著30余部。获河南省中医药科技成果一等奖1项、二等奖6项，开封市科技成果二等奖6项、三等奖3项，国家实用专利4项。自1991年初担任开封市第一中医院（2008年和开封市第四人民医院整合，改为开封市中医院）院长10年间，医院晋升"二级甲等"中医院，被评为河南省文明单位、河南省先进集体，连续9年完成市政府目标并均获一等奖。

一、弱冠立志，苦读医典

（一）从医之路，勤求古训

1936年农历三月，刘学勤老师出生在河南省开封市一个贫民家庭。年幼时，家境贫寒，他目睹日寇横行，战火纷飞，社会动荡，民不聊生，看着亲人及众乡亲因疾无医无药而亡，欲相助却无力而时常感慨。从此在他幼小的心灵里就种下了"济世百姓，普度众生"的种子，对他以后步入祖国医学殿堂产生了积极影响。

刘老自幼聪颖好学，勤奋读书。先读私塾二年，又入小学，至1952年小学毕业，随即考入开封市华洋中学。中小学期间，他利用寒暑假期做工挣钱，既济家贫，又挣学费。1955年以优异成绩考取河南省重点高中；1956年刘老因上肢骨折，结识河南著名老中医郭义蕃先生，遂唤起学习、从事中医学的凤愿。

（二）虚心求教，勤学好问

通过多日的真诚相处，刘老与郭义蕃先生的感情逐渐加深。每天除请他为自己治疗以外，晚上则登门求教，请郭先生讲解中医入门知识、治病之道和为医之道。经过一段时间的相处，刘老提出来要正式跟学中医。郭先生欣然答应，开始讲解《医学入门》《医学三字经》等。郭先生是河南孟津人，是全国著名的平乐骨科传人；郭先生夫人则是典型的家庭妇女，为人敦厚善良。每晚学习时，郭先生夫人都热情接待，提供方便。老两口为人和善，郭先生对刘老像对自己的徒弟、亲人一样。当时郭先生门下有一弟子郭润清，刘老与之相处极为融洽，他对刘老学习中医给予了极大帮助。1958年6月，刘老被开封市鼓楼区政府录用，成为正式干部；1959年，调至开封市鼓楼区相国寺办事处，任财务统计股股长，后兼任团委副书记，因成绩突出，受到上级领导表扬，被评为模范团干。1958年参加工作后，刘老在工作的同时，还前去开封市干部文化业余大学中文系学习国学、古汉语，同时自学中医。几年间，他先后背诵了《药性赋》《汤头歌诀》《濒湖脉学》等。

（三）弃政放文，济世病友

1962年6月，刘老调至开封市第一中医院，带职学习中医。随后，参加了河南省卫生厅（现河南省卫生健康委员会）主办的5年制中医本科学徒班。"不为良相，但为良医"，刘老自此弃政放文，正式踏上习医之路。他以济世活人为己任，以孙思邈《备急千金要方·论大医精诚》等及"医者仁术"为信条，步入医林，广结医友，夜以继日，勤奋耕耘。他认为，凡为医者，必须"博极医源，精勤不倦"，"勤求古训，博采众方"，"辨其大义，以修己治人之体也；察其微言，以善精义入神之用也"，"不得拘守一家之言，谓已尽能事也"。此正所谓功在乎专，业精于勤是也。诚如是，方无愧为医者矣。凡为医治病，当"胆欲大而心欲小，智欲圆而行欲方""先发大慈恻隐之心，誓愿普救含灵之苦；若有疾厄来求救者，不得问其贵贱贫富、长幼妍媸、怨亲善友、华夷愚智，普同一等，皆如至亲之想"。

二、医海无涯，博采众长

（一）跟师临证，静思善学

1962年带职学徒期间，刚开始前半年，刘老每天上午在中药房上班，辨认中药，了解药性，参与中药炮制及门诊抓药，对于中药丸、散、膏、丹的制作方法、工艺流程等有了初步了解。1962年年底，刘老正式拜河南著名中医学家连介一先生为师，开始重新背诵《药性赋》《汤头歌诀》《濒湖脉学》《医学三字经》四小经典，然后结合课程精读《伤寒论》《金匮要略》《黄帝内经》《温病条辨》《神农本草经》等经典著作，还学习了医古文、中医各家学说、针灸学、中医内科学等各门课程。刘老上午随师侍诊，细心察看，揣摩处方用药；下午学习理论，专心致志，一丝不苟；晚上整理医案及课堂笔记，悉心体会，反复琢磨老师的用药规律。由于勤学善悟，一年后（1963年年底），他即总结撰写出了《连介一老师治疗咳嗽经验》一文，受到院长的表扬。由于刘老长年侍诊左右，连老师终被刘老这种强烈的求知欲所感动，遂利用闲暇，重新逐条、逐段、逐句给刘老单独讲解《伤寒论》条文及经典案例，并把自己一生积累的经验，毫无保留地传授给刘老，一病一证，一方一药，融入其中。现在，刘老对于经典条文仍能背诵于心，引用自如，均得益于此时。

（二）善于总结，勤于探索

当时学徒生活艰苦，饥饿难耐是常事；加上医院学习环境简陋，住宿条件极差，冬天寒风刺骨，冬夜常被冻醒。即使这样，刘老坚持黎明即起，背诵医书，日复一日，数年如此，实实在在打下了中医理论和临床的坚实基础。对于历代名医及诸家学术流派的医著、名家医案，发奋苦读，如饥似渴；以医圣仲景先师"勤求古训，博采众长"为座右铭，孜孜不倦，勤于探索。其间刘老晚上还定时到河南大学医学院聆听河南几位名医讲授中医临床经验，更促进刘老知识的积累。1966年，他在《浙江中医杂志》发表了《农村医疗验方八则》一文。经过5年刻苦学习，1967年9月，刘老以优异成绩顺利通过理论和临床考核，获得了由河南省卫生厅颁发的出师证。因调干学习，按规定没有见习期，遂被定为"中医师"，继续在开封市第一中医院独立行医。由于疗效优异，患者较多，名气渐大。20世纪70年代初，开封市第一中医院与武汉军区后勤部卫生部合作研究治疗肝硬化及其腹水，刘老系协作组主要成员之一，从制订方案，阐明病机，辨治分型，选方用药，观察步骤，到最后总结，多由刘老执笔书写。刘老潜心探索，注重从疗效中析义求理，寻找规律，1972年撰写了《治疗肝硬化42例疗效分析》一文，系统总结了辨证治疗肝硬化的初步经验，在《开封医药科技资料选编》发表。同时，他勤于实践，敢于实践，运用中医辨证论治的方法，在临证中日渐娴熟。

（三）进修深造，师从名家

20世纪70年代初，北京中医学院（现北京中医药大学）打算在开封市第一中医院建立临床实习基地，医院要求选派一名业务骨干到中国中医研究院（现中国中医科学院，当时北京中医学院隶属该院）进修深造。刘老作为最佳人选，随即赴中国中医研究院西苑医院学习。医院给予特殊照顾，除给处方权之外，还可在一周内（星期日休息）根据每位中医大家的门诊时间，自由选择跟随应诊。西苑医院是当时全国中医名家云集的地方，他们的年龄大多在七八十岁，最年轻的也年届花甲。刘老非常珍惜这难得的机会，如鱼得水，如饥似渴地学习，吸收各位前辈的医疗经验、独特见解。进修的那段时间，他经常跟随赵心波、王伯岳、郭士魁、施奠邦、步玉如等中医大家学习，获益甚多。

因为各位老师每周只出一次半天门诊，并且出诊时间不相同，所以刘老就可以侍诊每位老师身边，书写每份门诊病历。

王文鼎老师查房时会讲解脉学，根据患者当时出现的脉象，每部脉浮取、中取、沉取的不同形状，讲解病症、病机、治法、用药，讲解之精、分析之细、论述之深，令刘老大开眼界，感觉"听君一席话，胜读十年书"。

岳美中先生因身体原因而不在门诊坐诊，刘老就经常到岳老家中听他讲授中医理论和中医实践，特别是在治疗内科疾病时，岳老特别强调医者"守法守方"的重要性。岳老曾治疗一肾炎患者，要求患者守方一年半，直至疾病痊愈。

赵锡武先生身体不好，当时在西苑住院治疗，因系河南同乡，刘老遂多次到病榻前看望、请教。赵老是经方大家，常讲解《伤寒论》《金匮要略》经方运用经验及诊治心得。赵老曾用瓜蒌薤白桂枝汤等治疗冠心病心绞痛，结果症状完全消失，疾病得到控制，获得临床治愈。同时赵老还讲了甘温除大热治疗长期发热不退的经验，以及中医治疗的独特优势和病因病机等。

赵心波先生是全国有名的儿科大家，特别是治疗小儿脑瘫、脑积水、癫痫等，疗效极好，全国各地慕名来求医者络绎不绝。跟赵老学习一段时间后，刘老在《中医杂志》发表了治疗癫痫专题笔谈。

王伯岳先生号称北京"小儿王"，治疗四时感冒等常见病、多发病有独到见解，疗效极好，患者常彻夜排队，一号难求。

此外，刘老还跟随关茂辉等肝胆病专家进行学习。

经过一年多的进修深造，刘老有幸师从诸多中医大家，得其言传心授，解疑析惑。特别是耳闻目睹了诸多名医对一些疑难重病辨证论治、选方遣药的"精、巧、稳、准"，进一步领悟到医道之奥秘、各位大师医术经验之真谛，收益颇丰。这一经历让刘老进一步认识到，要想学好中医，在临床上有所作为，就一定要拜名师、多临证、读经典、勤笔耕，这是造就一个"明白"中医的必由之路。

三、深研医理，勤于临证

（一）尊崇经典，善用经方

刘老对历代医学流派之观点不生搬硬套、人云亦云，主张破除门户之见，学各家之长，择其善者以从之，兼收并蓄，取精用宏。他认为研读经典，要明其理，知其要，融会贯通，要将经典理论运用到临床实践中去，从实践中对经典理论进一步认识和理解，经过反复临床，不断总结经验，以提高疗效。刘老对《伤寒论》《金匮要略》有较深研究，且善用经方，多有心得。《伤寒论》所载113方，系"众法之宗，群方之祖"，临证运用其治疗杂证，医案颇多，疗效满意。如治疗急性单纯性肠梗阻，投大承气汤，常服药一剂，燥粪下，疼痛止，肠胃通。药价不过几元钱，即能使患者获愈，且免一刀之苦。刘老对仲景的用药法度、组方原则亦推崇备至，且领会深刻。其处方用药很少超过12味，鲜有用大方者。仲景之方药味不多，但功效神奇，说明治病处方不在大小，贵在辨证准确，制方用药君臣佐使职责分明，寒温补泻治法得当。刘老受仲景半夏泻心汤、乌梅丸等组方用药法度的启示，针对现代不少疾病，临床常见寒热错杂、虚实并见的复杂证候，常以寒温并用、补泻兼施之剂而获验。

（二）发挥特色，精于辨证

刘老认为中医要发展，必须保持特色。中医特色的实质是整体观念和辨证论治为主的思维方法。辨证论治是中医学的精华，是建立在整体观念基础之上的。中医学的整体观，从宏观出发，既重视人体内部的协调，又重视人体与外界环境的统一。中医学整体观贯穿中医从理论到临床的各个方面，有效地指导着中医临床。在诊断和治疗中，强调把人、病、证结合起来统筹考虑，以四诊收集的客观资料为依据，参考疾病微观变化发展的规律，考虑因人、因地、因时具体情况的不同，全面综合分析疾病过程中病体的正气、邪气相互抗争的盛衰情况，抓住疾病的本质，做出正确诊断，制定准确的治则，选好适中的方剂，组成有力的药物"团队"。

（三）重于实践，勇于创新

刘老认为一般不能一法一方到底，应根据病情的变化，随时调整治则、方药。如临床所见血清谷丙转氨酶升高者，可见于各类肝病，但其"升高"的病因又各不相同，或由于湿热蕴结，或肝郁脾虚，或气滞血瘀，或肝肾阴虚等均可见到，此时，如拘泥于"炎症"，一味苦寒降酶，对初病属实属热者或可取效，对脾虚湿浊、肝肾阴虚者则非但不能奏效，反而会使他证丛生，后患无穷。在肝病发展的不同阶段，选用不同的方法降酶才是辨证的态度。临证应根据不同的证情，施以不同的治则和方药，才能取得理想的治疗效果。按照辨证施治的原则，参考几十年治疗肝病的经验，刘老总结出了治疗各类肝病的常用"降酶"方法十种：苦寒降酶法、甘寒降酶法、疏肝降酶法、化瘀降酶法、芳化降酶法、健脾降酶法、凉血降酶法、滋阴降酶法、化痰降酶法和导滞降酶法。这样，统观整体，灵活辨证，恰当用药，血清谷丙转氨酶多能逐步降低，肝功能其他指标也会随之改善，每用每验，疗效颇佳。从这里可以看出，刘老在保持、发扬中医特色整体观念和辨证论治方面所起到的楷模作用。

（四）治法严谨，胆大心细

刘老认为遣方用药，犹如用兵，病越复杂，用药愈精。不应以方求病，而应于法中求方，以法治病。"天下无神奇之法，只有平淡之法，平淡之极，乃为神奇"（费伯雄《医醇賸义》）。刘老行医几十年经常用平淡之法，治愈不少疑难重症。如20世纪70年代曾治边某，女，54岁，患风湿性关节炎，步履艰难，形体消瘦，面色萎黄，当时因与人发生口角而出现上腹痛剧，某院给予肌内注射止痛剂，疼痛不减，反增腹胀，恶心欲吐，辗转呻吟，痛苦难言，脉弦滑偏细，舌质淡，苔白腻。综合分析认为，患者久病体弱，脾气素虚，复遇气恼，肝木乘之，食气互结，阻于胃脘，不通作痛，法当涌吐。遂急用食盐一撮，炒焦，开水溶化，待凉，让患者徐徐强服，边服边问：恶心否？想吐否？以示诱导。少顷患者恶心加剧，仅用手指轻轻按舌，随即吐出宿食杂物黏液半痰盂。患者其后身困神安。续予生百合15g，莲子肉15g，薏苡仁30g，生姜3片，大枣10枚，煎煮稀粥服用，以养胃助脾，培土生金。后又配以通经活络、化瘀祛湿之品治疗风湿性关节炎而使患者终获痊愈。

四、传承国粹，培育精英

（一）带徒传经，美扬杏林

刘老注重培养人才，以授业解惑为己任。1976~1979年，他连续4年给中国人民解放军第20军各师部医院及卫生所主要领导和军医第5～8期"西学中"班授课，同时给开封市六二六医科大学（后改名开封市卫生学校，现并入开封大学）组织的开封市各直属医院主要业务骨干"西学中"班授课，讲授中医基础理论、中医诊断学、中医内科学、中医各家学说、中医妇科学、中医儿科学等课程，撰写授课笔记50余万字，受到听课西医同道的普遍好评。1977年6月，遵照领导安排带中医学徒1名，学习期满，按时合格毕业。1978年根据河南省卫生厅安排分配带5年制中医本科学徒2名，1980年又按安排带5年制中医本科学徒1名，这两批中医学徒均按时合格毕业，现均为中医高级职称。1991年又正式收徒1名，系副主任医师、78级河南中医学院本科生。1997年被国家人事部（现国家人力资源和社会保障部）、卫生部（现国家卫生健康委员会）及国家中医药管理局遴选为第二批全国老中医药专家学术经验继承工作指导老师，带教2名学术经验继承人：一名为刘静宇，技术二级主任中医师、教授，现任开封市中心医院党委书记（曾任开封市中心医院党委书记兼院长），第七批全国老中医药专家学术经验继承工作指导老师，从事中医内科消化疾病临床研究；另一名为庞国明，技术二级主任中医师、教授，现任开封市中医院理事长（曾任开封市中医院党委书记兼院长），第六批全国老中医药专家学术经验继承工作指导老师，中华中医药学会糖尿病分会副主任委员，从事中医内分泌临床研究工作。经过3年临床学习，2名高徒顺利通过国家和河南省专家组评审、考核，成绩优秀，符合毕业条件，取得出师证书。2002年任硕士研究生导师，共培养三届3名研究生。2007年经国家中医药管理局批准，任国家中医糖尿病重点专科导师。2008年6月再次被国家人事部、卫生部及国家中医药管理局遴选确定为第四批全国老中医药专家学术经验继承工作指导老师，带教2名学术继承人：一名为刘静生，技术二级主任中医师、教授，现任开封市中医院业务副院长；另一名为刘明照，副主任中医师。

（二）继承创新，能中不西

刘老认为，中医学要继承和创新并重共进，必须打好中医理论基础。学好中医必须下"死"功夫，要"死记硬背"，无捷径可走。要背诵《药性赋》《汤头歌诀》《濒湖脉学》等，继而背诵"四大经典"的主要条文，还要重点研读这些经典条文，要反复读，反复揣摩，深刻理解其深奥道理，要"精经典，多临床，善总结"，要发挥中医特色，将四诊、八纲、脏腑辨证作为指导原则，临证详察，专心诊脉，一神一态，一症一候，细心诊治，抓准一个症状，重点突破，理法方药精炼，方能疗效卓著。临证强调"以中为本，能中不西"，患者就是冲着中医中药来的，要力争百分之百使用传统方药。同时，刘老要求学生在专业方面要向"专"与"博"的方向努力。"专"是在中医专业范围内，对中医学科更精通；"博"是在现有中医基础知识上，广览群书，拓宽视野。二者相辅相成，互以为用，正所谓"非精不能明其理，非博不能得其正"。要学以致用，勤实践，善总结，"好记性不如烂笔头"，要勤写、多写、反复写，从理论到实践，再从实践到理论，就是在掌握临床经验的同时，及时总结、提高。要在提高的同时，找出不足，加以创新，然后再运用到临床，这样才能不断"飞越"，不断前进。

（三）医德为先，不忘初衷

刘老"正人先正己"，对每位学生都严格要求，要求先修德，再修身，后修学。以德为先，做人要正，医术要精。他常讲：医者最忌"利""色"二字，治病要"脱凡超俗"，"其他医生能治的疾病，我们一定要治得更好；其他医生治不好的疾病，我们也一定要想方设法治好一部分"。要遵孙思邈《论大医精诚》

之旨，"医乃仁术，以德为本"，医家须以德立身，要时刻怀有仁心仁术，为天下百姓众生疗疾，达到普济苍生的境界。只有加强自身修养，时刻牢记"为人民服务"，戒除浮躁的心理，耐得住清贫，才能有大的作为。

刘老医术精湛，医德高尚，勤勤恳恳，兢兢业业，几十年如一日，待病人如亲人，不论大病小病，从不草率敷衍，望闻问切细致入微，不管贫富贵贱，不分农民干部，都能细诊断，慎开方，保疗效，药价廉。他长年坚持门诊、查房、会诊，担任院长期间，只要不外出开会，门诊日雷打不动，早早地坐在诊室看病。由于门诊号上班前挂满，一些外地患者往往挂不上号，刘老体谅其难处，每每给予特殊照顾，满足患者要求。待送走最后一个患者，常常已是中午1点以后。学生对侍诊拖班，早已习以为常。

五、扶贫救危，广泛交流

（一）带领团队，救灾赈济

1964年8月，开封市人民政府抽调各医院主要业务骨干，组成医疗队，赴中牟县巡回医疗4个月。刘老有幸随师前往，在县城和乡村，随师或单独为农民诊疗疾病，夜以继日，生活艰苦，工作繁重。结束时，刘老被评为先进，事迹在开封市广播电台播发。1969年6月，开封市卫生局从各医院抽调业务骨干，组成农村医疗队，刘老任队长，赴黄河岸边牛庄乡，为农民防病治病6个月。1975年9月，豫南发生百年罕见水灾，按省里要求开封市组成3个救灾医疗队，刘老任驻西华县逍遥镇医疗队长，工作近5个月，圆满完成任务。1988年至1992年，连续5年在安徽、山东、河南、江苏等省召开每年一届的淮海经济区中医学术年会，刘老每次都参与筹备、组队参加会议，并兼任论文评审委员会委员。

（二）寻求合作，著书立说

1992年9月，开封市人民政府组成5人考察团，刘老为成员之一，赴俄罗斯考察传统医学针灸推拿合作事宜。考察团从俄罗斯首都莫斯科转赴罗斯托夫州沙赫特市，先后参观访问了市立医院及妇幼、口腔、儿童等数家医院，该市市长及对外经贸官员高度重视。经过多次磋商，我方同意输出传统医学针灸、推拿方面专业技术人才。后又到乌克兰首都基辅市参观眼科医院，并签订引进准分子技术协议书。之后，俄方又派代表团回访，继而选派2名业务骨干去俄罗斯医院工作6个月，双方相互加深了解，增进了友谊。

1993年11月，开封市第一中医院承办首届全国内病外治研讨会，与会代表500余人，编辑出版了《全国内病外治研讨会论文集》；1994年10月，受中国中医药学会（现中华中医药学会）委托又承办第一届全国专科专病暨中西医结合学术研讨会，卫生部副部长兼国家中医药管理局局长胡熙明教授莅会讲话，全国29个省、市、自治区近600位中医药学者参加会议，会议取得圆满成功。由刘老任总编的《实用专病专方临床大全》首发式也同时举行，该书收录了近2 000位名家专病专方5 668首，涉及586种病症，突出了新、全、详、精、科学、实用的原则。同年12月17日，《中医药信息报》头版刊登胡熙明教授在该书首发式的讲话及研讨会的会议情况。

（三）对外交流，扩大影响

1996年10月，刘老出席国际中医药学暨传统医学特色疗法学术交流大会，赴澳大利亚参加会议，16个国家和地区300多位专家参加会议。大会收到论文600余篇，刘老撰写的《治疗哮喘（支气管哮喘）经验小结——附218例病案简析》一文被定为重点文章，并作大会宣读，获优秀论文奖并收入论文集。会议期间受邀至唐人街为当地华人义诊，《澳洲新报》等多家报纸进行了报道。《开封日报》《汴梁晚报》等多家报纸以《国医圣手》《让中医造福人类》《中医英才》为题也做了专题报道，详细介绍了大会盛况，随后，专题刊登《为挖掘振兴我国中医事业做出卓越贡献，成为有特殊贡献的国家级专家》专文，比较详细地介绍了刘老的从医道路和所取得的成绩。

六、弘扬中医，承古拓今

（一）杏林硕果，成绩显著

刘老现为开封市中医院名誉院长，技术二级主任中医师，河南中医药大学、张仲景国医大学兼职教授。1994年经国务院批准享受政府特殊津贴；第二、四批全国老中医药专家学术经验继承工作指导老师；第九、十届全国人大代表，河南省文史研究馆馆员，开封市政协第六、七、八届常务委员。兼任中国民间中医药研究开发协会中药外治专业委员会副秘书长；河南中医药学会第一届理事，第二、三届常务理事，第四届资深理事；河南省中医药系列专业高级职称评审委员会委员；河南省中医药学会肝胆病专业委员会秘书长；开封市中医药学会第一、二、三届秘书长和副理事长，第四届学术顾问；开封市中医肝病研究所所长；开封市中医药系列专业中级职称评审委员会副主任；开封市人民政府第一、二届医药卫生专家咨询委员会委员；开封市科协委员；开封市科学技术进步奖评审委员会委员；开封市心理学会名誉会长；《中医外治杂志》编委，《适宜诊疗技术》杂志编委，《中国中医药科技》杂志特邀编委等。曾获河南省卫生系统先进工作者，河南省中医药学会先进工作者，河南省中医管理先进工作者，"河南省德医双馨奖"，开封市五一劳动奖章，开封市劳动模范，开封市第一、二届专业技术拔尖人才，开封市科技先进工作者等荣誉称号。

（二）求真务实，勤耕广收

刘老从事中医临床、教学、科研60年，长年临床，勤于撰著，主持科研，辛勤耕耘。对金元四大家之张子和学说研究有成，建树颇多。在中医疑难杂症的诊治方面游刃有余，尤擅治肝炎（甲、乙、丙型）、肝硬化、肝腹水、胆囊炎、胆结石、脂肪肝、糖尿病及心脑、呼吸系统疑难病症，多有独到见解。辨证遣药，既严绳墨，又富心裁，享誉中原，苏、鲁、皖、豫等地患者慕名求治者络绎不绝。吕炳奎教授给予高度评价，亲笔题词赞曰："内外合治肝胆病，殊途同归疗效高。"刘老先后研制出强肝丸1～6号系列方药及乙肝胶囊、乙肝扶正胶囊、胆宁胶囊等长年应用于临床，因其药效显著，药价低廉，深受患者欢迎。诊务之余，笔耕不辍，独著《吐下汗奇方妙法治百病》《刘学勤辨治肝胆病》《刘学勤医案选粹》《刘学勤辨治疑难重病》；审定《中国现代百名中医临床家丛书·刘学勤》；主编《肝胆病诊疗全书》《百病奇效良方妙法精选》《千家名老中医妙方秘典》《当代专科专病研究精要》；总编《实用专病专方临床大全》（第一集与第二集）及《常用名方新用途》《中医秘单偏验方妙用大典》等。另外，任"中国中西医专科专病临床大系"丛书执行副总编、《中国当代名医验方大全》

副主编等。总计30余部。

（三）主持科研，医院管理

刘老曾先后主持完成并获得16项省、市科研成果奖，其中省级奖7项，市级奖9项，"胆宁胶囊治疗胆石症的临床研究""强肝软坚丸治疗慢性乙型肝炎肝纤维化（气虚血瘀型）的临床观察"科研课题，获河南省中医药科技成果二等奖，为第一完成人；《实用专病专方临床大全》获河南省中医药科技成果二等奖，为第三完成人；"肝复康离子导入法治疗慢性活动性乙型肝炎临床研究"，获开封市科技成果三等奖，为第一完成人。主持发明4项实用专利："脐腰治疗带""增效离子导入电极"等均由国家专利局授予新型实用专利证书，获得国家专利。发表学术论文90余篇，先后在《中医杂志》《中医杂志（日文版）》《河南中医》《中医研究》等专业学术期刊发表《治疗病毒性肝炎的思路和方法》《肝炎降酶十法》《治疗臌胀三原则》《治疗肝硬化腹水的经验总结》《急症举隅五则》《试论张子和的学术思想》《治疗哮喘经验小结》等论文。在《中医杂志》专题笔谈专栏连续发表《吐法、下法、消法、和法等法的临证应用与体会》《癫痫证治》《荨麻疹证治》及《张子和的药补与食补》等论文。另外，《癫痫的辨证论治》和《荨麻疹的辨证论治》2篇文章在《中医杂志（日文版）》特集发表。

（四）攻坚克难，倡立新论

1991年初，刘老兼任院长后，明确办院方向与方针，始终坚持中医院姓"中"不动摇，提倡四诊八纲、辨证论治诊疗疾病，门诊用中药、针灸、推拿、外敷、康复治疗，各类疾病病房严格按照"先中后西，能中不西，中西结合"的方针并制定制度作保障。凡退休专家均受聘返院工作，继续为医院发挥余热；抢救老专家学术经验，配备中、青年业务骨干继承经验，培养人才梯队，增强后备力量，增添医疗设备，突出专科专项建设，组建糖尿病专科，设立病房。肝病专科和糖尿病专科已成为国家级重点专科，并同时入选河南省中医区域诊疗中心。1995年年底，经河南省考核、专家组评审，医院被评定为"二级甲等"中医院，并多次获河南省文明医院、河南省先进单位、优秀临床实习基地等荣誉，连续9年获市政府目标责任制一等奖。主持召开规模较大的全国性学术会议6次，在国内学术界产生了很好影响。2000年5月，刘老64岁时，经多次请辞才改任开封市第一中医院名誉院长，并婉拒众多地区和单位重金邀请，只在本院定期门诊、查房、带教硕士研究生。

（五）敢于实践，衷中纳西

刘老在近半个世纪医学临证生涯中，始终贯彻以中医理论为指导，以临床实践为基础，以临证疗效为依据，以辨证论治为法则，以整体观念为突破口，勇于实践，敢于创新；融古博今，师古而不泥古，临证灵活，辨治精当，独辟蹊径，衷中参西，博采众长，风格独特，颇具新意，以其精湛医术、崇高医德、精诚大医风范，深受苏、鲁、豫、皖等省区的众多患者的爱戴。

刘老年过八旬，诊余赋闲，每天仍阅读医书、报纸、杂志，坚持学习；同时，一直为医院建设宏伟蓝图献言献策，参加全国人民代表大会，为医疗界代言发声，把百姓冷暖常挂心间，更为中医事业的发展奔走呼吁，提出许多好的议案、建议，为弘扬中医药文化事业，使其更好更快地协调发展不遗余力。

第二章

学术思想

一、研岐黄广承先贤，师仲景用宏取精

刘老认为中医古籍虽浩繁，然必读者莫过于《内经》，因其是中医基础理论之源，"至道之宗，奉生之始"。几千年来，历代医家宗其理，展其术，承先启后，形成了中医药学科的完整体系。而张仲景所著《伤寒杂病论》，不仅填补了《内经》在临床方面的不足，且开中医辨证论治之先河。温病学说是《伤寒论》的补充和发展，两者结合则是完整的外感热病学。刘老学宗仲景，旁及诸家，既悟经方之旨，也集时方之长。对汉唐以来的各家学说，研读不同先见，独立思考，临床验证，为我所用。平时对《内经》《伤寒杂病论》《温热经纬》《医林改错》《儒门事亲》《医学衷中参西录》等中医经典，反复研读，探索真谛，融会贯通，学以致用。主张破除门户之见，学各家之长，择其善者以从之，兼收并蓄，取精用宏。

刘老善用经方，师古不泥，自出机杼，多有心得。对仲景的用药法度、组方原则亦推崇备至，其处方用药很少超过12味，鲜有用大方者。针对现代不少疾病，临床常见寒热错杂、虚实并见的复杂证候，刘老常以寒温并用、补泻兼施之剂而获验。如治臌胀，多攻补兼施；治肝病腹胀、胆石症、胆囊炎、胃脘痛，多用半夏泻心汤加味，寒热并用，辛开苦降；治外感高热，常辛凉与辛温并用；治咳喘证，多用麻杏石甘汤加桑白皮等寒温并施；常用桂枝加龙骨牡蛎汤治疗梦交；桂枝龙骨牡蛎汤合玉屏风散调和营卫，益气固表以治长期低热；附子粳米汤治肠寒；麻黄连翘赤小豆汤治痒疹；防己黄芪汤合五苓散固表通利以治高度水肿；芍药甘草汤化阴柔肝以治病危呃逆不止；真武汤合葶苈大枣泻肺汤温运泻水，以治心衰水肿；柴胡桂枝汤"和三阳之半表"以治高热；乌梅丸寒热并用以治结肠炎；猪苓汤滋阴清热以治妊娠呕吐；白头翁汤治赤痢；芍药汤治白痢；旋覆代赭汤治呕吐；五苓散治水湿泄泻；吴茱萸汤治厥阴头痛；黄芪建中汤治大汗；炙甘草汤治心悸；苓桂术甘汤治眩晕；桂枝汤治寒痹；半夏厚朴汤治梅核气；等等。

二、重临床四字真言，扬特色中西合参

刘老历经六十年临床实践，诊病愈疾数万之多，经典验案不胜枚举，而这些成就的取得，刘老概言，无非"理、法、方、药"四字"真言"而已。

这里的"理"，即遣方用药的道理，是刘老运用中医辨证论治思维治病疗疾的中医理论依据。首先，刘老重视辨证，主张"病""证"相参。"辨证"的过程是运用理论思维的过程，离不开中医的基本理论。机械地把张仲景的"辨证候"变成在西医的病名之下"辨证型"的做法是不可取的，建立"病证结合"的临床思路才是正道。其次，刘老践行循证，临床、科研并进。循证医学脱胎于经验医学，具有三个突出特点：最好的研究证据、临床专业技能、患者的价值。其中最好的研究证据是循证医学的核心。刘老认为循证医学着重从人体对于干预措施的整体反应去选择临床试验的终点指标，这和中医学关于人体生命活动的整体观，其思辨方式几乎一致，两者都关心考察终点指标，即患者的整体疗效。中医的辨证论治、个体化治疗原则，与循证医学重视临床证据，并结合患者的具体情况进行诊治决策的治疗原则完全一致。刘老在临床科研中就非常注重采用中医循证医学的思维理念，本着求真、务实、客观、严谨的治学精神，及时收集第一手临床资料，重视来诊患者的随访，尤其是疑难杂症患者的病历追踪，从而深化对那些奇病、怪病的认识，带领学生和继承人，按照循证医学要求，在临床实践中不断总结经验，科学设计科研课题，开展多项科学研究，用实际行动践行着中医循证医学的原则，力求实现中医临床实践与临床科研的完美结合。最后，刘老注重"辨""循"结合，发展现代中医。刘老认为，中医要与时俱进，就要遵守"继承不泥古，创新不离宗"的原则，同时按照中医循证医学的要求，既要继承传统中医药理论之精髓，淘汰不适应现代社会发展的部分，又要运用现代先进科技，对传统中医药理论、诊断与治疗进行诠释、改进和发展，形成现代中医理论体系及现代中医的诊断与治疗体系。

这里的"法"，就是治病的主要治则与方法。刘老强调，中医临床中，在治法上要抓住重点，主次分明。所谓主次，即主症和次症。在患者繁杂众多的症状中，区分哪些是主症，哪些是次症，从而确定相应的治疗方向和具体治法，这是决定治疗成败的关键。

所谓"方"，主要指中药复方。治法确定后，如何选方的问题随之而来。刘老主张，临证选方应注意"经典与现代统一"，即经典方或经验方应与现代医学的发展、疾病谱的改变相适应。刘老认为，经典方应与中药方剂现代机制研究相结合，如小柴胡汤原为治疗少阳病的代表方，现代研究发现其还有抗炎、调节免疫、抗肝纤维化的作用。刘老在临床上不但用小柴胡汤治疗少阳病证，而且用来治疗慢性胃炎、慢性肾炎、胆囊炎、肝硬化等疾病，疗效满意。刘老还认为，经典方要与现代疾病谱改变相适应，经典方是古人治疗疾病的经验方，但古代和现代在社会环境、气候变化等方面存在很大差异，如病毒性肝炎、肝硬化等现代疾病古时没有相应记载。对于这种新疾病，治疗就要有新治法，刘老善于在原有古方的基础上，最大限度纠正机体气血阴阳的偏颇，往往取得满意疗效。

所谓"药"，就是中药及其应用。刘老认为中药的应用，一是根据中药知识用药，即根据中医教材、中医经典、中医论著等记载的中药的功用及主治范围来用药。如药物相须为用以提高疗效，刘老在此方面经验颇丰，擅用金银花与连翘以清热解毒，荆芥与防风以疏风解表，苍术与白术以化湿健脾，等等。二是经验用药，即在长期反复临床实践的基础上，根据对于某些中药功用和主治的新的认识、体会等经验积累用药。如在治疗病毒性肝炎方面，重楼、赤芍、猪苓均具有抗乙肝病毒的作用。在治疗阳痿时，重用当归能收到较好疗效。

刘老认为中医应在以"中医为主、衷中参西"的前提下，"与时代并进，与科学共新"。两者结合，扬长避短，存古纳新，不断增强中医的生命力和创造力。作为一名忠于中医事业的中医人，应在熟读经典，较多临证的基础上，再掌握一些现代医学知识，以相互取长补短，不断提高临床疗效。在辨证论治的基础上，做一些现代医学检查，明确现代医学诊断，以丰富中医辨证内容。刘老主张辨证与辨病统一论的观点，即"辨证寓于辨病，辨病必须辨证"的唯物辩证观。在辨证与辨病结合的过程中，更要重视整体调治。如辨病为"病毒性肝炎"，还必须辨证属湿、热、郁（瘀）、虚等，这样辨证与辨病统一起来，运用整体调治手段，拟出针对性较强的施治方案，治疗效果大多会满意。中医辨证具有整体观，西医辨病针对性强，各有千秋，两者互相结合，可使我们对疾病的认识更微观化、系统化。刘老特别强调："结合"应该是有机的联系，不应该是简单的"凑合"。不能把西医的炎症与中医的热证等同起来，这样简单地处理，其结果必然是弃中医存中药，应坚决抵制。中西医结合应该是辨证为主，辨病为辅，西为中用。如治疗哮喘，在辨证分型的前提下，可鉴别是过敏性还是感染性。此时，可考虑加入辨病用药，抗过敏多用炒五灵脂、地龙、乌梅等，抗感染多用百部、鱼腥草、黄芩、连翘等。若因支气管痉挛，气道壅塞，络脉瘀痹，发为哮喘，可用有祛风解痉作用的全蝎、地龙等虫类药物，以期疏通气道壅塞，缓解支气管痉挛而达到治疗目的。整个治疗过程，发挥主导作用、提高疗效的仍然是"辨证论治"。再如治疗乙肝，既重视病，又强调证，更注重二者的结合，这样才能提高临床疗效。刘老多年来本着师古不泥、创新不失法度的原则，致力于病证结合治疗乙肝，使辨证论治在功能性疾病范围内发挥疗效，即辨证向着规范化、定量化发展，而辨病论治在器质性疾病的治疗方面取得进展，即辨病朝着个体化、随机化过渡。如此，古老的中医药与现代科技相互渗透，精密结合，将不断提高防治疾病的整体水平。

三、顾标本内外同治，倡新论独立思考

根据《内经》旨意，李时珍提炼出"急则治其标，缓则治其本"的著名论点。临床辨证确定先治标，或先治本，或标本兼治，不少疾病也可选用内治、外治两法同时施治。如哮喘急性发作，因其来势急猛，或张口抬肩，目瞪唇紫，或痰声隆隆，喘息不已，或双膝跪床，臀高头低，时起时伏，以求暂缓，此时应先定喘止咳以治其标，或配以宣肺补肾之剂煎汤熏洗泡脚。待症状缓解后宜培补脾肾以治其本，防止复发，多用丸药、膏剂缓缓收功，以期疗效巩固。若三伏天可配合穴位敷贴，或用健脾补肾之剂煎水熏洗泡脚。若标本俱急，则标本兼顾。若系慢性迁延期亦当标本兼治，此类患者往往既脾肾两虚，又痰热内蕴，既见实证，又有虚象，遣方用药时既要看到邪实的一面，又要注意正虚的本质，治实不忘其虚，补虚必顾其实，此所谓扶正即为御邪、祛邪即为安正之理也。

刘老体会到，除了内服中药治疗外，若配合外治法，效果更佳。中医外治法起始于《内经》，形成于仲景，发展于师机。清代医家吴师机认为"草木之菁英，煮为汤液，取其味乎？实取其气而已……变汤液而为薄贴（即敷贴），由毫孔以入之内，亦取其气之相中而已"。是故借助中药之药气刺激"皮部"亦可达到调整人体病变脏腑之经气的效果。盖药气能通调经气，外治之药即内治之药，辨证施治亦为外治之大法。刘老认为外治法较内治法还有更多的优势：其一，药物直达病所，奏效迅速。中药外治法施药于局部，其病变内的药物浓度显著高于血液浓度，故取效迅捷。其二，多途径给药，弥补内治之不足。口服给药由于给药时间及剂量的关系，药物在血液中难以保持恒定，药物经口服进入体内后，受多种因素影响，到达病所已所剩无几。而外治法因其具有多种给药途径，能直达病所，最大限度发挥治疗作用。其三，使用安全，毒副作用少。外治法采用患病局部或病位相邻部及关系密切部位施药，在患病局部形成较高的药物浓度，而血中药物浓度则相对较低，避免了药物对肝脏及其他器官的毒害作用。刘老与其学生共同研制的"肝病治疗机——离子导入电极""脐腰治疗带"均获国家专利。肝病治疗机配合研制的"肝复康离子导入液"和"脐腰治疗带"治疗肝病疗效显著。选择中药穴位敷贴仍应遵循辨证论治原则，配以辛香走窜和引经活络之品。穴位敷贴法中药物经皮吸收的机制，不外乎经络传导和皮肤透入。穴位是脏腑气血汇集之处，是人体经络脏腑之气聚集和出入体表的部位，中药敷贴疗法，一方面通过间接作用，即药物对机体特定部位的刺激，调节阴阳平衡，以改善和增强机体的免疫力，从而达到降低发病率和缓解症状的目的。另一方面，即药物的直接作用。药物敷贴于相应穴位，通过渗透作用，透过皮肤进入血液循环，达到脏腑经气失调的病所，以降酶退黄。选用白花蛇舌草、板蓝根、紫草、重楼等穴位敷贴，临床证实可明显降酶退黄，其作用机制与内服药相似，临床还可根据辨证加减。

刘老在临床实践中，遇到一些病症古籍医书少见，或记载不详，或医理论述偏颇，探索性提出了"肝热病论""肝病肠治论""肝中风论"等，常年运用于临床，疗效理想。

（一）肝热病论（肝源性发热）

肝病发热，常见发热数周、数月乃至数年，血象不高，久治难愈，多见于晚期肝硬化、肝腹水、肝癌等。肝热病可分气虚热、阴虚热、气阴两虚热三型。

（1）气虚热：《金匮要略》中有"见肝之病，知肝传脾"之言。肝病日久损及于脾，脾气虚弱，"脾胃气虚，则下流于肾，阴火得以乘其土位"（《脾胃论》）而发热，上午多见（阳气初生未盛），劳者多见（劳则气耗），常呈低热而见间歇，或偶见高热者，治疗多以补中益气汤化裁，取其甘温除热（生黄芪、焦白术、陈皮、升麻、柴胡、太子参、当归身、白薇、甘草等），全方剂量宜"轻"，防止虚不受补，以图缓缓取之。方中太子参易人参者，既防人参温燥，又可甘温益气，补益脾胃；给予少量白薇意在清透虚热。

（2）阴虚热：《证治汇补·阴虚发热》言："内伤真阴，阴血既伤，阳气独盛，发热不止，向晚更甚。"肝病日久，耗伤阴津，肝肾阴虚，内热自盛，无力制阳而热，常见昼平暮热，朝凉夜热，多见低热，缠绵难愈，治疗多以青蒿鳖甲汤或清骨散为主（青蒿、制鳖甲、太子参、生地黄、牡丹皮、地骨皮、知母、甘草），全方内清外透，养阴祛热，凉血退热。

（3）气阴两虚热：肝热病，虽分气虚、阴虚，临证多见气虚热往往又有阴虚表现，阴虚热也可见气虚症状，故治疗当益气养阴同用，以期阴阳互生，气阴双补，肝热渐退。临证当辨孰轻孰重，治有偏重。

治疗肝热病还应注意两点：一是肝热病按照常规西药抗菌消炎退热效果均不佳。二是认证为先，认证要准，即如朱丹溪所言"认证为先，施治为后"，喻嘉言所言"医不难于用药，而难于认证"。上述气虚热用补中益气汤量小轻取，佐以少量白薇清透虚热；阴虚热用青蒿鳖甲汤，又加太子参益气助脾：均系在认证前提下，精准用药之例。

（二）肝病肠治论

肝属木，肺属金，金克木，肝病更易受金乘伐，肺与大肠相表里，肝病治肠可起到两个作用：一是"抑金"以防"伐木"太过，亦可谓"治肠抑木"；二是"釜底抽薪"，使肝病得到较快转机。

刘老提出的"肝病肠治论"，与现代研究表明的肝功能异常影响肠道微生态系统的结构和功能（肠道菌群失调），而肠道微生态失调，又可影响肝脏功能，二者互为因果的结论是相合的。临床治疗肝硬化腹水、黄疸型肝炎、肝性脑病等常用"肝病肠治"原则，往往疗效较好。用生大黄、牵牛子等中药浓煎适温保留灌肠治疗肝腹水，可排出宿便毒物，清洁肠道，减轻肠腔压力，改善门脉循环，既可消减腹水，又可改善肝脏功能。用茵陈、大黄、栀子、赤芍等中药保留灌肠治疗黄疸型肝炎，可活血退黄，清热化湿。肝性脑病属中医"癫狂""昏迷"等范畴，此乃腑气不通，浊气上冲，携毒挟瘀，上犯于脑，"肝与大肠相通，肝病宜疏通大肠"（《医学入门》），治应通腑排垢解毒以"釜底抽薪"，用大黄、芒硝保留灌肠。大黄能泻热通腑、凉血解毒、逐瘀通经，其成分为结合性蒽醌衍生物，可抗菌泻下，清除宿便积血，抑制细菌分解蛋白，杜绝氨的产生，配用泻热通便、润燥软坚、清火消肿之芒硝，更易泻热荡积，推陈致新，二者相须为用，疗效更有保障。

（三）肝中风论

基于理论和临床的认识，刘老认为将中医病名"肝厥"（相当于现代医学之肝性脑病、肝性脊髓病等）更名为"肝中风"更为贴切和符合实际。原因有三：

一是病名。所谓"肝厥"，当有"厥证"，如突然昏倒、不省人事或四肢逆冷等一些急症，而肝性脑病、肝性脊髓病多数是在"肝积""黄疸"等病久治不愈基础上发展而来，并非急性病。

二是病位。肝性脑病病位在肝，肝病及脑，结合其震颤、眩晕、昏迷等临床症状，可归于"肝风内动"范畴，与中医"诸风掉眩，皆属于肝"恰相对应。其昏仆、瘫痪、痴呆等症状与中医"中风"类似，病起于肝，以"肝中风"名之，更为贴切。如此不但可把因肝病引起的各种中枢神经系统病变全部包括进去，还可与非肝性疾病引起的昏迷、谵妄、瘫痪等疾病区别开来，更有利于把肝性脑病的不同病理阶段作为一个疾病的整体来考虑。

三是规范诊治。肝性脑病、肝性脊髓病临床表现可分属于"肝厥""癫狂""痉证""痴呆""痿证"等多种中医病证，其中有些与肝病有关，有些实际上与肝病无关，这种命名的混杂不利于诊治和研究。若从"肝中风"来辨治肝性脑病、肝性脊髓病，可分为发作期和缓解期。发作期类似于肝性脑病、肝性脊髓病的第三期（昏睡期）和第四期（昏迷期）。昏睡期症见昏睡、严重精神错乱等，属中医"多寐""昏蒙""癫狂""痉证"等；昏迷期症见深度昏迷、肢体痿软或惊厥、换气过度等，属中医"痉证""昏迷""急黄""闭证""脱证"等。缓解期类似于肝性脑病、肝性脊髓病的第一期（前驱期）和第二期（昏迷前期）。前驱期症见情绪激动或淡漠少言、眩晕失眠等，属中医"眩晕""郁证""不寐"等。昏迷前期症见意识错乱、行为失常、睡眠障碍等，属中医"痴呆""癫证"等。关于辨治，刘老认为发作期的病机为热毒内陷、痰瘀蒙窍，治以解毒开窍醒神为主，方选犀角散、黄连解毒汤、清热化痰汤（自拟方）等；缓解期的病机为痰浊闭阻、肝肾亏损、阴虚风动，治以化痰泄浊、滋补肝肾、熄风开窍为主，方选镇肝熄风汤、调补肝肾汤（自拟方）等。

四、汗吐下服膺子和，调情志论补皆擅

中医学发展的历史长河中，一些医家就某一方面潜心钻研，逐步形成了系统的理论体系、独特的诊疗方法，由其子女或弟子继承创新，发扬光大，并且得到同行业的认可，产生一定的影响范围，逐步形成一家流派。不同学术流派标新立异，出现了百家争鸣、百花齐放的盛况，促进了中医学的发展。如东汉时期医家张仲景所著《伤寒杂病论》，奠定了中医学辨证论治的基础，其研究者如云，各展所长，逐渐形成了学术昌盛的伤寒学派。金元时期医学产生了许多流派，最具代表性的有刘完素、张子和、李东垣和朱丹溪，被称为"金元四大家"。刘完素的火热论、张子和的攻邪论、李东垣的脾胃论、朱丹溪的相火论等，均属独具灼见。他们先后在学术理论与临床实践中独树一帜，极大地推动了中医学理论与实践的发展。

刘老对于张子和倡导汗吐下攻法治病"先治其实，后治其虚"之论，颇为赞同，在熟读深研《儒门事亲》的基础上，结合临床实践，在20世纪90年代，撰写出版了《吐下汗奇方妙法治百病》一书，并发表了《论张子和学术思想及历史贡献》《张子和对心理疗法的贡献》《张子和论补评析》等论文，得到同道的好评。

（一）论张子和学术思想及历史贡献

张子和为"金元四大家"之一，攻邪派的宗师，造诣颇深，成就突出，为充实和发展祖国医学做出了卓越贡献。探讨张氏学术思想的成就及其影响，深入研究和正确评价其学术地位，具有重要意义。

1. 张氏的学术成就

张子和深研《素》《难》，多标新见，议病立论，常从邪气，疗疾遣方，擅用奇法，倡导病由邪生，攻邪已病，邪去正安，以吐、下、汗三法驰誉医林，特别是以吐、下两法奏效最速。用药多重寒凉，偏攻慎补，主张养生当用食补，治病当论药攻。

张子和的学术成就是多方面的，刘老将其概括为六大方面：其一，创立了攻邪学说、邪去正安说、药邪致病说、以攻为补论、养生食补论等，丰富了中医学的理论宝库，为形成攻邪学术流派奠定了基础；其二，对吐、下、汗三法的独特应用，丰富了三法的内容，扩大了三法的治疗范围，完善了三法治病的理论，积累了运用三法祛病的临床经验，丰富发展了王叔和不令"微疴成膏肓之变，滞固绝振起之望"（《脉经》序）的思想，对于指导临床有着重要价值；其三，补充了《内经》《伤寒杂病论》的不足，进一步拓展了中医病因学的内容，使中医辨证施治的理论体系更加完善；其四，"异军突起"，对学术发展起到了良好的推动作用；其五，开明清温热病学的先河，诸多温热病学家的理论和治法，都是在张子和以攻邪为主的学术思想流派的基础上进一步发展建立起来的；其六，不泥于古，勇于创新，敢于发挥自己独特的学术见解，他力纠时弊、敢担风险的治学精神，不断激励后人在医学发展的道路上大胆探索，勇于创新。总之，张子和的学术成就，对于纠正金元时期医学界泥于《太平惠民和剂局方》，滥用温补的不良风气起到了纠正偏颇、匡谬正俗的重要作用，大大丰富了中医学理论，对于后世医学的发展有着极其深远的影响。

后世医学家对于张子和的学术思想给予了高度评价。程杏轩《医述》："张戴人，医亦奇杰也。"《心印绀珠经》朱扬序："能继医之源流者，刘、张二先生而已。"元代脱脱《金史》："世传黄帝、岐伯所为书也，从正用之最精。"张颐斋在《儒门事亲》序言中称道："探历圣之心，发千载之秘……识者谓长沙河间复生于斯世矣。"王孟英盛赞："亘古以来，善治病者，莫如戴人。"《言医》序言中说："古今之有学识者，当首推张戴人及刘河间，能与病血战，而不奉表称臣于病。"吕复描述了张氏治病"如老将对敌，或陈兵背水，或济河焚舟，置之死地而后生"（戴良《九灵山房集·卷二十七》沧州翁传）。以上评价，并非过誉之词。

2. 张氏学术思想对后世的影响

张子和的学术思想，在中国医学史上占有举足轻重的地位，对后世产生了深远的影响。金代不少文人学者崇尚张氏，名人麻知几、常仲明等甘愿弃官与张氏共同研究医学。栾企、张仲杰、栾景先、游君宝等折服其学识，拜其为师。金代之后，私淑张子和者更不乏人，特别是对明清温热学家影响更大。

（1）对元代医学的影响：张氏之后，重视攻邪学说的医家首推朱丹溪。朱氏既重视由阴亏而引起相火妄动的内在之邪，也重视自外而来或由内而生的湿热之邪。他提出了气、血、痰、火、食、湿、郁结所产生的诸郁证的辨证施治法则，他说："气血冲和，万病不生，一有怫郁，诸病生焉。故人身诸病，多生于郁。"（《丹溪心法》）朱丹溪在"邪气致病"和"血气流通"的学术观点指导下，还向中年人推荐了具有祛旧生新、冀终天年作用的"倒仓法"，即涌吐法。朱氏对于邪气致病和血气流通的认识完全符合张子和攻邪学术思想。

（2）对明代医家的影响

1）吕复擅用三法祛顽疾。明代医家吕复继承张子和的攻邪学术思想，擅用吐、下、汗三法，临证选方遣药酷似子和，验案颇多。如一道士，醉后大吐，忽然两目视物皆倒置，其脉左关浮促，诊为胆气颠逆，治用吐法，以复其气，投藜芦瓜蒂散涌之，再吐而愈；再如一人因见杀人受惊，奔走不避水火，或哭或歌，脉上部皆弦滑，左劲于右，断为痰溢膻中，灌于心包，因惊而风经五脏，用吐法涌痰一斗许，徐以惊气丸服之而愈。这两个验案与张氏所治，完全相似。吕复对张氏的评价甚高，推崇至甚。

2）吴又可"开门祛邪"源于子和。吴又可师法子和，认为瘟疫病的病因系邪伏于里，是风、寒、暑、湿、燥、火六淫以外的一种"戾气"，对于这种病邪的治法，主张以"开门祛邪"为急务，当用攻法，选择吐、下、汗三法。他总结瘟疫病可用下法的有三十余症，只要遇有一症可下的即可用攻下法。他认为，只有在里邪祛净的时候，才能够达到表里自和。所以三法之中的下法，吴又可用之最为得手。《名医类案》云："吴又可出，俨然一张子和也。"

3）许绅峻下救嘉靖。明代太医院使许绅，字大章，号警庵，善用攻下法，曾救过明代嘉靖皇帝朱厚熜的命。根据《明会要》记载：1541年，宫婢杨金英等谋逆，以帛缢帝，嘉靖皇帝朱厚熜气已断绝，许绅急忙调配峻药（大黄、桃仁、红花）攻下，辰时服药，未时忽作声，去紫血数升，遂能言，又服几剂病愈。许绅受张氏著作的影响较深，在关键时刻，断然采用攻邪已病的峻下法则，因而使朱厚熜得救。

（3）对清代医家的影响

1）清代医家发展了下、汗两法治温病。清代温病学派在祛邪方法和祛邪理论方面，都大大发展了张子和的祛邪学说。栋鄂铁保在谈到药物的倾向性时说："夫药以偏胜为贵……所谓有病则病受之，不以偏胜为害，正以偏胜奏效也。"（《梅庵文钞》卷六）叶天士也主张以药物之偏性疗病，他说："以偏救偏，幸勿畏虚以贻患。"（《临证指南医案》卷九胎前）清代温热病学派在治疗温病时用汗法，有别于麻黄汤、桂枝汤，主张不直接用发汗药物而达到自汗解病的目的。例如：运用苦寒攻下，对气滞者的开导和血凝者的消瘀等，都可以得汗而解。在攻下方面，特别是对方剂有诸多创新，最值得一提的是吴鞠通《温病条辨》中的五首承气汤。在理论方面，有叶天士（三焦病，不得从外解，必然里结在胃和大肠，须用下法）、柳宝诒（热邪入里，不传他经，温热病热结胃肠，运用攻下法而治愈的占十分之六七）等，这些都丰富和发展了张子和的学术思想。

2）王清任治病首先祛邪。王清任继承张子和的祛邪学说，认识到瘀血是阻碍血气流通的内在之邪，治宜攻之祛之。他说："因病久致身弱，自当去病，病去而元气自复。"（《医林改错》）王氏本着这一原则，根据瘀血所在部分的不同，罗列血病50余种；自拟了一系列著名的逐瘀方剂，不少方剂疗效卓著，至今仍被广大医家所喜用。

他在《医林改错·黄芪赤风汤》文中指出："此方治诸病皆效者，能使周身之气通而不滞，血活而不瘀，气通血活，何患疾病不除。"充分体现了张子和"气血贵流不贵滞"的学术思想。

3）唐容川对"气血流通"有新贡献。唐容川和王清任相似，在继承"邪去正安"学说的同时，认识到气血流通的重要。他在《血证论》中强调了瘀血去才能够新血生的道理，他说："瘀血不去，新血且无生机。况是干血不去，则新血断无生理。"认为祛瘀和生新是一回事，祛瘀的同时已经寓有补虚的作用，这里充分体现了张子和"邪去正安"的学术思想。

此外，喻嘉言的"逆流挽舟法"，以及徐大椿、吴鞠通等医学家提倡的治实为先、只虑其实、不虑其虚等主张都与张氏相同，体验则有过之无不及。他们都继承和发展了张子和的学术思想。

（4）对现代医家的影响：现代医学（特别是近年来）通过对通里攻下、清热解毒、活血化瘀等治疗法则的临床和实验研究，更是支持并发展了张子和的攻邪学说。刘老常根据"以通为用"的原理，对急腹症采取以中药为主的非手术治疗，取得了很好的疗效，如运用大承气汤治疗肠梗阻。其他如运用通下逐瘀法、清热解毒法和活血化瘀法、攻下逐水法等治疗重症肝炎、病毒性肝炎、出血热、急性细菌性痢疾、心内膜炎、顽固性腹水等，均取得较好的临床疗效。这些治法对于改善血液循环，防止弥散性血管内凝血，达到祛邪扶正、痊愈疾病的目的，都有着积极的作用，已广泛运用于内、外、妇、儿、五官、皮肤等多种各科疾病，尤其是肿瘤、肝病、神经性疾病等，进一步证实了张氏"陈莝去而肠胃洁，癥瘕尽而营卫昌"，以及"损有余乃所以补其不足"的"祛邪即所以扶正"的观点，是经得起反复实践检验的。刘老认为应该继承、发扬张子和的学术思想，使吐、下、汗三法，特别是吐法，在新的时代，重新发出璀璨的光芒，在攻克急、危、重症方面，做出新的贡献。

（二）张子和对心理疗法的贡献

刘老认为张子和不但擅长吐、下、汗三法，载誉医林，成为"攻下派"的代表，而且在治疗精神情志疾病方面也有独到之处，医技高超，屡起沉疴，为中医心理学的发展做出了卓越的贡献。

1. 促进了情志疗法的进一步发展

情志疗法在我国有着悠久的历史，早在《内经》等先秦著作中，就有极其丰富的内容，中医情志疗法已初具雏形。《素问·阴阳应象大论》云："怒伤肝，悲胜怒""喜伤心，恐胜喜""思伤脾，怒胜思""忧伤肺，喜胜忧""恐伤肾，思胜恐"。《素问·举痛论》有"百病生于气"之说，其中怒则气上、喜则气缓、悲则气消、恐则气下、惊则气乱、思则气结等，说明一方面情志太过可以致病；一方面情志致病时仍然可以通过相应的情志改变，达到治愈的目的。《内经》的这些论述，对张氏的影响是很深刻的，他以此为理论依据，进而发扬光大。如对《素问·举痛论》等有关情志过极而导致全身气机失调的理论解释为："百病皆生于气，遂有九气不同之说。气本一也，因所触而为九。所谓九者，怒、喜、悲、恐、寒、暑、惊、思、劳也。""凡此九者，《内经》有治法，但以五行相胜之理治之。"通过临床实践总结出一套切实可行的"更相为治"，即"以五行相胜之理治之"的情志疗法。他还进一步发展了《内经》怒胜思、喜胜忧、思胜恐、悲胜怒、恐胜喜的情志转移性疗法，他说："悲可以治怒，以怆恻苦楚之言感之；喜可以治悲，以谑浪亵狎之言娱之；恐可以治喜，以恐惧死亡之言怖之；怒可以治思，以污辱欺罔之言触之；思可以治恐，以虑彼志此之言夺之。凡此五者，必诡诈谲怪，无所不至，然后可以动人耳目，易人听视。"这里清楚地说明他主张使用"以情胜情"的办法，即运用一种情志去战胜另一种情志，以此来调整因情志导致的机体阴阳失调，而达到治愈疾病的目的。他把《内经》调治情志病变的"五行相胜之理"更具体化、现实化、实用化，充实了祖国医学的情志治疗学。

张氏运用情志疗法治疗疾病，善于洞察心理病因，就是在分析病机时也非常注意性格差异，他认为社会环境及不同的心理状态，对疾病的影响甚大。在《儒门事亲·过爱小儿反害小儿说》中说："善治小儿者，当察其贫富贵贱治之……贫家之子，不得纵其欲，虽不如意而不敢怒，怒少则肝病少；富家之子，得纵其欲，稍不如意则怒多，怒多则肝病多矣。"说明在诊治疾病时，应根据患者的心理状态，因人而异，采取相应的治疗方法，方能取得理想的效果。在诊断疾病时，张氏亦非常注意望诊测知病因，《儒门事亲·卷七·内伤形》"怀恐胁痛"案中，根据"面青脱色"，推知其病因为"胆受怖"。这是张氏在诊断疾病时注意体察心理现象的又一体现。

张子和的情志疗法固然充分运用了"五行相胜"的理论，但他更善于发展和创新这些理论，如《素问·至真要大论》"惊者平之"的理论，历代医家对"惊"多采用"镇惊、定志、安神"的治疗原则，而张氏却独树一帜，在《儒门事亲·卷三·九气感疾更相为治衍》中说："唯习可以治惊……平，谓平常也。夫惊以其忽然而遇之也，使习见习闻则不惊矣。"这里他不仅正确使用和发展了"惊者平之"这一治则，而且为我国心理疗法治疗疾病增添了光辉的一篇。正如任应秋教授云："子和在宋金时代对精神病能有这样的认识，并能运用这样的处治方法，确是值得推崇的。"（《中医各家学说》1964年版）

2. 情志疗法的运用

情志疗法在临床实践中占有独特的地位，是中医治疗疾病的重要手段之一。它是巧妙地运用了情志与内脏、情志与情志之间的生理、病理的相互影响而产生出来的。应用情志疗法可以取得意想不到的效果，甚至取得药物所不达的效果。现代心理学认为情感具有两极性，即性质相反的成对情感，如欢与悲、乐与哀、喜与恶、爱与恨等。张子和恰恰就是应用了喜与悲这一对情感的两极性，通过"情志相胜"之法，治愈了悲忧结块的危重患者：一人闻父死于贼，大悲，哭罢，便觉心痛，月余成块，大痛不住，药皆无功。张氏用狂言以谑病者，至是大笑，一二日，心下结块消散。此案以忧则气结与喜胜悲的理论，灵活发挥，运用诙谐妙趣之语，使患者由衷大笑，"以情胜情"，致使百脉舒和，结块消散，痛苦疾患霍然而愈。

张氏在运用情志疗法时，能采取多种多样的手段，他说："余又尝以巫跃妓抵，以治人之悲结者……以针下之时便杂舞，忽笛鼓应之，以治人之忧而心痛者……"这是说，有时装扮为巫师乐伎，舞蹈吹打，以治人之悲结；有时以针下之时便杂舞，笛鼓相应，以治人忧而心痛；有时击拍门窗，使声不绝，以治因惊畏响魂气飞扬者；有时治久思不眠，假醉而不问，使患者怒呵而安睡等。这里提到了行为引导、转移注意、语言开导、情志改变及配合针药等，因人制宜，各奏其妙，在《儒门事亲》诸多情志治疗医案中，表现得淋漓尽致，惟妙惟肖。以上所提及的治疗方法与现代心理治疗学中的暗示疗法、催眠疗法、心理分析说理疗法、音乐疗法、行为疗法等均不谋而合。如张氏治一妇，病怒不欲食，常叫呼怒骂，欲杀左右，恶言不辍，众医无效。张氏使二娟各涂丹粉，作伶人状，其妇大笑。其旁常以两个能食之妇，夸其美食，其妇亦索其食而为一尝。不数日，怒减食增，不药而瘥，后得一子。夫医贵有才，若无才何足以应变无穷？此案乃患者因大怒所伤，症似歇斯底里，郁怒不解则诸药不效。张氏以姿色艳丽之人舞于前，以角斗比赛演于庭，使患者置身于快乐之境开怀大笑，郁怒得以疏泄，又用暗示疗法使能食之妇诱导患者进食，故不药而愈。这说明凡病皆药并非上策，心理疗法运用得当，确有桴鼓之效。

张氏治疗因惊而致的恐惧症，并不用一般的抑制方法，而是采取了从治之法。他首先弄清病因，继而模拟病因，使患者逐步习惯而消除惊恐。《儒门事亲·内伤形》中以惊治惊的方法治疗惊恐症，实开后世行为疗法之先河。一妇夜值盗劫烧舍，惊坠床下，自后每闻有响则惊倒不知人，岁余不痊。诸医作心病治之，人参、珍珠及定志丸皆无效。张氏断曰：惊者为阳，从外入也；恐者为阴，从内出也。惊者为自不知故也，恐者乃自知也。足少阳经属肝木，胆者，敢也，惊怕则胆伤矣。命二侍女执其两手，按高椅之上，在面前下置一小几，令其视之，一木猛击，妇人大惊，稍定再击，惊也缓，又连击三五次；又以杖击门；又暗遣人击背后之窗，徐徐惊定。此惊者平之，平者常也，平常见之必无惊。惊者，神上越也，从下击几，使之下视，所以收神，一二日虽闻雷而不惊。此案张氏不仅正确使用和发展了"惊者平之"这一治则，而且对《内经》理论做了新的解释。

张氏在情志治疗方面，不仅以《内经》为理论依据，而且更重要的是善于吸收他人的经验，例如：学习山东杨先生治洞泄经验，根据患者所好而从之，使患者因听得入神而忘了如厕。又学庄先生治疗因喜乐之极而病者，切脉时故意失声，佯曰"吾取药去"，而数日不来。病者悲泣，辞其亲友曰：吾不久矣！庄引《素问》曰"惧胜喜"，故病愈。张氏不耻下问的治学态度，实为后学楷模。

张氏认为，运用情志疗法治病，医者应"上知天文，下知地理，中晓人事"，必须天资聪慧、学识广博、理论高深、经验丰富。据《儒门事亲》记载统计，张氏运用情志疗法治疗的病证达60余种，如暴怒引起的呕血、飧泄、煎厥、薄厥、阳厥、胸满、胁痛、食则气逆、喘、渴、烦心、消瘅、肥气、目暴盲、耳暴闭、筋解、痈疽；大喜所致的笑不休、毛发焦、内病、阳气不收、狂等；悲哀所形成的阴缩、筋挛、肌痹、脉痿溲血、血崩、少气不足以息、泣则臂麻等；惊恐产生的潮涎、癫痫、不省人事、僵仆、痛痹、骨酸痿厥、暴下绿水、面热肤急、阴痿等；思虑过度引起的不眠、嗜卧、昏瞀、中痞、三焦闭塞、咽嗌不利、呕苦、筋痿、白淫、不嗜食等。可见他情志疗法运用得是何等得心应手。

刘老在张子和情志疗法的影响下，运用情志疗法治愈许多患者。如刘老在"怒胜思"的理论指导下，治疗一妇人，因思虑过度，失眠多年，百药无效，采取以怒激之。妇人大怒汗出，当夜困眠，如此六七日不寝，食进脉平而愈。此以怒胜思，肝胆制脾，相胜正常，眠好食香，疾病告愈。又如运用"恐则气下"理论治疗一顽固性呃逆患者。患者老年男性，呃逆连连，不能自止，夜不能眠多日，在西医院治疗多日，无效，前来找刘老诊治。刘老嘱其家人在其不知情的情况下惊吓于他，家人用此法后患者呃逆全消。

（三）张子和论补评析

张子和擅用吐、下、汗三法，因为其擅长攻邪治病，后世称他为"金元四大家"中"主攻"派。因而长期以来，医学界形成了一种倾向，认为张氏"专于攻邪，而拙于补虚"。这种观点是不全面、不确切的，正如张氏自己所说："予亦未尝以此三法（指吐、下、汗）遂弃众法，各相其病之所宜而用之。"说明张氏不拘于一法，而是灵活运用诸法，特别是在正确对待正邪问题上，具有更深更高的认识层次和独到的见解，祛邪常用药石针砭，补虚注重谷肉果菜的调摄，张氏这种独特但易于被人们忽视的补养观点是其学术的重要组成部分。下面从四个方面加以评述。

1. 以攻为补

"以攻为补"和"邪祛言补"是张子和论补的一大特点。

（1）以攻为补。即"损有余，乃所以补其不足""取其气之偏胜者，其不胜者自平"，这与《内经》调整阴阳的观点是相吻合的。刘老常用以攻为补治疗方法，疗效显著。刘老认为，人之无病，是脏腑阴阳相对平衡的结果，一旦邪气中人，机体功能遭到破坏，阴阳就会失去相对平衡，出现偏胜偏衰，这就是疾病产生的根源。解决这一矛盾的最好办法，就是取其"自平"，为了达到"平"的目的，只有从补泻方面求得解决，特别是"泻"，因为它可直折病邪，间接助长正气，使阴阳重趋平衡，机体得到恢复。这种损有余即所以补不足，就是以攻为补的治疗法则。20世纪70年代初，刘老运用这一法则治疗肝硬化及其腹水70例，有效率达77.2%。

（2）邪祛言补。一般说来，邪恋正虚，若留邪补虚，势必他症丛生，后患无穷，张氏打了一个比喻，叫"适足资寇"。就是说，病邪未祛，过早进补，好比把武器缴给了贼寇，则必然病邪嚣张，病情加重，病体更虚。这正是"粗工只知补之为利，而不知补之为害"的结果。他还一针见血地指出，"纯补其虚，不敢治其实，举世皆曰平稳，误人而不见其迹，渠亦自不省其过"，像这样的庸工误人最深。同时，提出了自己用补的原则，是"必观病人之可补者，然后补之"。刘老运用此法治疗伤食泻，首用消食导滞法，泄泻得止；再如治肺虚痰喘，用涤痰化饮法，咳喘自平。刘老认为，如前者过早健脾止泻，后者始用补肺定喘，势必触犯实实之戒。刘老既不主张毫无原则的补泻兼施，更反对片面的只补不泻，只有辨证精确，有的放矢，才能事半功倍，收到良好疗效。

刘老认为，临证应根据具体情况，辨别虚实与补泻的关系，凡因病致虚者，采用损有余即所以补不足的方法，一般可以达到祛邪即所以扶正的目的，若因虚致病者，就应该考虑选用扶正祛邪的方法，才能收到预期效果。权衡病机，灵活操作，遵古不泥，才能振兴中医，不断前进。

2. 药补

张子和所处的时代，是"燔针壮火，炼石烧砒，硫姜乌附，然后为补"，医者喜用辛温燥烈以温补，病者喜温恶寒、喜补恶泻的不良现象泛而成风。张氏力纠时弊，在《儒门事亲》中列举了连同唐太宗、唐宪宗、韩愈、元稹等"高明之资，犹陷于流俗之蔽，为方士燥药所误"等大量温补为害的实例后，大声疾呼"世传以热为补，以寒为泻，讹非一日""奈时人往往恶寒喜温，甘受酷烈之毒，虽死而不悔也"。张氏的这种力排众议、坚持己见、独树一帜的精神，是难能可贵，值得我们学习的。

张子和应用药补的原则是，"必观病人之可补者，然后补之""形不足者，温之以气，精不足者，补之以味""劳者温之，损者补之"。明确指出：凡是劳力伤气，损精耗血者方可议补，绝不能不论形色脉证，不辨虚实寒热，一概施补。他更具体的主张是：脉脱下虚，无邪无积之人，始可议补；凡有邪有积者，当以攻为补；平平常常虚怯者，当食养为补；唯下元极虚者，方可议补。《儒门事亲》记载，赵显之病虚羸一案，泄泻褐色，闻大黄味即泻，脉沉软，属洞泄寒中证。张氏令先灸水分百余壮，次服桂苓甘露散、胃风汤、白术丸等剂而愈；还记有赵进道患肾气不足，虚损乏力，张氏补之以无比山药丸（山药、肉苁蓉、五味子、菟丝子、杜仲、牛膝、泽泻、熟地黄、山茱萸、茯苓、巴戟天、赤石脂，制为蜜丸，食前温酒送下），该方温润柔养，毫不辛热燥烈，但确实起到了补益肾气的作用，使虚损之疾终获痊愈；张氏在治疗肺肾阴虚时，用四仙丹（春采杞叶、夏采花、秋采子、冬采根皮，以桑葚汁制为丸）、三才丸（人参、天冬、熟地黄，制为蜜丸）及当归饮子、加减八物丸等以助肾润肺，补养精血，均有卓效。在选用药物时，他重视厚味之品填补下元，如以佛袈裟（紫河车）为主药的"天真丸"，取其血肉之品，填实脏阴，补益虚损；以何首乌为主的"不老丹"，柔润味厚，"乌髭驻颜，明目延年"，均取其气味厚的药物，直趋于下而使气力不衰。尽管张氏补虚医案存世较少，但刘老认为其仍不愧是一位擅用药补的行家高手。

3. 食补

食补主要用于虚人和病已去而正未复者。张氏在扁鹊之语"安身之本，必资于食；救疾之速，必凭于药"的启示下，提出"养生当论食补"的观点，主张食物调养以补其虚。凡邪去之后，或精血不足者，当用食物补之，诸如谷、肉、果、菜之类，并形象地将谷肉果菜之属，与治国相譬喻："德教，兴平之粱肉；刑罚，治乱之药石。"主张若人无病，粱肉而已；及其有病，当先诛伐有过；病之去后，粱肉补之。这种首先去邪、继而食补，以善其后的治疗原则是张子和治病却疾、恢复健康的论治观，这个观点贯穿于他从医生涯的始终。《儒门事亲·卷九·杂记九门》记载一男性，病泄十余年，皮肉皱槁，神昏足肿，泄如沺水，日夜无度，脉沉且微，病者思食羊肝，张氏意外应允，并嘱以淡浆粥送之，泄减，如此月余而安。此案久泄不止，与长期忌口、限制太死、所欲不得，而土气困惫相关。按理病属水泄，荤腥本不宜服，依照张氏惯例，只能用浆粥以养之，但他在特殊病例中灵活权变，借羊肝而引进浆粥，从而扶胃厚土，以利于止泄，此案体现了食补和食疗的相辅作用。张子和的食补观，在药石温补之风盛行的宋金时代更有其特殊意义，说明他不只为攻邪的高手，亦为补虚的行家，不愧是一位精通补法的中医大家。他的宝贵食补经验，至今仍是中医学宝库中一颗璀璨的明珠。

4. 食疗和食养

食疗是以食疗病，不恃药饵。食疗治病，既无毒药偏胜之害，又能保护胃气，对病重体虚或年老正虚者尤为适宜。在《儒门事亲》200多个医案中，应用饮食疗法并非罕见，这些验案特点独具，别出一格。如一妇大便燥结，半生不娠，平日常服疏导药以通利大便，每孕四五月间，停药则便难，临厕力努，则坠胎，已经三次。又孕三四月，张氏以食疗之，用花碱煮菠菜、菱、葵菜，以车前子苗作茹，杂猪羊血作羹，食半年，居然生子，燥病亦愈。此为以滑养窍法，是张氏常用以治疗便秘的一张良方，该方取纤维质粗的新鲜蔬菜及润滑之动物血类，作羹久服，既可润肠通便，又能食补，变愈泻愈燥的恶性循环为愈润愈养则愈畅的良性循环，实属上策。另案治疗老年暑天暴泄，一日五六十次，用绿豆、鸡卵十余枚，同煎，卵熟取出，令豆软，下陈粳米，作稀粥，搅令寒，饮粥食卵，一二顿病减大半。该案治法奇特，效如桴鼓。粳米、鸡卵补中和胃、益气清热、安谷厚肠，更选绿豆甘寒下气、清暑利湿，共同振兴中土，恢复正气，祛除病邪，使暴病速愈。此外，取生藕汁顿服治消渴；猪蹄、食盐共炖治疗缺乳；生姜汁加水，频呷治喉痹；海藻、昆布久服消瘿；菠菜、猪油同煎治误吞铜铁；冰浸甜瓜治热痢；冰蜜水治脏毒下血；等等，都是颇有价值的食疗方法，民间仍流传习用。时至今日，食疗治病为更多的医家、学者所重视，调整食谱对治病却疾、强身延年具有重要意义。刘老亦常用生姜末加细面条同煮治疗恶心、呕吐，白糖炒芝麻治疗咽喉肿痛，每获良效。

食养与"五谷养之，五果助之，五畜益之，五菜充之"的食补不尽相同，食养的关键在于"五味贵和,不可偏胜",也就是说谷肉果菜须相应地均衡摄入,才能起到养益精气的作用。否则,即使食养,也会由于五味的偏胜而给人体带来不良影响。确切地说,张氏所谓的"食养",主要是指"浆粥"以助胃,当忌杂进肥甘,以免碍胃伤中。"胃为水谷之海,不可虚怯,虚怯则百邪皆入矣。"人以胃气为本,胃气盛则能化精,精化则髓源充足,髓足则余邪去,体康复。张氏的这种"食养"观点,正是继承了《内经》"毒药"攻病,去其七八,而后饮食调整的医学思想。《儒门事亲》治疗水泄不止,吐、下、汗后,脏腑空虚,明确指出宜淡浆粥养肠胃二三日;治疗伤寒三日,头痛身热,诊为病在上,治以先涌吐,然后淡浆粥调养一二日。以上病案最后均以食养收功。

刘老认为张子和的食养或食疗,归结于一点,目的在于扶养胃气,胃气得固,中焦健运,诸邪退却,百病不生。张氏的食疗和食养观点及宝贵经验,对后世颇有启发。

总之,张子和论补的含义极广:"大抵有余者损之,不足者补之,是则补之义也。阳有余而阴不足,则当损阳而补阴;阴有余而阳不足,则当损阴而补阳。热则芒硝、大黄,损阳而补阴也;寒则干姜、附子,损阴而补阳也。"这种利用多种途径(包括祛邪法)而达到恢复正气的论补观点,比那种狭义的、单纯的甘药培中滋补养正的观点要全面得多。张氏不论应用何种补法,或药补或食养,最终总以舒展胃气、增食安谷为目的。他说:"善用药者,使病者而进五谷者,真得补之道也。"张氏不唯是攻邪学派的代表人物,也是扶正补虚的高手。可以说,张子和攻邪是特长,补虚有独到,不愧是我国医学史上一位伟大的医学家。

五、倾心血建言发展,传薪火德才并重

刘老认为,目前中医学面临着挑战及机遇。在挑战方面,首先是中医院校培养模式的缺陷。中医院校按西化的教育方式培养出的中医学生,绝大多数不会用中医方法看病。一项对32所中医院校的调查,中医院校的学生1/3的时间其实在学习西医及外语、计算机等公共课程,而历来被中医称为四大经典的课程不断被压缩,甚至成为选修课。中医研究生大部分都读不懂古代文献。中医科研花费巨大的人力、财力、物力,却未必能有效转化为生产力。其次,刘老认为中药野

生资源面临枯竭，如东北长白山的野山参基本上找不到，天山雪莲、冬虫夏草亦很稀少，种植的药材也由于滥施农药化肥，致使产生有效成分减少、重金属等毒性成分超标的问题。最后是中医发展的社会氛围不足，甚至前些年出现"取消中医"的言论。与此相对的是名中医一号难求，提前一夜排队的现象司空见惯，甚至有的预约专家号已排到几个月以后。名医缘何受追捧？刘老认为疗效是决定中医发展的强大生命力。中医的疗效受到社会普遍认可，确实能解决患者的问题。随着人民生活水平的提高，对养生保健越来越重视，名中医在老百姓心目中的地位越来越高，中医在疑难杂症、慢性疾病、术后康复、养生保健方面有独到的优势，在病毒性疾病、心身性疾病、器官神经症、亚健康的防治方面也有比较大的优势。随着中医市场的不断扩大，名医资源渐成稀缺，同时中医药越来越受到世界人民的关心和重视，它不仅为中华民族的繁衍昌盛做出了贡献，而且对整个人类健康和世界文明产生了积极的影响。美国、法国、德国、荷兰等中医药发展较为快速，很多大学设有中医药教育课程和中医研究机构，或有众多从事中医药交流的民间组织。

刘老认为中医学不同于西医的特点是整体观念和辨证论治，即中医非常重视人体本身各个局部的统一性和完整性，同时也非常重视人与外界环境的统一性和完整性。人与外界环境紧密联系，息息相关，人在自然界中生活，不能违背自然规律，只能顺应自然，保持人与环境的协调和统一，才能健康生存。整体观念是中国古代哲学思想在中医学中的体现，它贯穿了中医学的生理、病理、诊断、辨证治疗和预防的各个方面，这种学术思想特点有着与当代科学及医学发展方向的一致性，表现出巨大优势，这种优势也使中医学在新形势下的继续发展成为可能。中医学强调"天人合一""形与神俱"，它的医学模式即环境—形神医学模式，即自然、社会（环境）—生物、心理（形、神）医学模式，它与未来医学模式的基本精神相通，这一特点是中医学在新技术革命浪潮中得以继续发展的重要保证。刘老强调辨证论治实质就是个体化治疗，针对疾病发展过程中出现不同性质的矛盾，采用不同的方法去解决，即具体问题具体分析。人在各种复杂的因素影响下，表现出不同的特异性，从而采取灵活的治疗方法，是中医治疗的特点，故有"同病异治""异病同治"之治疗方法。同时还讲究随地理环境、时令季节不同而因时、因地制宜。刘老认为中医辨证论治是一种动态的诊疗体系，是中医学的精髓。中医还很重视以人为本，不进行创伤性的检查和治疗，通过整体调整帮助患者恢复健康。而西医注重解剖分析，追求局部最佳，是以人为"器"，在手术急救及抗生素、激素应用方面有其长处，也是其短处。中医学在方法论上既有元气一元论的构成思想，也有阴阳学说的对立统一观点，更有五行生克制化平衡和谐体系模型，因此中医善于解决复杂问题。中医在治疗的时候，运用不同的指导思想，该分析的时候分析，该综合的时候综合，统筹兼顾，全面考虑，而不是顾此失彼、攻其一点不及其余。中医学这种思维方法更适合于解决多因素、多层次的慢性及综合性疾病的治疗问题，这也是中医学经受住近代西方医学冲击的重要原因，是中医学长期发展的重点所在。另外，中医学很重视综合治疗，《伤寒论》《金匮要略》中就记载了汤、丸、散、膏、酒、膏贴、灌肠、栓剂及针灸等治疗方法，历代又不断发展和充实，其他还有导引、按摩、气功等治疗方法，丰富多彩的独特治疗手段也为中医的发展提供了技术支持。中药的品种也不断增加，到目前已有上万种，剂型也不断改进和完善。在数量众多的药物中，一部分中药为日常生活的食物及野菜，古人发现其有治疗作用，对人体阴阳虚实起到调节作用，因此中药对人体的适应性强、毒副作用小，适当配伍，同时服用，可起到增效减毒的作用，因此在药物方面中医学也有巨大的优势。

刘老认为中医学要发展首先是继承，但继承不是目的，继承是为了发展，也就是说继承是发展的基础，发展才是继承的目的，中医学的发展史是不断融合各学科先进思想和技术、不断创新的历史，创新是中医药学进步的灵魂，是中医药事业发达兴旺的不竭动力。要创新就要改革，就要与时俱进。应创造适合中医发展的外部环境，改革医院管理模式，突出以人为本的办院方针，医生以患者为中心，多为患者考虑，改善目前紧张的医患关系。医院以医生为中心，创造宽松的环境，"中医看人，西医看门"，假如一个中医院有几个名医大家，就会大大提升中医院形象。培养名医，要为其充分施展本领创造条件，以前名医治病，很注重针灸、药物、外治的综合应用，现在医院分科太细，这一优势得不到凸显。中医院可以考虑以人名科，充分发挥名中医的各种特长，以提高疗效，同时要加大中医科普知识的宣传，使群众多了解一些中医药知识，认识中西医各自的优势，也可以识别一些打着中医旗号招摇撞骗、损害中医形象的"假中医"。

刘老认为中药传统剂型煎煮费时，口感不佳，影响中医药普及。一方面，可以借助现代科技设备进行剂型改造，如可以把辨证处方用喷雾干燥法制成颗粒，既方便服用，又不失辨证论治的原则。或把煎剂浓缩制成袋泡茶，也能方便患者。另一方面，充分发挥中医养生、保健、治未病的优势，如中药膏滋剂不仅服用方便，且能调整人体阴阳气血。可充分发挥秋冬养阴的防病功效，夏天贴伏贴，冬天服膏滋，治未病效果会更好。

中医中药历来不分家，中医医生应当熟悉中药，这样才能心中有数。有关部门应加强管理，打击制假造假行为，规范中药市场，减少流通环节，恢复传统炮制加工工艺。

刘老还认为中医疗法丰富多彩，每种方法皆有各自独特之处，有关部门应制定合理收费标准，以尊重医生劳动成果，调动对患者治疗的积极性。

在科研方面，刘老认为一定要结合中医临床实际，客观地对中医理论及方药进行观察研究，以揭示中医药辨证论治机理。如对常用名方的临床研究，可以经过大样本的观察，确定某方确切的适应证，为准确用方提供客观依据。

刘老勤奋好学，德高医精，对己"学而不厌"，对学生"教而不倦"。长年门诊、查房，以带教、传承中医为己任，严格要求学生熟背方歌、药性及脉学，强调根深才能叶茂，心静才能治学。临床带教，亲临一线，言传身教，结合验案剖析内涵，分析选方用药奥妙之处，理论与实践相结合。努力培养热爱中医事业、训练有素的中医人才。

21世纪是中华文化复兴的世纪，也是中医腾飞的世纪，中医药作为中国文化的精髓，是中国人民长期积累的超越时代的智慧结晶。我们一定要增强民族自信心，不妄自菲薄，坚定不移地把中医药传承下去。同时，我们也要清醒意识到，中医创新之路任重道远，应戒骄戒躁，静下心来，脚踏实地，从基础做起，求真务实，身体力行，这样才能由量变到质变，使中医药能在不远的将来，以崭新的形象服务于中国，服务于世界。

第三章

临床精粹

第一节　经方治验

1. 桂枝汤治疗面部汗出异常（脑梗死后遗症）

李某，女，67岁，2011年9月2日初诊。

患者于2009年3月患右侧丘脑脑梗死，经治疗遗留左侧面部无汗，而右侧面部汗出明显，平素运动后、餐后、遇热及情绪激动时右侧面部可见如豆样汗珠顺面颊流下，而左侧面部仅有轻微潮湿感，无明显汗出，躯干及肢体汗出无明显异常，曾以"脑梗死后遗症"多方治疗，效果差。就诊时除面部汗出异常外，未诉明显不适，舌质淡红，苔薄黄，脉弱略滑。

证候：营卫不和。

治法：调和营卫。

刘学勤

方药：桂枝汤加减。桂枝9g，炒白芍12g，炙甘草6g，藿香10g，佩兰10g，生姜3片，大枣4枚。6剂。水煎服，每日1剂，分2次温服（以下方药用法多同此，不再一一说明）。

1周后复诊，已愈。

【按语】《伤寒论》云："太阳中风，阳浮而阴弱。阳浮者，热自发；阴弱者，汗自出。""病常自汗出者，此为荣气和，荣气和者，外不谐，以卫气不共荣气谐和故尔。以荣行脉中，卫行脉外。复发其汗，荣卫和则愈，宜桂枝汤。"《素问·生气通天论》："汗出偏沮，使人偏枯。"中风后，偏侧汗出异常，为阴阳失调之明证，桂枝汤为"仲景群方之魁，乃滋阴和阳，调和营卫，解肌发汗之总方"，故用桂枝汤滋阴和阳，调和气血。外调营卫，内和脾胃，6剂而愈。

2. 桂枝附子汤治疗寒痹（感冒）

李某，女，32岁，工人，1978年7月24日初诊。

平素怕风，极易感冒，复因汗后吹电扇致周身肌肉紧痛，关节酸痛，舌质淡红，苔薄白，脉紧涩。

证候：寒湿痹阻。

治法：温经通脉，散寒除痹。

方药：桂枝附子汤加减。桂枝6g，白芍6g，生姜片6g，大枣3枚，丝瓜络6g，防风6g，炮草乌3g，炙甘草3g。3剂。

二诊：药后，肌肉紧痛、关节酸痛明显好转。原方炮草乌加至4g，炙甘草加至5g，3剂。

三诊：药后诸症霍然。嘱上方隔日服1剂，再服3剂，以期巩固。

【按语】《类证治裁·痹证》曰："诸痹……良由营卫先虚，腠理不密，风寒湿乘虚内袭。正气为邪所阻，不能宣行，因而留滞，气血凝涩，久而成痹。"患者素体骨弱肌肤盛，易汗出，腠理开，受风，邪随风入，客于血脉，致周身肌肉紧痛，关节酸痛。治用桂枝附子汤加减，温经通脉，散寒除痹。辨证明确，方药精当，药证相符，旋即告愈。

3. 桂枝加龙骨牡蛎汤治疗汗证

任某，女，工人，48岁，1979年10月16日初诊。

眠则大汗，心悸，乏力，失眠，多梦，舌淡红，苔薄黄，脉沉细弦。

证候：营卫不和，心神失养。

治法：调和营卫，养心安神。

方药：桂枝加龙骨牡蛎汤加减。桂枝5g，炒白芍14g，甘草5g，大枣5枚，生姜3片，生龙骨24g，生牡蛎24g，浮小麦30g。2剂。

【按语】《难经》云："损其心者，调其营卫。"《金匮要略论注》："桂枝、芍药，通阳固阴；甘草、姜、枣，和中、上焦之营卫，使阳能生阴，而以安肾宁心之龙骨、牡蛎为辅阴之主。"桂枝汤调营卫、滋阴和阳以安内攘外，龙骨、牡蛎固表敛汗，镇心安神，交通心肾。药中证的，二剂而愈。

4. 桂枝加龙骨牡蛎汤治疗梦交

郭某，女，39岁，棉织厂工人，1986年10月18日初诊。

寐则梦交，病延三载，伴心悸纳差，眩晕恶心，时有肢颤，舌尖红，苔薄白，脉细滑。

证候：心肾不交。

治法：调和阴阳，交通心肾。

方药：桂枝加龙骨牡蛎汤加减。桂枝8g，甘草5g，杭白芍9g，生龙骨30g（先煎），生牡蛎30g（先煎），生姜3片，大枣5枚，杭白菊12g，钩藤12g。2剂。

药后症状缓解。原方加焦远志9g，柏子仁12g，炒酸枣仁12g，又4剂告愈。

【按语】仲师有明训："男子失精，女子梦交，桂枝加龙骨牡蛎汤主之。"徐彬曰："女子以虚阴而挟火则梦交。"本证火浮不敛，阳浮于上，精孤于下，龙雷之火无能归肾，斯症成矣，取桂枝加龙骨牡蛎汤潜阳入阴，阴阳交泰，故效应手。

5. 桂枝加龙骨牡蛎汤合玉屏风散治疗低热

顾某，女，23岁，护士，1982年4月22日初诊。

半年来不明原因高热4次，体温均在39.6℃以上，每次均需用激素降温。高热后则低热缠绵，体温37.5℃左右，伴自汗盗汗，心悸气短，眠差多梦，乏力纳呆，舌质淡，苔白，脉细数无力。

证候：营卫不和，表虚不固。

治法：调和营卫，益气固表。

方药：桂枝加龙骨牡蛎汤合玉屏风散加减。桂枝8g，杭白芍8g，炙甘草5g，生龙骨30g（先煎），生牡蛎30g（先煎），生黄芪12g，防风8g，焦白术8g，生姜3片，大枣10枚。

上方共服8剂，汗止热退，诸症缓解。续以补益之剂渐次康复。

【按语】本方以桂枝汤调和营卫，滋阴和阳，安内攘外，龙骨、牡蛎固表敛汗，镇心安神，辅以玉屏风散益气固表。两方协用，和营卫，收浮阳，固肌表。然龙牡必得桂枝方效，正如曹颖甫氏所云："若营卫未和而漫事收敛……其必无济也。"

6. 桂枝加龙骨牡蛎汤治疗自汗

史某，男，31岁，教师，1995年5月8日初诊。

2年前患者不明原因出现自汗，时轻时重，遇劳则发，伴有头晕健忘，乏力倦怠，夜寐多梦，烦躁不安，汗出不止，湿透外衣，舌质淡，苔薄白，脉沉滑。

证候：营卫失调，表虚不固。

治法：调和营卫，固表止汗。

方药：桂枝加龙骨牡蛎汤加减。桂枝9g，炒白芍24g，生龙骨20g，生牡蛎

20g，麻黄根10g，生黄芪30g，琥珀粉6g，五味子9g，炒酸枣仁20g，焦远志10g，防风10g，大枣2枚，生姜2片。5剂。

二诊： 药后自汗明显减少，头晕轻，全身较前有力。效不更方，上方稍加更改，生黄芪加至40g，生龙骨加至30g，生牡蛎量加至30g，6剂。

三诊： 药后自汗愈，诸症皆减。嘱继服6剂停药观察。2年来未再出现本症。

【按语】《内经》谓："阴在内，阳之守也；阳在外，阴之使也。"本案虽昼夜自汗，但夜则汗出更为明显，细辨其汗，当属盗汗。刘老紧抓"伤寒太阳桂枝汤证有自汗出"这一关键。夫营卫者，人体之阴阳也，宜相将而不宜相离也，营卫协和，则阴阳协调。卫为之固，营为之守，营阴不能内守卫阳则发热，卫阳不能外护营阴则汗出；清阳不能上奉于清窍，故头晕健忘；夜半乃阴阳交会之时，今营卫不和，故半夜则发病。《伤寒论》曰："病人脏无他病，时发热自汗出而不愈者，此卫气不和也，先其时发汗则愈，宜桂枝汤。"故予以调和营卫，固表敛汗，方选桂枝加龙骨牡蛎汤。方中桂枝助卫阳；炒白芍益营敛阴；姜、枣补脾和胃；生龙牡一则收敛营阴，二则固护心肾精气；汗为心之液，长期汗出，致使津液亏损，心失所养则失眠、梦多，故用炒酸枣仁、焦远志、琥珀粉以养心、镇静安神；汗出过多，伤津耗液，故重用黄芪固表敛汗。桂枝汤用以调和营卫，辅以五味子、麻黄根、生龙牡收敛固涩，诸药合用，以增强益气固表敛汗之作用。药证相符，故前后服药17剂告愈，且远期疗效巩固。

7. 柴胡桂枝汤治疗高热（感冒）

孟某，女，55岁，工人，1982年9月4日初诊。

发热，微恶风寒，周身困痛，口苦，心烦欲呕，脉弦滑数。血常规：白细胞$16.4 \times 10^9/L$，中性粒细胞0.85，体温39℃。

证候：太阳少阳合病。

治法：调和营卫，和解少阳。

方药：柴胡桂枝汤加减。柴胡12g，桂枝8g，杭白芍8g，黄芩12g，姜半夏9g，甘草5g，太子参12g，生姜3片，大枣5枚，金银花藤各30g。

水煎2剂，体温降至36.5℃，白细胞$9.8 \times 10^9/L$，中性粒细胞0.66，症消病愈。

【按语】《伤寒论》第146条："伤寒六七日，发热、微恶寒、肢节烦疼、微呕、心下支结，外证未去者，柴胡桂枝汤主之。"柯琴曰："仲景书中最重柴桂二方，以桂枝解太阳肌表，又可以调诸经之肌表；小柴胡解少阳半表，亦可以和三阳之半表。"发热、微恶风寒、周身困痛，表未解也；口苦、心烦欲呕，邪在少阳也；脉弦滑数，太少俱病也。故投柴胡桂枝汤立见效验。

8. 柴胡桂枝汤治疗太少合病

程某，男，20岁，学生，2005年3月25日初诊。

动则背部汗出，继而恶寒，夜卧发热，但体温不高，将近2年。伴四肢乏力、酸沉，头晕，精神倦怠，眠一般，舌质淡，苔薄白，脉沉细。

证候：太阳少阳合病。

治法：调和营卫，和解少阳。

方药：柴胡桂枝汤加减。柴胡12g，桂枝8g，葛根15g，杭白芍10g，黄芩15g，姜半夏9g，太子参30g，甘草6g，生姜2片，大枣3枚。

二诊：服药5剂，汗出、恶寒、发热均明显减轻。效不更方，上方桂枝加至10g，续服5剂。

三诊：自述诸症消，精神好，舌平，脉沉小滑。改方玉屏风散加味，巩固疗效。

【按语】先汗后寒再热案临床少见。背者胸中之府，诸阳受气于胸中，而转行于背。该案动则背部汗出，腠理开，邪气入，正邪相搏，邪胜则寒，正胜则热。恶寒则为太阳表证，兼出汗则为太阳表虚证。病已2年，邪留少阳，故予柴胡桂枝汤加葛根，以调和营卫、和解少阳。葛根为阳明经引经药，仲景用之治"项背强几几"，此案项背汗出，故而重用。药证相符，2年病痛，数诊而愈，可见仲师经方取效之神速。

9. 小柴胡汤治疗高热（感冒）

案1：黄某，男，教工，25岁，1982年2月25日初诊。

往来寒热，继而头痛汗出，口苦不食，四肢乏力，口唇舌烂，脉浮细弦。体温39.5℃。

证候：少阳证枢机不利。

治法：和解少阳。

方药：小柴胡汤加减。柴胡12g，姜半夏9g，黄芩12g，甘草5g，生姜3片，大枣3枚，青皮8g，常山9g，白芷9g。

水煎1剂，诸症悉除。

案2： 李某，男，大学教师，48岁，1985年9月4日初诊。

往来寒热，口苦干涩，两太阳穴痛，四肢乏力，舌苔黄白稍厚，脉弦滑。体温39℃。

证候：少阳证枢机不利。

治法：和解少阳。

方药：小柴胡汤加减。柴胡14g，黄芩12g，姜半夏2g，太子参15g，甘草6g，生姜3片，大枣3枚。

水煎1剂，诸症悉除。

案3： 刘某，女，52岁，工人，1981年5月25日初诊。

胃痛6天，阵发性寒热，汗出，背部畏寒，饥不饮食，食入即吐，口干苦，测体温39℃，大便干，小便黄，舌红，无苔，脉沉细数。查血常规：白细胞10.75×10^9/L。

证候：风温在表，内伤脾胃，邪犯少阳，枢机不利。

治法：和解少阳，化湿和胃，止呕。

方药：小柴胡汤加减。柴胡12g，黄芩14g，清半夏12g，太子参14g，生石膏30g，生姜5片，姜竹茹9g，藿香15g，炙甘草8g。

二诊： 服上药3剂后，患者家属代述，发热已止，胃脘亦不痛，但食不香。上方生石膏量减至12g，加白蔻仁、砂仁各6g（后下）。

三诊： 又服3剂，患者自述诸症全消，唯食差，体温36.8℃，舌质偏红，少苔，脉滑缓。

方药：南沙参20g，北沙参20g，天冬12g，麦冬12g，生地黄14g，乌梅肉9g，杭白芍18g，石斛12g，玉竹12g，焦三仙各12g，佛手12g，炙甘草8g。

四诊： 上药先后服用10剂，一切症状消失，舌质淡红，苔薄白，脉滑。为进一步调理胃脘功能，在上方基础上去生地黄，加焦三仙各3g，白蔻仁、砂仁各6g（后下），再进3剂，以使巩固。

【按语】 案3为肝胆气郁，横逆犯脾，故腹中痛。邪气滞留少阳半表半里，枢机不利，正邪分争，正胜则热，邪胜则寒，寒热交替出现，寒热往来是少阳病的主要证型；胆火内郁，影响脾胃，则不欲饮食；胆火上炎，灼伤津液，故见口干口苦。投以小柴胡汤加减，药证相对，故胃痛止，发热退。由于患者素体胃阴虚，又拟滋阴养胃之剂，以调理善后。

邪入少阳，汗下非易，唯"和解"一法，可使"上焦得通，津液得下，胃气因和"。小柴胡证，但见一证便是，不必悉具。本案紧扣"寒热往来"，投药即验。

10. 小青龙汤治疗咳嗽（支气管炎）

刘某，女，71岁，农民，1969年3月12日初诊。

10年前患者出现咳嗽、咳痰，夏季较轻，秋冬加剧，痰吐出即觉得爽快，呼气容易，而吸气难，畏寒。2天前因感受风寒后，出现恶寒怕冷，咳嗽频作，时轻时重，遇风寒加重，咳痰清稀，色白量多，喘息，食少纳呆，寐差易醒，大便2日未行，舌质淡，舌苔白薄，脉浮数。

证候：寒痰阻肺。

治法：散寒化饮，宣肺祛痰。

方药：小青龙汤加减。干姜3g，细辛2g，桂枝7g，生麻黄7g，炒白芍12g，姜半夏10g，五味子8g，川贝母10g，杏仁10g，制瓜蒌仁20g，炙甘草6g。

二诊：服上药3剂后，咳嗽大轻，喘息减轻，咳痰量亦减少，夜能入寐且能熟睡，但唯有头部稍痛，舌脉同上。上方川贝母增至12g，续服3剂。

三诊：咳嗽停止，咳痰量明显减少，呼吸通畅，夜寐好，舌质淡，舌苔薄白，脉细。给予温阳化饮、调补肝肾之剂。

方药：桂枝6g，熟地黄12g，山茱萸15g，茯苓15g，生山药20g，姜半夏10g，肉桂2g，干姜3g，五味子6g，制瓜蒌仁20g，麻仁20g，枸杞子15g，炙甘草6g。6剂。

四诊：诸症消，精神好，饮食可，脉舌同上。继服上方3剂，间日1剂，以巩固疗效。

【按语】本案患者为农家老年妇女，患病日久，又复感外邪，出现痰浊壅肺，肺气失宣，故咳嗽咯痰；咳嗽日久，耗伤肺金，肺气耗损，无以顾护，故时时恶寒；春夏阳长，秋冬阴胜，故春夏较轻，秋冬较剧。急则治其标，故谨遵经旨"病痰饮者，当以温药和之"。方中生麻黄、桂枝解表散寒，宣肺平喘；干姜、细辛、姜半夏温化水饮，散寒降逆，配以酸敛之炒白芍、五味子，一开一合，散中有收，既可防麻、桂耗散太过，又可防姜、夏之温燥伤阴；川贝母甘寒而润，能润肺止咳，杏仁苦温，为油脂类药物，既能宣肺止咳，又能润肠通便，两药一温一寒，一润一宣，润肺止咳之力更强；制瓜蒌仁润肺化痰，滑肠通便；炙甘草一则调和诸药，一则止嗽化痰。合之共奏散寒化饮、宣肺止咳、化痰通便之功。服药后，喘静咳止，后以缓则治其本，治从温阳化饮、调补肝肾入手。用熟地黄、生山药、山茱萸滋补肾阴，桂枝、肉桂温润肾阳，以助肾火之阳气，茯苓利水渗湿健脾，上药平补肾阳，共治其本；姜半夏化痰降逆止咳；干姜温阳化饮，五味子收敛肺气，以治其标。诸药相合，标本兼治而收全功。

11. 小青龙汤治疗哮喘

边某，女，10岁，学生，2003年1月27日初诊。

患者2岁时因受寒发病，咳喘痰稀，多方治疗，时轻时重，近年喘咳逐渐加重。诊见喉间哮鸣，入夜更甚，呼吸急促，咳痰少稀，面色晦滞，舌质淡，苔白湿滑，脉细稍滑。

证候：寒痰蕴肺。

治法：平喘化痰，温肺散寒。

方药：小青龙汤加减。生麻黄4.5g，干姜4.5g，细辛2.5g，桂枝5g，五味子2g，炒白芍5g，姜半夏5g，杏仁6g，炙甘草3g。每日1剂，分3次温服，每次服50~100mL。

二诊：服3剂后，喘鸣渐止。原方稍有加减，继服。

共诊4次，服药12剂，病情基本控制，属显效。

【按语】方中生麻黄宣畅肺气，平喘止咳；细辛、干姜辛温散寒，温阳蠲饮；姜半夏、杏仁燥湿化痰，止咳降浊；桂枝宣肺化痰以助麻黄；炒白芍、五味子宁嗽定喘，酸收敛肺，以防耗气；炙甘草调和诸药，以缓辛温刚烈。诸药相伍，一开一合，散中有敛，既可制约麻、桂耗散太过，又可防姜、夏温燥伤阴，共奏平喘化痰、宣肺散寒之功。刘老认为：选用本方关键在用量，特别是细辛，不可拘泥于"细辛不过钱"之说，观《伤寒论》《金匮要略》两书有关细辛之条文，其用量均为2~6两，折合现今分量为2~6钱，即6~18g。刘老临证，细辛用量一般为2~8g。现代药理研究证实，生麻黄、桂枝可松弛支气管平滑肌，解除平滑肌痉挛；五味子改善血液循环，减轻黏膜充血和水肿，减少分泌物，改善支气管阻塞，解除支气管哮喘。小青龙汤全方对支气管痉挛有明显的解痉作用。

12. 麻杏石甘汤治疗咳嗽（感冒）

宋某，女，56岁，退休工人，1993年4月11日初诊。

5个月前患者因风热外感，自服银翘丸未愈。刻下咳嗽，喉痒颇甚，咳声嘶哑，口干咽痛，咯痰不爽，咯黄色黏痰，咳嗽难眠，以致精神差，舌质淡，苔黄白厚稍腻，脉两寸微弱不振，关尺滑而有力。

证候：风热外袭。

治法：清热养阴，化痰止咳。

方药：麻杏石甘汤加减。生麻黄7g，杏仁10g，生石膏24g，川贝母10g，鱼腥草20g，前胡12g，射干8g，五味子6g，陈皮10g，黄芩12g，甘草7g。

二诊：服上药3剂后，自觉症状减轻，喉痒、音哑、口干咽痛好转，咯黄色黏痰减少，睡眠差，舌脉同上。效不更方，加鱼腥草10g，继进6剂。

三诊：家人来诉，诸症皆减，睡眠较前好转，睡5~7小时，舌质淡，苔薄白，脉滑。仍照上方又进6剂而病愈。

【按语】患者因不慎外感风热，服银翘解毒丸后，余热在肺，留恋未清，与痰热相搏结，壅遏肺气，肺气不利而失宣肃，故咳嗽咯痰；痰热上扰，故精神差。治以清肺泻热，宣肺降气，化痰止咳，方选麻杏石甘汤加减。方中生麻黄宣散肺气以平喘，重用生石膏以清肺泻热，以降上炎之火，麻黄、石膏相制为用，虽一辛温，一辛寒，但辛寒大于辛温；杏仁苦温，宣利肺气，助麻黄以止咳平喘；川贝母、前胡化痰止咳，降泻肺热；黄芩引火下趋于膀胱，使火邪从小便而出；鱼腥草清热解毒，清肺经热邪；射干消痰散结，止咳平喘；五味子为伤寒止咳之专药，用五味子酸能收敛，性温而润，上敛肺气，下滋肾阴，以宣散肺气，敛散相合，以复肺主气之能；甘草调和诸药，止咳化痰，标本兼治而收效。

13. 麻杏石甘汤治疗哮喘（支气管哮喘）

案1：张某，男，31岁，1969年9月6日初诊。

哮喘9年，月发数次，甚达10余次。今复感冒，咳喘不已，引动旧病，呼吸困难，张口抬肩，胸中烦满，精神萎靡，吐白黏痰，喉有水鸡声，痛苦不堪。西医诊为支气管哮喘。就诊时一日发作数次，呼吸严重困难，苔白薄而润，脉沉而略紧。

证候：表寒内热。

治法：解表清热，宣肺定喘。

方药：麻杏石甘汤加减。生麻黄4.5g，杏仁9g，生石膏9g，生甘草4.5g，川贝母9g，桑白皮9g，薏苡仁15g，紫苏叶4.5g，冬虫夏草9g，甘松12g。

方中生麻黄、杏仁治喘利水，麻黄、生石膏宣肺除热，生甘草补中、调和诸药，桑白皮泻肺定喘，薏苡仁清肺理脾，甘松理气醒脾，川贝母宣肺化痰，紫苏叶发散表寒，冬虫夏草补肺益肾以固其本。

二诊：服药3剂，喘闷已减，风寒已罢，诸症已缓，唯脉沉弱不振。此系本象，法当治本，补肾纳气，燥湿化痰，宗参蛤散合二陈汤加减。

方药：清半夏6g，陈皮4.5g，土茯苓9g，生甘草4.5g，川贝母9g，女贞子9g，淫羊藿4.5g，瓜蒌仁9g，西洋参6g（另煎），蛤蚧尾1对（研粉分冲）。

另方：硼砂1.5g，儿茶1g，共研细末，等分4包冲服。

方中二陈加川贝母、瓜蒌仁燥湿化痰，宣肺理气；儿茶、硼砂清热收湿以除痰；他药补益肝肾，以助纳气归肾之功。

后随证加减参蛤散、五味子、山芝麻根、厚朴等，共服药30余剂，历时2个月余，病告痊愈。追访年余，未见复发。

案2：赵某，女，48岁，商丘人，1983年8月5日初诊。

胸痛烦满，张口抬肩，口吐白沫，时有虚汗，呼吸困难，食欲不振，四肢乏力，精神疲惫，舌质瘦、边尖红，苔中略黄，六脉微弱。

证候：表寒内热。

治法：解表清热，宣肺定喘。

方药：麻杏石甘汤加减。生麻黄4.5g，杏仁9g，生石膏9g，生甘草3g，川贝母9g，桑白皮9g，龙眼肉9g，薏苡仁15g，山芝麻根15g。

二诊：服药4剂，喘止食增，但少气乏力，微咳吐痰。原方加党参9g以补益正气，茯神9g以养心安神，共奏扶正祛邪之功。又服6剂，未再来诊，问询其子，方知患者已返里，喘止体健，病告痊愈。

【按语】《内经》曰："诸气膹郁，皆属于肺。"盖脾为生痰之源，肺为贮痰之器，脾湿酿痰，痰随气升，上贮于肺，郁积化热，渐成顽痰，气被痰阻，气道不畅，肺气升降失司，致使呼吸困难、咳闷喘促。加之外感风寒，肺失清肃，其气不宣，新感引动陈痰。哮喘发病，内因积痰，外因诱发，时多在冬，治应"未发时以扶正气为主，既发时以攻邪气为主……当慊慊以元气为念"（《景岳全书·卷十九·喘促》）。两案均首投宣肺定喘之麻杏石甘汤为主，后喘闷缓解，随转扶正，标本兼顾，因其顽痰未化，气机仍塞，故佐以燥湿化痰之品，以奏全效。哮喘之病，宿痰久伏，反复发作，必伤肺肾，肺肾既伤，短期之内，难以求全，故喘止症消，亦当续服补益肺肾之品，以绝其根。实践证明，桑白皮倍于麻黄，一则止喘，二则利尿，三则定喘，用于临床，每收功效，虚者尤佳。临床即使单用上述二味，亦屡见功。

14. 麻杏石甘汤治疗感冒

李某，女，40岁，2009年3月30日初诊。

近1个月感冒，咳嗽，咯痰量多、色黄白、质黏，伴胸闷，出虚汗，全身乏力，畏寒怕冷，鼻出热气，舌质红，苔根部厚，脉沉。曾服消炎、止咳西药，名、量不详，效果欠佳。X线胸片示：支气管炎。血常规正常。

证候：外寒内热，痰湿蕴肺。

治法：解表清里，化痰止咳。

方药：麻杏石甘汤加减。生麻黄6g，杏仁10g，生石膏20g，薏苡仁30g，鱼腥草30g，百部12g，川贝母10g，猫爪草15g，生桑白皮15g，半夏10g，厚朴6g，橘红12g。4剂。

二诊：服药后症情平稳，咳痰减轻。上方去薏苡仁，生石膏加至30g，猫爪草加至30g，4剂。

三诊：感冒、咳痰好转，入睡困难，多梦，手足凉，舌质淡，苔薄，脉沉弱。以温胆汤合甘麦大枣汤加减。

方药：茯神20g，陈皮10g，半夏10g，竹茹10g，枳壳12g，焦远志12g，炒栀子12g，淡豆豉12g，炒酸枣仁40g，生龙骨30g，生牡蛎30g，郁金15g，甘草5g，大枣5枚，浮小麦30g为引。10剂。

1年后因胃炎来诊，诉共服上药20剂，感冒、咳痰、怕冷、失眠等症基本好转。近1年来未再感冒、咳嗽，夜眠较前明显改善。

【按语】患者平素体弱，卫外不固，易于感邪。肺为娇脏，不耐寒热，肺气亏虚，则畏寒怕冷；卫表不固，则易出虚汗；正气不足，则乏力身困；痰湿蕴肺，则咯痰量多；外寒袭肺，内热难以外达，则鼻出热气、舌质偏红。治以外散寒邪，内清里热，以麻杏石甘汤为主，加鱼腥草、猫爪草清热解毒，薏苡仁清热利湿、排脓，川贝母、半夏、厚朴、橘红化痰止咳；桑白皮泻肺平喘、利水消肿，百部润肺下气止咳。三诊时表邪已解，治则调整为化痰安神为主，并以甘麦大枣汤补益心脾，缓以治本。

15. 麻黄连翘赤小豆汤治疗痒疹（荨麻疹）

刘某，女，40岁，1986年6月27日初诊。

遍身红色疹块，片片相连，瘙痒难忍，每日少则三起三落，发作时胃脘疼痛，嗳气呃逆，舌质淡，苔白湿，脉小滑。屡用泼尼松、扑尔敏（马来酸氯苯那敏）、溴化钙等西药治疗，用时痒止，药过依然。

证候：湿热内蕴，风邪外袭。

治法：疏风止痒，清热利湿。

方药：麻黄连翘赤小豆汤加减。生麻黄5g，连翘30g，赤小豆30g，皂角刺7g，蝉蜕12g，红花12g，白鲜皮14g，姜厚朴8g，地肤子30g，焦槟榔7g，全蝎8g，甘草5g。

服2剂，痒疹全消。又2剂，以巩固疗效。

【按语】风疹瘙痒有虚实之分。实者多因湿热内蕴，气血滞郁，风邪乘袭，浸淫皮毛所致；虚者多由营血不足，生风生燥，皮肤失养而成。此案当属实证，故以麻黄连翘赤小豆汤疏风宣肺，清热利湿；辅以蝉蜕、白鲜皮、地肤子、皂角刺祛风除湿，清热解毒；姜厚朴、焦槟榔行气导滞；全蝎、红花祛风活血，取"血行风自灭"之意。诸药合用，祛湿毒，疏风邪，导食滞，药证合拍，痒疹立愈。

16. 麻黄连翘赤小豆汤治疗浮肿

高某，男，56岁，工人，1982年9月11日初诊。

周身浮肿，身重体痛，纳呆腹胀，尿短色黄1周。舌质红，苔黄腻，脉小滑。

证候：风水相搏，湿热内蕴。

治法：宣肺透邪，清泄湿热。

方药：麻黄连翘赤小豆汤加减。生麻黄6g，连翘30g，赤小豆30g，冬瓜子、皮各20g，猪苓30g，茯苓30g，防己30g，生黄芪30g，葶苈子30g，洗腹毛24g。

服药3剂症轻，8剂浮肿消完。

【按语】吴谦曰："热盛者清之，小便不利者利之，里实者下之，表实者汗之，皆无非为病求去路也。"此证"风水相搏"，用生麻黄疏风宣肺，意在解表发汗，通阳利水；连翘、赤小豆清热利水；余药健脾渗湿，通利小便，尤其加入生黄芪、葶苈子祛水力量更强。本方汗、清、利三法并用，表里分清，故诸症霍然。

17. 麻黄连翘赤小豆汤合五味消毒饮治疗痤疮

石某，男，30岁，2011年10月24日初诊。

6年前无明显诱因出现面部及头皮痤疮，出脓头，春、秋两季痤疮加重，纳、眠尚可，二便调。症见：颜面、下颌及两颊遍布黄豆大痤疮，色红，部分起脓点。舌质淡红，脉沉，苔黄腻。

证候：热毒内蕴。

治法：清热解毒，化瘀散结。

方药：麻黄连翘赤小豆汤合五味消毒饮加减。生麻黄6g，连翘30g，赤小豆30g，金银花30g，白花蛇舌草30g，女贞子30g，旱莲草30g，蒲公英30g，紫花地丁30g，白芷10g，白鲜皮15g，生薏苡仁30g。

二诊： 服上方7剂，症状稍减，但仍有新发痤疮，灼热感，稍口干，食、眠及二便均可，舌边尖红，苔白，中部苔稍厚，脉沉滑。调整治法以凉血解毒为主。

方药：生地黄20g，牡丹皮12g，水牛角粉10g（冲服），赤芍30g，金银花40g，连翘40g，白鲜皮15g，女贞子30g，红花15g，白花蛇舌草40g，生薏苡仁30g，土茯苓30g。

三诊： 服上方10剂，痤疮明显减轻，未再新发。大便次数频，稍溏，无腹痛。上方去白鲜皮、白花蛇舌草，加炒白术10g，10剂。

2012年11月12日因感冒来诊，诉服上药后痤疮退净，至今未发。

【按语】中医认为，痤疮的发生多由肺经风热或脾胃湿热而致。肺主皮毛，面鼻属肺，肺经受风热熏蒸，邪郁肌肤而成痤疮；脾主肌肉，运化水谷，过食辛辣及膏粱厚味，酿生湿热，湿聚成痰，则见面部痤疮。该患者素喜食辛辣厚味，聚湿化热，上熏颜面，凝结成痛疮。肺经受风热为患，春、秋两季冷热交替之际，肺易受邪，则风热更易袭肺，痤疮易发。初诊按"热毒内蕴"论治，以麻黄连翘赤小豆汤化湿解毒，透邪外达。其中生麻黄宣肺解表；连翘消痈散结；赤小豆清热利湿；合五味消毒饮之意（金银花、蒲公英、紫花地丁）清热解毒，消散疗疮；复加女贞子、旱莲草滋阴降火；白芷、生薏苡仁散结消痈；白花蛇舌草清肝利胆；白鲜皮祛风解表，透疹止痒。二诊时邪祛其半，但已入营血之邪仍滞留血分，出现口干、舌边尖红等表现，遂调整治则，以清热凉血解毒、利湿泄浊散结为主，取生地黄、牡丹皮、水牛角粉、赤芍、红花凉血活血，解毒散结；生薏苡仁、土茯苓利湿泄浊；金银花、连翘、白鲜皮疏风清热，内含"治风先治血，血行风自灭"之意。

18. 大承气汤治疗阳明腑实（急性肠梗阻）

案1： 明某，男，42岁，农民，1980年8月4日初诊。

大便3日未行，腹胀疼痛，不转矢气，恶心呕吐，难以进食，苔白厚，脉沉弦有力。血常规：白细胞计数11.7×10^9/L，中性粒细胞0.76。某医院外科诊为急性肠梗阻。患者不愿手术，求治于中医。

证候：阳明腑实。

治法：泻下通腑。

方药：大承气汤加减。生大黄10g（后下），炒枳实9g，厚朴7g，玄明粉（冲服）9g，木香7g。

服1剂燥屎下，诸症除，神清气爽。8月6日化验：白细胞计数6.7×10^9/L，中性粒细胞0.71。嘱以粥食养护胃气，以善其后。

案2： 王某，男，56岁，1983年2月1日初诊。

腹胀疼痛，4日未大便，不转矢气，恶心欲吐，难以进食，苔黄白较厚，脉弦而有力。

证候：阳明腑实。

治法：泻下通腑。

方药：大承气汤。生大黄10g（后下），炒枳实9g，厚朴8g，玄明粉12g（冲服）。

服1剂燥屎下，诸症除，神清气爽。继以粥食调养善后。

【按语】《内经》曰："六腑者，传化物而不藏，故实而不能满也。"六腑以通为用，以降为顺，所谓"阳明之邪，仍假阳明为出路"，急用攻下，承顺胃气，痛苦疾患，霍然而愈。

19. 大承气汤治疗阳明哮喘

朱某，男，50岁，农民，2002年3月23日初诊。

素有喘史20余年。近8日来喘促痰鸣，张口抬肩，气憋欲绝，口唇青紫，大便秘结，苔黄厚而干，脉弦数。

证候：痰热闭肺，腑实内结。

治法：通腑泻肺平喘。

方药：大承气汤加减。生大黄15g（后下），厚朴15g，瓜蒌仁30g，葶苈子10g，炒枳实10g。急煎顿服。

药进腹鸣，遂下干粪3团，喘促渐平。

【按语】该患者宿疾复发为先病、本病，而便结则是所生病、标病。故宗《内经》"急则治其标""小大不利治其标"之旨，师仲景"通下治喘"之法，变吴鞠通宣白承气汤之方，通腑泻肺，"开门驱贼"，使肠腑一通，肺气自降，喘促渐平。

20. 苓桂术甘汤治疗眩晕（颈性眩晕）

案1：李某，男，40岁，干部，1976年12月20日初诊。

眩晕频作，恶心呕吐，耳鸣耳聋，颈项强痛，面色苍白，闭目自汗，舌淡体大，苔白薄而滑，脉滑短有力。

证候：脾虚失运，水湿内停。

治法：温阳健脾化饮。

方药：苓桂术甘汤加减。茯苓18g，桂枝9g，焦白术12g，炙甘草9g，生龙骨24g，生牡蛎24g，磁石24g，荷叶12g，姜半夏9g，葛根18g，生代赭石12g，钩藤12g。

频服2剂，晕轻呕止。更进3剂，眩晕尽除，精神饱满。已10年未见复发。

案2：史某，男，15岁，学生，1978年5月15日初诊。

头晕目眩，视物旋转，恶心呕吐，耳鸣口干，面色苍白，舌质偏红，苔白薄，脉弦细。

证候：脾虚失运，水湿内停。

治法：温阳健脾化饮。

方药：苓桂术甘汤加减。茯苓18g，桂枝6g，焦白术9g，甘草6g，生龙骨18g，生牡蛎18g，磁石18g，荷叶12g，杭菊花9g，桑叶9g。

嘱服2剂，基本不晕。再进2剂，以收全功。

【按语】本方取茯苓为主以淡渗逐饮而出下窍；桂枝为辅以通阳输水而走皮毛；焦白术利湿，佐苓、桂消痰以助温运；甘草和中助苓、术健脾以制水邪，共使中焦得健，饮邪得祛，清阳得升，眩晕自止。更加龙牡、磁、赭以重镇降逆，安神潜阳；荷叶、钩藤升清祛风，以期眩晕早愈。

21. 吴茱萸汤治疗厥阴头痛

李某，女，工人，20岁，1979年9月14日初诊。

巅顶痛剧，痛无休止，双手抱头，四肢厥逆，面色苍白，舌淡苔薄，脉弦细。

证候：肝经虚寒，浊阴不降。

治法：温经散寒，通脉止痛。

方药：吴茱萸汤加减。吴茱萸8g，太子参12g，大枣5枚，生姜3片，藁本9g。

服2剂，诸症减轻。又服4剂，霍然而愈。

【按语】《伤寒论》吴茱萸汤证凡三见：一为阳明食谷欲吐；二为少阴吐利，手足逆冷，烦躁欲死；三为干呕，吐涎沫，头痛。三证虽异，同属阴寒内盛，浊阴上逆，胃气不降，故均用吴茱萸汤一方收功。本证厥阴头痛，以吴茱萸温肝暖胃，下三阴之逆气，又以生姜助吴茱萸降逆通阳，太子参、大枣补虚益胃，藁本祛风散寒、除湿止痛。药证相投，2剂奏效，6剂霍然。

22. 瓜蒌薤白半夏汤治疗胸痹（冠心病）

宋某，男，49岁，工人，1979年11月8日初诊。

原患"动脉硬化""高血压病"，近10余天胸闷刺痛，日7~8次，舌质暗红，苔黄白相间，脉沉弦滑。心电图示：高侧壁及前外侧壁心肌供血不足。

证候：胸阳痹阻，血瘀心脉。

治法：温经通脉，宣阳除痹。

方药：瓜蒌薤白半夏汤加减。全瓜蒌24g，薤白9g，姜半夏9g，川芎8g，赤芍20g，丹参20g，降香7g，郁金12g，怀牛膝20g，紫苏梗12g，全当归12g。

上方随证稍事出入，共服9剂，心痛消失。后以丸剂巩固疗效。1980年1月、3月、8月查心电图提示，ST-T一次比一次好转，心痛未再犯。

【按语】"胸为清阳之府，心体阴而用阳"，斯证阳气衰微，津不蒸化，遂成痰浊，痰瘀互结，不通则痛。宗仲师之法，"采用阳药及通药以廓清阴邪"，故以全瓜蒌涤痰畅气，开胸散结；薤白通阳化浊，利气止痛；姜半夏以加强化痰散结之力；更取他药以活血化瘀，行气降气，以期气行血行。诸药合用，痰浊除，瘀血化，心脉通，胸痹心痛当愈。

23. 炙甘草汤治疗心悸（心律失常）

案1：于某，女，35岁，干部，1982年4月22日初诊。

3天前出现头痛、恶心、心悸、疲乏无力、夜眠多梦，烦躁易怒，午后低热，舌质暗红，无苔，脉沉细而结代。

证候：气阴两虚。

治法：补气养血，滋阴复脉。

方药：炙甘草汤加减。炙甘草12g，太子参15g，桂枝5g，天冬12g，麦冬12g，生地黄18g，阿胶8g（烊化），炙黄芪15g，丹参15g，焦远志12g，柏子仁12g，酸枣仁12g，生龙骨24g，生牡蛎24g，佛手12g。每日1剂，分2次饭前温服。

二诊：服药6剂，自觉上述症状进一步减轻，睡眠好转，精神较前好，舌质偏暗，苔少，脉细结代。上方生龙骨、生牡蛎均加至30g，炙甘草加至15g，再进6剂。

三诊：服药6剂，自觉上述症状减轻，午后低热已退，睡眠好转，脉细，律齐，舌质淡暗，苔薄白。予以补中益气，养血安神。

方药：补中益气汤合炙甘草汤加减。炙黄芪15g，太子参15g，焦白术12g，柴胡12g，升麻6g，陈皮10g，丹参15g，焦远志12g，柏子仁12g，酸枣仁12g，炙甘草12g，当归身12g，佛手12g。

四诊：上药服6剂后，诸症皆消。为巩固疗效，上方再服5剂。

【按语】《伤寒论》云："伤寒，脉结代，心动悸，炙甘草汤主之。"本案心血不足，不能养心，故致惊悸；心血亏耗，不能上荣于脑，见头晕、头痛；阴亏于内，虚火内动，故见多梦、烦躁易怒；阴亏内热，见午后低热；心气不足，心血亏耗，见疲乏无力；舌质暗红、无苔为阴虚内热，血行瘀滞之象。故用炙甘草汤加减，以益气养血、滋阴复脉、理气安神为治。炙甘草甘温复脉；炙黄芪、太子参以补气；桂枝通阳；生地黄、天冬、麦冬、阿胶、焦远志、柏子仁、酸枣仁以滋阴补血，养心阴；生龙骨、生牡蛎以安心神；佛手以理气；丹参以活血。全方养心阴，补心气，使脉律较快恢复，症状较快消失。后以补中益气汤合炙甘草汤两方加减合用，以补益中气加强后天，巩固疗效，以收全功。

案2： 于某，女，35岁，护士，1982年4月22日初诊。

心动悸，脉结代，伴低热虚烦，体羸气短，眠差多梦，舌质暗红，少津。

证候：气阴两虚。

治法：益气滋阴，补血复脉。

方药：炙甘草汤加减。炙甘草12g，太子参10g，桂枝4.5g，天冬10g，麦冬10g，生地黄18g，阿胶7g（烊化），炙黄芪14g，丹参14g，焦远志9g，柏子仁12g，酸枣仁12g，生龙骨24g，生牡蛎24g，佛手12g。

服9剂，心平脉复，唯余症未尽除。续以归脾丸以善其后。

【按语】本方重用炙甘草、天冬、麦冬、阿胶、生地黄补益营血，佐以太子参、桂枝、炙黄芪通阳复脉，再加龙牡、焦远志、柏子仁、酸枣仁宁心安神，佛手、丹参理气活血，稍事流通则"内外调和，悸可宁，脉可复矣"。本方七分阴药、三分阳药，阴靠阳动，"以推之挽之而激促之"，则结代去，动悸止。

24. 真武汤治疗水肿（心力衰竭）

李某，女，65岁，1998年2月12日初诊。

1个月前出现心悸胸闷、疲乏无力、心下痞满，渴不欲饮，下肢浮肿，按之凹陷，畏寒肢冷，夜眠多梦，易醒，舌质淡，苔白腻，脉沉细弱无力。

证候：脾肾阳虚，水饮内停。

治法：温阳化气，利水消肿，兼以养心安神。

方药：真武汤加减。桂枝7g，炮附子8g，猪苓20g，茯苓20g，泽泻20g，川、怀牛膝各20g，炒白芍12g，焦白术9g，生黄芪20g，焦远志12g，柏子仁12g，酸枣仁12g，琥珀粉10g，炙甘草5g。

二诊： 服药3剂，心悸胸闷、疲乏无力症状减轻，睡眠好转，精神较前好，舌质淡，苔白湿，脉细弱。上方加生龙骨、生牡蛎各16g，炙甘草加至8g，再进6剂。

三诊：服药6剂，自觉上述症状减轻，心悸胸闷、乏力减轻大半，精神较前好，下肢水肿好转，按之轻微凹陷，饮食较前增加，睡眠好转，舌质淡，苔白，脉细弱。上方生黄芪加至30g，桂枝加至9g，猪苓加至30g，茯苓加至30g，续服6剂。

四诊：服6剂，诸症已基本消失。为巩固疗效，间隔1日服1剂。

五诊：患者症状已经全部消除，疗效满意。为使症状进一步巩固，在上方基础上加西洋参20g，配为水丸，每次6g，每天2~3次，服用1~2个月，以期痊愈。

【按语】本案为一老年妇女，证属脾肾阳虚，水饮内停。阳气不足，也见阴血已亏，用桂枝、炮附子、猪苓、茯苓、焦白术温阳利水的同时，配伍炒白芍酸寒益阴，一则可制约桂枝、炮附子、焦白术辛烈温燥之性，使利水而不伤阴；二则酸敛护阴，既不损已伤之阴血，又有阴阳互根，阴中求阳之妙；三则借其止痛、利小便之功。川、怀牛膝及泽泻有利小便，引药下行的作用。生黄芪补气健脾，有助于加强利小便，消退浮肿，使气行则血行。焦远志、柏子仁、酸枣仁、生龙骨、生牡蛎、琥珀粉以滋阴补血，养心阴，安心神。炙甘草调和诸药。综观全方，以温阳化气，利水不伤阴，滋养心阴，安心神而达到痊愈的目的。

25.真武汤合枳实薤白桂枝汤治疗水肿（心力衰竭）

李某，男，35岁，1980年10月13日初诊。

心悸胸闷，周身浮肿，渴欲热饮，头晕泛恶，舌淡体大，苔白腻，脉来极缓，一息二至。心电图示：窦性心动过缓（心率35次/分），房室传导阻滞。

证候：阳微阴盛，水邪泛滥。

治法：温阳利水，宣痹通阳。

方药：真武汤合枳实薤白桂枝汤加减。炮附子8g，猪苓30g，茯苓30g，白芍12g，焦白术12g，全瓜蒌30g，炒枳实9g，薤白9g，桂枝8g，干姜6g，姜半夏9g，生黄芪30g。

3剂肿轻。又5剂肿消，诸症皆愈。10月28日查心电图示：正常心电图，心率86次/分。

【按语】本案心肾阳气式微，少阴水气为患。真武汤以附子为君，温肾阳祛寒邪；配茯苓、白术健脾利水；白芍一味，既利小便，又缓姜、附燥烈之性，酸收敛阴。诸药合用，温阳化气、利水消肿以治本，又以枳实、薤白、桂枝通阳宣痹，疏凿脉道以治标。标本兼顾，轻取病所，相得益彰，反掌收功。

26. 防己黄芪汤合五苓散治疗水肿

马某，男，52岁，某军后勤部长，1977年11月11日初诊。

小便不利，汗出身重，下肢水肿没指，病已月余，遍查心、肝、肾均无异常，舌淡苔薄，脉弦滑，左寸弱。

证候：风水相搏，水湿浸淫。

治法：温阳化气，祛风除湿。

方药：防己黄芪汤合五苓散加减。防己24g，生黄芪24g，焦白术9g，甘草3g，猪苓24g，茯苓24g，桂枝9g，泽泻12g，生桑白皮12g，路路通9g，威灵仙12g。

3剂肿消。续服3剂，巩固疗效。

【按语】防己通行十二经走而不守，领诸药斡旋周身，上行下出，外宣内达，为治疗水肿之主药；生黄芪补卫气以固表，焦白术、甘草佐黄芪建中气，振奋卫阳；又辅五苓散通膀胱导肾中之邪。诸药合用，表气得固，风邪得除，小便通利，则风水自解。

27. 芍药甘草汤合丁香柿蒂散治疗呃逆（膈肌痉挛）

李某，男，58岁，1980年10月15日初诊。

原患臌胀重症（肝硬化晚期合并腹水），近1周来呃逆不止，日夜连声不断，饮食难进，苦不堪言，脉沉细弦。

证候：肝气犯胃，木郁伐土。

治法：柔肝和脾，降逆止呃。

方药：芍药甘草汤合丁香柿蒂散加减。白芍30g，甘草9g，丁香3g，柿蒂9g，炒枳壳9g，沉香7g。

浓煎频频服下，1剂有效，3剂呃止。

【按语】《内经》云："肝苦急，急食甘以缓之。"芍药甘草汤酸甘化阴，制肝气上逆，正所谓"肝为刚脏，非柔不克"；而丁香柿蒂汤又为治胃虚呃逆之要方。两方合用，一缓一降，故取效甚捷。芍药用量，非重无功。

28. 旋覆代赭汤治疗呃逆（膈肌痉挛）

王某，男，49岁，工人，2011年12月2日初诊。

9个月前因发热伴全身淋巴结肿大在外院确诊为"非霍奇金淋巴瘤"，病理学检查提示弥漫大B细胞淋巴瘤。近半年来经常呃逆不止，伴烧心、吐酸、多痰、失眠，自感"内热"，排气减少，无明显腹胀。舌质红，苔厚，脉沉小滑偏数。

证候：肝胃不和，气逆痰阻。

治法：顺气降逆，化痰和胃。

方药：旋覆代赭汤加减。旋覆花15g（包煎），代赭石20g，清半夏10g，太子参40g，降香9g，炒枳实12g，金银花40g，白花蛇舌草30g，柿蒂10g，郁金16g，香附16g，藿香15g，佩兰15g。6剂。

二诊：药后痰量稍减，仍呃逆频繁，口干，大便不畅。上方去香附、郁金、金银花、白花蛇舌草，加炒白芍30g，丁香4g，地骷髅30g，砂仁9g，6剂。

三诊：诸症大减，呃逆减轻，大便基本正常，原脘腹不适感减轻，舌质稍红，苔白，脉沉滑。上方炒白芍加至40g，加甘草9g。

四诊：共服上方15剂，诸症大愈。以上方制水丸巩固治疗。

【按语】患者素喜肥甘厚味，性情急躁易怒，形体壮硕，痰湿内盛，肝气不疏通，郁而化火，横乘脾土则烧心、吐酸、自感"内热"；肝火扰心则失眠；肝脾不和，胃气止逆则呃逆不止；脾失健运则多痰。治疗以旋覆花、代赭石顺气降逆，化痰和胃；以降香降气和中；柿蒂理气降逆止呃；金银花、白花蛇舌草清热解毒，兼可凉血；清半夏降气化痰；香附、郁金疏肝理气；炒枳实破气消积，化痰散结；藿香、佩兰芳香化浊；太子参清补中焦，兼可安神助眠。二诊加炒白芍养肝柔肝；地骷髅顺气消胀；丁香配柿蒂，取丁香柿蒂散之意顺气止呃。三诊则取芍药甘草汤之意和中缓急。四诊获效，制水丸继续口服，以图缓功。

29. 旋覆代赭汤治疗呕吐（神经性呕吐）

案1：刘某，男，67岁，农民，1981年9月17日初诊。

呕恶不止20余日（西医诊为神经性呕吐），嗳气吞酸，脘中嘈杂，舌质稍红，苔薄黄腻，脉弦稍滑。

证候：肝木伐土，脾虚气逆。

治法：降逆止呕，疏肝理脾。

方药：旋覆代赭汤加减。旋覆花9g（包煎），代赭石12g，太子参12g，姜半夏9g，炙甘草6g，黄连9g，吴茱萸2g，郁金12g，炒枳壳9g，厚朴花12g。

水煎1剂，呕恶渐止。3剂而安。

案2：冯某，男，56岁，工人，1983年11月4日初诊。

呕恶不止，食入即吐，脉虚而弦滑，舌质淡，苔黄白厚而大。

证候：肝木伐土，脾虚气逆。

治法：降逆止呕，疏肝理脾。

方药：旋覆代赭汤合左金丸加减。旋覆花12g（包煎），代赭石12g，太子参12g，姜半夏12g，甘草5g，黄连6g，吴茱萸2g，制香附12g，生姜5片，姜竹茹9g，陈皮9g。

1剂，水煎频服，呕止病愈。

【按语】"胃本不呕，肝木贼之则呕。"木实则土虚，脾虚生痰，痰阻气逆，故以旋覆代赭汤降逆化痰，益气和胃；以左金丸辛开苦降，清泻肝火。肝木得清，中焦健运，痰浊涤除，则清升浊降，诸症缓解。周扬俊谓本方治反胃、噎食，气逆不降者，"神效"，信不殆也。

30. 半夏厚朴汤合旋覆代赭汤治疗梅核气（咽炎）

王某，女，50岁，家庭妇女，开封市曹门大街17号，1987年6月17日初诊。

咽部憋胀，似有拳头大小一东西，发噎，吐之不出，咽之不下，若用凉水冲下，似觉从咽喉掉下后落入胃脘，又立即出现，一日犯五六次，伴口苦干，舌质稍红，苔黄白湿，脉短滑。

证候：气滞痰郁。

治法：降逆行气，化痰散结。

方药：半夏厚朴汤合旋覆代赭汤加减。姜半夏17g，厚朴8g，杏仁10g，旋覆花12g（包煎），代赭石12g，炒枳壳12g，紫苏梗12g，降香7g，甘草8g。

6月23日二诊：服药2剂，诸症已消，仅感咽部略闷，口苦，舌脉同上。上方加红花9g，服2剂，咽闷、口苦消失，疾病告愈。

【按语】"梅核气"多由七情郁结，气机不畅，气滞痰凝，上逆于咽喉之间所致。《金匮要略·妇人杂病脉证并治》曰："妇人咽中如有炙脔，半夏厚朴汤主之。"本案予以半夏厚朴汤与旋覆代赭汤合方加减化裁，以行气散结，燥湿除满；加炒枳壳、杏仁、降香、红花宽胸理气，活血舒郁，功效更著。

31. 半夏泻心汤治疗胁痛（胆囊炎）

案1： 李某，男，56岁，干部，1986年1月25日初诊。

右胁热痛，右肩背剧痛，发作难忍，伴头面部麻木，心下痞满2个月余。舌质偏红，苔薄白，脉弦稍滑。B超提示：胆囊体积增大（91mm×22mm），呈折叠形，囊壁毛糙。B超诊断：胆囊炎，胆囊体积增大，胆囊畸形。

证候：胆胃不和，寒热夹杂。

治法：辛开苦降，利胆和胃。

方药：半夏泻心汤加减。姜半夏10g，黄芩9g，黄连5g，太子参15g，干姜3.5g，郁金14g，炒枳壳15g，海金沙20g，金钱草30g（包煎），鸡内金15g，茵陈30g，甘草6g。

服3剂大轻，续服12剂诸恙向安。B超提示：胆囊40mm×29mm，呈折叠形，囊壁薄。B超诊断：肝、胆、脾未见异常。

【按语】胆病者，具有郁结、横乘、上扰之性，郁结则疏泄失常，胆汁排出受阻，故右胁下热痛；横乘则侮脾凌胃，升降不利，故心下痞满；上扰则随其经络循行路线而有右肩背剧痛、头面部麻木等症。半夏泻心汤和解心下寒热之邪，通利二气往来之路；更加金钱草、鸡内金、海金沙、茵陈、郁金、炒枳壳等以清除湿热，泄胆和胃。诸药合用，则胃气和、升降顺、胆气利、湿热清，诸症自愈。

案2： 张某，女，46岁，1998年5月11日初诊。

患者3个月前因情志不舒致右胁胀、心下痞满，即到开封市第一人民医院就诊。查B超确诊为胆囊炎。服中西药物治疗，症状时轻时重。2天前上述症状加重，伴急躁易怒，口苦，厌油纳差，眠差多梦，大便干结，舌质淡，边有齿痕，苔白湿，脉沉弦。B超提示：胆囊炎。

证候：肝郁气滞型。

治法：疏肝解郁，辛开苦降，利胆和胃。

方药：半夏泻心汤加减。姜半夏10g，黄连5g，黄芩9g，太子参30g，干姜5g，郁金15g，金钱草30g，炒枳壳15g，砂仁9g（后下），柴胡8g，茵陈20g，冬葵子12g。

二诊：服药6剂，右胁胀痛、心下痞满大轻，饮食增，大便通，急躁易怒渐消，舌质淡，边有齿痕，苔白湿，脉沉弦。上方改太子参为40g，干姜为7g，炒枳壳为18g。

三诊：续服6剂后，诸症消，精神、饮食均好，舌质淡，苔薄白，脉弦滑。上方茵陈加至30g，6剂。

四诊：患者未诉特殊不适，舌质淡红，苔薄白，脉弦滑。胆宁胶囊，每次4~6粒，以大便稀为度，每日3次，温开水送服。

五诊：服胆宁胶囊1个月余，复查B超示：肝、胆、脾未见异常。嘱患者再服胆宁胶囊半月，以巩固疗效。

【按语】肝喜条达，主疏泄，其经络布胁肋，循少腹。患者因情志不遂，木失条达，肝失疏泄，郁而化火，则急躁易怒、口苦、眠差多梦、大便干结；肝郁乘脾，则心下痞满、纳差厌油。胆为中精之腑，内藏"精汁"，传化物而不藏，稍有所积，皆为有形之邪，治应疏之、降之、通之、泻之，祛其邪，利其气。《内经》曰："木郁达之。"治以半夏泻心汤加减，疏肝解郁，辛开苦降，利胆和胃。更加柴胡以加强疏肝解郁之力，《本草经解》曰："柴胡轻清，升达胆气，胆气条达，则十一脏从之宣化，故心腹肠胃中，凡有结气，皆能散之也。"冬葵子、茵陈清热利胆；砂仁辛散温通，芳香理气，醒脾开胃，行气止痛；郁金行气解郁，凉血破瘀；金钱草清利湿热，通淋消肿；炒枳壳理气宽中，化痰消积。药证合拍，症状迅速缓解，后治疗月余而愈。

32. 半夏泻心汤治疗胁痛（胆囊炎伴胆结石）

案1：郭某，女，39岁，工人，家住河南省第一毛纺厂家属院，1992年12月11日初诊。

患者8个月前出现右胁疼痛、恶心厌油，即到开封市淮河医院就诊，确诊为胆囊结石症。经治疗，症状时轻时重。1周前因情志不舒致右胁疼痛发作，且痛引肩背，胃脘痞满，纳差厌油，恶心呕吐，舌质淡红，苔薄黄，脉弦细。查体：腹肌紧张，右上腹压痛，墨菲征阳性。B超提示：胆囊大小5cm×4cm，壁厚3mm，内壁毛糙，胆囊内可见数枚强回声光团，后伴弱声影，其中单枚最大直径0.6cm。诊断：胆囊炎伴胆囊结石。

证候：气机不畅，湿热阻滞。

治法：疏肝和胃，利胆消痞。

方药：半夏泻心汤加减。姜半夏10g，黄连6g，黄芩10g，干姜2g，太子参15g，金钱草20g，郁金14g，炒枳壳12g，生大黄5g（后下），制香附12g，柴胡7g，甘草5g。浓煎，分2次饭前1小时温服，每日1剂。

二诊：服药3剂，诸症轻，饮食基本恢复正常，舌质淡红，苔薄黄，脉弦细。上方金钱草加至30g。

三诊：续服7剂后，诸症消，无特殊不适，舌质淡红，苔薄黄，脉弦细。上方太子参加至20g，炒枳壳加至15g，7剂。

四诊：未诉特殊不适，精神、饮食均好，舌质淡红，苔薄白，脉弦细。复查B超示：胆囊大小正常，轮廓清晰，胆囊内壁欠光滑。胆囊内未发现结石回声。上方10倍量，共研细末，水泛为丸，如梧桐子大，每服9g，每日2次，温开水送服。半年后随访，患者身体健康，无任何不适，复查B超示：肝、胆、脾未见异常。

【按语】胆为中精之腑，附于肝，与肝相表里。肝气郁结，失于条达，胆气不通，阻于胁肋，故见胁肋疼痛；胁肋即为肝胆之分野，胆经又行于人身之侧，故胁痛牵于肩背；肝胆气逆，气机不畅，常犯脾胃，故胃脘痞满、恶心呕吐、纳差厌油。方用半夏泻心汤加减，疏肝和胃，利胆消痞。更加柴胡、制香附以加强疏肝解郁之功。现代药理研究证实，柴胡有利胆，促进胆汁分泌，松弛胆道括约肌的作用；制香附有抗菌、消炎、解热镇痛及明显的扩张血管作用，使胃肠舒张，血流量增加，以利于结石的排出。

案2：杜某，男，43岁，教师，1987年6月19日初诊。

6年前无明显诱因出现右胁肋疼痛，即到开封市淮河医院就诊，经查B超确诊为胆囊炎、胆石症。经中西医治疗，症状时轻时重，反复发作。3天前因饮酒后，致右胁肋疼痛，偶有右肩胛酸沉，胃脘痞满，时有疼痛，不欲饮食，大便溏薄，神倦乏力，舌质淡暗，苔薄白，脉弦细。检查B超提示：胆囊大小6cm×4.5cm，壁厚4.5mm，内壁毛糙，胆囊内可见0.9cm×0.7cm强回声光团，后伴弱声影。B超诊断：胆囊炎伴胆结石。

证候：肝郁脾虚。

治法：疏肝利胆，健脾和胃。

方药：半夏泻心汤加减。姜半夏10g，黄连6g，黄芩9g，干姜3g，太子参30g，郁金12g，炒枳壳12g，金钱草30g，焦白术10g，姜黄12g，佛手12g，甘草6g。

二诊：服药3剂，右胁肋疼痛减轻，胃痛痞满渐消，脉舌同前。上方焦白术加至15g，4剂。

三诊：胃痛痞满消，右胁肋疼痛大轻，饮食增、精神好，舌质淡稍暗，苔薄白，脉弦细。上方去佛手，加生大黄5g（后下），3剂。

四诊：诸症消，无特殊不适，脉舌同前，因天气炎热，症状缓解，患者不愿服汤剂，改服胆宁胶囊。

胶囊方药：姜半夏100g，黄连60g，黄芩150g，干姜30g，金钱草300g，郁金150g，太子参300g，玄明粉100g，冬葵子150g。上药共研细粉，装0号胶囊内，每粒含生药0.5g，每次4~6粒，以大便溏为度，每日3次。

7月27日五诊：患者未诉特殊不适，精神好，食、眠可，脉舌平。复查B超示：胆囊大小5cm×4cm，壁厚3mm，内壁稍毛糙，胆囊内强回声光团消失。B超诊断：胆囊炎。嘱患者继续服用胆宁胶囊。

9月4日六诊：无特殊不适，脉舌平。复查B超示：肝、胆、脾无异常。嘱患者继续服用胆宁胶囊半月，以巩固疗效。

【按语】饮食不节，损伤脾胃，土运不及，致肝胆失疏，胆气不通则痛；且反复发作，肝胆气逆日久，中气不足则食少神倦。方用半夏泻心汤加减，疏肝利胆，健脾和胃。重用太子参、焦白术以补代通，旨在健运中气，恢复中焦枢机，使脾胃升降有序，胆气得以通降，病自愈。

案3：张某，女，65岁，1983年8月15日初诊。

患者诉半月前出现右胁疼痛，在开封市第二人民医院就诊，经B超提示：胆囊炎、胆结石。即住院治疗，症状缓解出院。现右胁疼痛，胃脘痞满，纳差嗳气，舌质淡，边有齿痕，苔薄黄，左脉弦滑数，两尺弱。B超提示：胆囊内壁毛糙，6cm×5cm胆囊内可见密集光团，结石大小为4.5cm×2.5cm。

证候：胆胃不和。

治法：辛开苦降，利胆和胃。

方药：半夏泻心汤加减。姜半夏9g，黄连5g，炒黄芩8g，干姜5g，太子参25g，郁金12g，炒枳壳9g，冬葵子12g，柴胡8g，金钱草20g，海金沙20g（包煎），生大黄5g（后下）。3剂。

二诊：药稳症缓，脉舌同上。上方炒黄芩、炒枳壳均加至12g，郁金加至15g，6剂。

三诊：右上腹疼痛轻，胃脘痞满渐消，饮食增，嗳气消，脉舌同上。上方太子参、金钱草均加至30g，加鸡内金15g，6剂。

四诊：右上腹疼痛大轻，胃脘痞满消，舌质淡，边有齿痕，苔薄，脉弦滑。上方太子参加至35g，海金沙加至30g，冬葵子加至17g，6剂。

五诊：偶有右上腹疼痛，余无特殊不适，舌质淡，苔薄，脉弦滑。上方加茵陈20g，6剂。

六诊：患者无特殊不适，精神好，饮食可，脉滑，舌质淡，苔薄。复查B超示：胆囊内壁稍毛糙，4cm×2.5cm的胆囊内可见密集光团，结石大小为1.5cm×1.0cm。仍以辛开苦降、疏肝和胃、利胆排石为大法。

方药：姜半夏10g，干姜5g，黄芩9g，冬葵子14g，金钱草40g，炒枳壳9g，黄连6g，党参15g，郁金14g，柴胡8g，海金沙20g（包煎），薄荷8g。

以上方为基本方，稍作加减治疗2个月余。

11月25日七诊：无自觉症状，脉滑弦，舌平。

方药：郁金30g，金钱草30g，冬葵子20g，炮川楝子20g，柴胡20g，炒枳实30g，炒王不留行20g，党参20g，海金沙20g（包煎），玄明粉20g，天然牛黄3g，羚羊角粉5g。前9味共研成细末，后3味研细末兑入和匀，装入胶囊，每次服胶囊粒数以腹不痛、大便稀为度，每日2次。

12月6日八诊：患者未诉特殊不适，精神好，饮食可，脉滑，舌质淡，苔薄。仍口服胶囊，再配合汤剂。

汤剂方药：党参18g，茵陈30g，重楼20g，金钱草30g，炒枳实15g，海金沙20g（包煎），焦白术9g，郁金15g，冬葵子15g。水煎浓服，3日1剂。

患者坚持服用胶囊和汤剂，汤剂和胶囊随证略有加减。1984年3月5日复查B超示胆囊内未见结石光圈显示，胆囊结石已全部排出。6月25日B超示肝、胆未发现异常。后又经河南医学院第一附属医院（现郑州大学第一附属医院）、中国人民解放军第一五五中心医院、开封市第一中医院多次检查B超，均提示肝、胆正常。

【按语】胆囊炎与胆石症互为因果，互相伴发，胆囊炎能诱发胆结石，胆结石梗阻亦能促使胆囊炎的发作，这是胆部疾患之常，故治疗上两者亦相互联系。盖肝胆相表里，肝气郁结则胆气随之行滞，通降失调，影响胆汁的正常排泄功能，郁久蕴热，横逆而致脾胃运化障碍；肝胆气滞，能致脾胃之湿热内生，而湿热内蕴亦能导致肝胆气滞，两者相互为因，病延日久则正气受伐而致虚。本症乃湿热蕴结，肝胆疏泄不利，一方面清利湿热以排石，另一方面疏利肝胆气机而解其郁。方以炒黄芩、黄连清脾胃湿热；以干姜、太子参温中补虚；姜半夏之辛合干姜之辛以开结，其苦合炒黄芩、黄连之苦以降浊，使中焦脾胃升降自如。周慎斋云："诸病不愈，必寻到脾胃之中，方无一失。何以言之？脾胃一伤，四脏皆无生气，故疾病矣。万物从土而生，亦从土而归……治病不愈，寻到脾胃而愈者甚众。"以柴胡疏肝解郁，上下疏通肝络；炒枳壳长于行气宽胸除胀，作用和缓；郁金、金钱草、海金沙以利胆排石。诸药合用，脾胃健旺，湿热得除，肝胆疏泄通利。后投用胶囊剂且配合汤剂间断服用以疏肝利胆，清热除湿以排石，坚持长期服药，结石排出，胆囊恢复正常，病告痊愈。

33. 半夏泻心汤治疗胃痛（慢性胃炎）

郝某，男，49岁，工人，2009年5月7日初诊。

患者平素饮食饥饱无常，2年前无诱因出现胃脘部闷痛，时轻时止。1个月前因劳累后胃痛再次发作，胃脘部闷痛，疼痛喜按，两胁胀满，纳差，泛酸，口中黏腻，时有恶心，心下痞满，神倦肢软，纳呆食少，易醒，大便溏，舌质淡红，苔薄黄，脉弦滑数。

证候：寒热互结，虚实夹杂，升降失常，湿热阻滞。

治法：辛开苦降，和胃降逆，开结散痞。

方药：半夏泻心汤加减。姜半夏10g，黄连6g，黄芩9g，干姜4g，太子参15g，吴茱萸1g，郁金12g，制香附15g，荷叶12g，白蔻仁6g（后下），砂仁6g（后下），甘草5g。

二诊： 服上药3剂，症大减，仍胃满膨胀，消化不好。上方去吴茱萸、黄连，加陈皮6g，焦神曲12g，麦芽12g。

三诊： 服上药3剂，诸症大减。上方加天花粉12g。

四诊： 服上药3剂，诸症消，精神爽。上药又进3剂，以巩固疗效。

【按语】本案多见于寒热互结，虚实夹杂，升降失常，以及湿热阻滞，致中焦气机失畅，脾胃失运而发胃痛。方中黄连、黄芩苦寒降泄，以消中焦之热；姜半夏、干姜温中燥湿，以除中焦之湿；太子参、甘草益气和中，以补中焦之虚；吴茱萸辛温，开郁散结，下气降逆，黄连苦寒清热，二药相配，一寒一热，辛开苦降，相反相成，共奏清肝泻火、降逆止呕、和胃制酸之功；荷叶升清降浊。全方温寒并用以调其阴阳，补泻兼施以调其虚实，使脾胃和，升降顺，寒热调，痛自止。诸药合用，药证合拍，效如桴鼓。

34. 白头翁汤治疗赤白痢（痢疾）

杨某，女，34岁，纺织工人，1980年11月6日初诊。

里急后重，便下脓血，日七八次，苔白厚，脉滑而数。

证候：赤白痢。

治法：清热凉血止痢。

方药：白头翁汤加减。白头翁12g，秦皮9g，黄连6g，炒黄柏7g，白芍30g，全当归20g，木香6g，焦槟榔6g，甘草5g。

2剂脓血除，4剂愈。

【按语】"无积不成痢"，故理气消滞以治白痢，凉血清肠以治赤痢，所谓"行血则便脓自愈，调气则后重自除"，此乃"通因通用"之理也。

35. 白头翁汤治疗赤痢（痢疾）

严某，女，69岁，农民，1969年5月22日初诊。

赤痢已3天，里急后重，口渴口苦，小便短赤，不欲饮食，舌质红绛，苔黄腻，脉滑数有力。

证属：疫毒痢。

治法：清热解毒，凉血止。

方药：白头翁汤加减。白头翁12g，秦皮9g，黄柏炭9g，黄连6g，木香6g，乌梅12g，地榆炭9g，吴茱萸1.5g，椿根白皮6g。

二诊：服药3剂，下痢赤血止，余症基本消除，时腹部稍胀不适，舌质稍红，苔薄黄，脉稍滑有力。改方以善其后。

方药：全当归12g，炒白芍12g，焦山楂12g，乌梅12g，厚朴12g，茜草12g。

服3剂，赤痢痊愈。

【按语】大凡湿热伤于气分，则为白痢；伤于血分，则为赤痢；气血俱伤，则为赤白痢。《景岳全书》曰："痢以脂血伤败，病在下焦。"疫毒之气壅滞肠中，气机不畅，传导失常，故腹痛、里急后重；疫毒熏灼肠道，伤及气血，故下痢鲜紫脓血；毒盛于里，助热伤津，故口渴；疫毒蕴结，上攻于胃，食物积滞，故不欲饮食；湿热下注，故小便短赤；舌质红绛、苔黄腻、脉滑数均为实热之象。治以清热解毒凉血，方选白头翁汤加减。以白头翁凉血解毒为主；秦皮、黄柏炭、椿根白皮清利湿热；地榆炭、乌梅凉血止血；木香行气以除重；吴茱萸、黄连含左金丸之意，辛开苦降，使肝火得清，胃火得降，则口苦得除。诸药合用，药证相符，病势大减，疫毒速去。遂改方驱逐余邪，巩固疗效，以善其后。

36. 五苓散治疗水湿泻（结肠炎）

毕某，男，学生，17岁，1981年9月15日上午9时初诊。

晨起腹泻3次，便下如水，腹内隐痛，舌淡，苔薄黄，脉滑数。

证候：脾阳不振，水湿下注。

治法：健脾理湿止泻。

方药：五苓散加减。猪苓15g，茯苓15g，焦白术9g，肉桂3g（后下），泽泻12g，苍术9g，车前子12g（包煎），陈皮9g，木香2g，黄连3g，炙甘草5g。

1剂泻止，再服1剂以巩固疗效。

【按语】《内经》云："湿胜则濡泄。"方用猪苓、茯苓甘淡分利；泽泻渗泄助二苓；焦白术、肉桂健脾补肾助气化，又平胃燥湿以佐之；车前子"止泻利小便"以辅之；余药顾及兼症以厚肠。轻取病所，药到告捷。

37. 乌梅丸治疗久痢（痢疾）

杨某，男，24岁，工人，1980年11月10日初诊。

大便稀溏，挟脓无血，里急后重，日4~5次，头晕口苦3年，屡治罔效，舌红苔薄，脉弦滑稍数。

证候：寒热错杂。

治法：寒热并用，扶正祛邪。

方药：乌梅丸加减。乌梅5枚，细辛3g，炒黄连7g，花椒3g，炮附子7g，炒黄柏8g，木香5g，肉桂4g，太子参12g，干姜5g，全当归12g，甘草5g。

服2剂，大便脓减。又服2剂，每日大便1次。再进8剂，以期根治。

【按语】仲师曰："蚘厥者，乌梅丸主之，又主久利。"此证3年有余，邪气未尽，正气已虚，阴阳失调，寒热错杂。乌梅以酸收为君，既有太子参、炮附子、干姜、花椒之温补中脏，又有炒黄连、炒黄柏清热燥湿，酸、苦、辛三法俱备，"调其寒热，酸以收之，下利自止"。

38. 乌梅丸治疗泄泻（溃疡性结肠炎）

赵某，男，50岁，职员，2013年11月25日初诊。

患者于13年前饮食不洁而出现便溏、便血，在开封市第二人民医院查结肠镜诊为"溃疡性结肠炎"。后服中药汤剂治愈。痊愈后1年因饮酒，症状再发。现每天排便3~4次，有轻微腹痛，下坠，小腹发凉，肠鸣，后重，排解不畅，纳食一般，易胃胀，夜眠不安，舌淡红，苔黄薄面大，脉左弦细，右滑弦。

证候：寒热错杂，正气亏虚。

治法：清上温下，寒热并调。

方药：乌梅丸加减。太子参30g，炮附子6g，花椒8g，干姜5g，细辛3g，肉桂5g，黄芩10g，黄连6g，炒黄柏6g，乌梅15g，木香6g，香橼12g。6剂。

二诊：大便已成形，偶有小腹发凉，腹胀痛消失，大便每天2~3次。上方去黄芩，加炒山药20g，干姜加至9g，12剂。

三诊：诸症均除，大便一天1~2次、成形。再予12剂以善后。

【按语】溃疡性结肠炎是一种主要累及直肠、结肠黏膜的慢性非特异性炎症，以腹痛、腹泻、黏液血便、里急后重为主要临床表现，病程迁延不愈，可长达十几年甚至几十年，亦有癌变的可能性。该病属于中医"肠澼""泄泻""痢疾"范畴。刘老治疗该病，遵柯琴"久利则虚，调其寒热，扶其正气，酸以收之，其利自止"的论述，以及叶天士关于久泻"阳明胃土已虚，厥阴肝风振动内起，久病而为飧泄"和"饥不能食，干呕腹痛，全是肝病。肝为至阴之脏，内寄相火，仲景治法，不用纯刚燥热之药，以肝为刚脏故也"的观点，采用乌梅丸加减治疗。乌梅丸由乌梅、细辛、干姜、附子、花椒、肉桂、当归、人参、黄连、黄柏10味药物组成。本案方中乌梅酸收敛肝，以制肝木之横逆；炮附子、干姜、花椒、肉桂、细辛辛热以助其阳，温以祛寒；黄连、炒黄柏之苦寒以坚其阴，清以泻热；太子参甘温益脾胃，调和气血，培土升木；因当归滑肠活血故舍之；加木香、黄芩、香橼，取芍药汤之意清热燥湿，调和气血。以上诸药合用，具有清上温下、补虚泻实之功。

39. 附子粳米汤治疗肠寒（肠炎）

曹某，女，40岁，工人，1985年3月2日初诊。

腹中肠鸣隐痛、矢气特多、纳呆腹胀3个月有余，舌淡苔滑，脉小滑。

证候：下焦虚寒。

治法：温经散寒止泻。

方药：附子粳米汤加减。炮附子7g，粳米12g，姜半夏8g，甘草5g，枳壳炭9g，丁香3g，陈皮炭9g，沉香6g（后下），木香5g。水浸1小时，武火煎5~6分钟，取汁温服。

服2剂大轻，4剂病愈。

【按语】吴谦云："腹中切痛寒也，腹中雷鸣气也，腹中寒气，故雷鸣切痛。"《素问》云："脏寒生满病。"故腹胀纳差。选附子粳米汤，"胜寒气、和内外，此治腹中寒之法也"。更加丁香、木香、沉香、枳壳炭、陈皮炭辛温芳香，行气止痛，肠寒疾患，迅速得愈。

40. 理中汤治疗消渴合并便秘（糖尿病）

李某，女，68岁，开封市人，2007年5月15日初诊。

12年前体检发现2型糖尿病，未治疗。近3年来血糖控制不理想，经常偏高，大便干结反复发作，3~5日一次，曾使用番泻叶、开塞露等对症治疗，便秘逐渐加重。现空腹血糖12.4mmol/L，伴见形体消瘦，口干多饮，腹胀纳差，烦躁，舌淡，苔薄乏津，脉细涩。

证候：脾虚肠燥。

治法：健脾益气，润肠通便。

方药：理中汤加减。党参30g，干姜9g，炙甘草9g，生白术30g，当归30g，肉苁蓉30g，天花粉15g，生地黄24g。5剂。

患者1周后复诊，诉便秘明显减轻，但仍腹胀口渴。遂以上方加枳实9g，葛根18g，生山药15g。2个疗程后，大便每天1次，排便顺利，继续巩固一疗程，同时调整降血糖药物，诸症消失，查空腹血糖5.9mmol/L，病情渐趋稳定。

【按语】《伤寒论章句》称理中汤为"温补中土之第一方也"。方中人参味甘，益气健脾补肺，生津止渴；炙甘草味甘性平，健脾益气、缓急止痛。二药相伍，甘以和阴。白术味甘辛，长于补气健脾；干姜味辛而温。二药相伍，辛以和阳。又有人参一味冲和，可化燥气，温而不伤津；干姜能走能守，可以鼓舞参、术之健运，行甘草之迂缓，使补而不滋腻，奠定中土，振奋中气，运化正常，则大便可不攻自通。又有《侣山堂类辨》从方注"渴欲得水者，加术"，认为此方大生津液，使组方之意向深处更引一层。故此方治疗糖尿病患者中焦虚寒，运传失常而致的便秘甚为合拍。但不同患者津亏、脾虚、肠燥的程度有轻重之异，病程有长短之分，若以理中汤概而统之，实难收效，常需灵活变通，加减化裁。便秘甚者，可加当归、肉苁蓉、郁李仁等富含膏脂之品以温润大肠，亦可加大生白术用量，可达60g以上；腹胀明显者，酌加枳实补中行滞；气虚甚者加生黄芪，渴甚者加天花粉、生地黄、葛根等。本方多煎汤内服，长期调理，意在使药效稳定发挥，促进患者排便规律的重新建立，提高综合治疗效果。此与一般通便药只能暂时缓解症状大有不同，不但可使大便得通而不伤正气，也有利于控制糖尿病患者的其他症状，对降低血糖、血脂、血压等均有益处，与单纯降低血糖相比有事半功倍之效。

41. 茵陈蒿汤合黄连解毒汤治疗胁痛（急性黄疸型肝炎）

贺某，男，22岁，开封市某医院职工，1972年5月23日初诊。

7天前无明显诱因出现身目黄染，急剧加深，伴肝区胀满，腹胀乏力，发热烦渴，头痛，眠差，恶心食少，尿黄便秘。曾服加味保和丸、舒肝健胃丸，未见显效。查体：烦躁不安。巩膜中、重度黄染，肤色发黄且鲜。腹软、肝大（锁骨中线肋下3cm），质软，有明显压痛和叩击痛。舌质较红，苔黄厚而干，脉弦数。肝功能示：总胆红素30μmol/L，血清谷丙转氨酶（ALT）250U/L，麝香草酚浊度10U。B超示：肝大、胆囊壁增厚。

证候：湿热毒邪，蕴结中焦，疏泄失司。

治法：清热解毒，祛湿退黄。

方药：茵陈蒿汤合黄连解毒汤加减。茵陈30g，炒栀子12g，生大黄8g，炒黄柏10g，黄芩12g，金银花30g，野菊花15g，蒲公英15g，板蓝根30g，丹参30g，炒枳壳12g，郁金14g。6剂。

二诊：身目黄染较前稍淡，肝区胀痛轻，饮食增，小便量较前增多，舌质淡红，苔黄面大，脉弦细。效不更方，上方加重楼30g清热解毒，7剂。

三诊：身目黄染渐消，诸症缓解，舌质淡，苔黄白，脉弦细。上方加冬葵子

15g利胆退黄，7剂。

四诊： 服药后身目黄染消净，诸症消除，精神饱满，体重增加。复查肝功能在正常范围内，肝大回缩。为巩固疗效，另配丸药。

方药：茵陈90g，制鳖甲90g，柴胡45g，丹参60g，板蓝根60g，郁金30g，生麦芽60g，沉香20g，重楼60g。上药共研细末，炼蜜为丸，每丸重9g，每日服2次，前10日每次服2丸，以后每次服1丸。温开水送服。

又先后化验3次，肝功能均在正常范围内。追访至今，身体健康，疗效巩固。

【按语】 本案属黄疸阳黄证热毒炽盛型，故选用茵陈蒿汤合黄连解毒汤清热解毒，利胆退黄；加板蓝根、炒黄柏清热解毒；郁金、丹参疏肝解郁，化瘀退黄；炒枳壳宽中下气。诸药共奏清热毒、消黄疸之功。肝功能各项指标均正常后，又配服清热化瘀、疏肝散结之丸剂，巩固疗效，这一环节至关重要。刘老认为病治至此，决不能贸然停药了事，必须化验3次肝功能并且每次都正常后，疗效才能巩固。实践证明：一些患者贸然停药后，少者三五年，多者十年左右，要么复发，要么已成肝硬化，甚至肝腹水。这样的教训临床经常见到，医者应尽力说服患者，坚持服药，巩固疗效，以绝后患。本案患者严遵医嘱，治疗彻底，以后多次化验肝功能均正常，至今已40余年，其人仍健在，肝病已愈，未再反复。

42. 黄芪建中汤治疗大汗

王某，女，工人，1978年4月17日初诊。

心烦躁乱，自汗淋漓，汗珠滚滚淌流，便溏，日2~3次，颜面四肢郁胀，舌质淡红，苔薄白，脉沉细。

证候：营卫不和，心气不足。

治法：培补中气，调和阴阳。

方药：黄芪建中汤加减。生黄芪24g，炒白芍24g，桂枝9g，生姜3片，甘草9g，大枣5枚，生牡蛎24g，柏子仁12g，焦远志9g。

服3剂汗止，5剂告愈。

【按语】 尤怡曰："急者缓之必以甘，不足者补之必以温。"建中汤培补中气，调和阴阳；加生黄芪补虚益气尤著。中气足，卫气充，阳密固，阴内守，则汗自止。

43. 黄芪建中汤治疗阴黄（肝硬化）

李某，女，56岁，农民，2011年5月7日初诊。

眼黄、尿黄伴右上腹不适2年。2年前患"肝炎后肝硬化"，治疗好转后，仍间断眼黄、尿黄，伴右上腹不适，乏力，纳差，口苦，心悸气短，便溏。查体：面色白，面目及肌肤发黄，黄色较淡，舌淡苔薄，脉濡细。肝功能示：总胆红素（TBIL）45.3μmol/L，直接胆红素（DBIL）30.2μmol/L，总胆汁酸30.7μmol/L，ALT 45U/L，谷草转氨酶（AST）52U/L，碱性磷酸酶（ALP）168U/L，γ-谷氨酰转移酶（γ-GT）58U/L。B超：肝硬化，胆囊壁增厚。

证候：脾虚血亏。

治法：健脾温中，补气养血。

方药：黄芪建中汤加减。生黄芪40g，太子参20g，桂枝6g，炒白芍15g，饴糖10g，全当归15g，焦白术15g，茵陈20g，熟地黄10g，甘草5g，生姜3片，大枣5枚。6剂。

二诊：服后诸症明显减轻，上腹不适感消失，仍乏力气短。上方生黄芪加至50g，12剂。

三诊：饮食改善，乏力、尿黄减轻。太子参加至30g，茵陈加至30g，12剂。

四诊：诸症基本消失。上方继服12剂，间日服1剂，巩固疗效。

五诊：诸症均除。复查肝功能示：TBIL 20.8μmol/L，DBIL 8.1μmol/L，总胆汁酸9.7μmol/L，ALT 28U/L，AST 31U/L，ALP 80U/L，γ-GT 36U/L。给予补中益气丸及逍遥丸口服巩固疗效。

【按语】黄疸的发生，从病邪来说主要是湿邪。如《金匮要略·黄疸病脉证并治》曰："黄家所得，从湿得之。"脾胃主水湿之运化，如脾气不运则易导致瘀毒内结，发生黄疸。如黄疸日久，易发残留黄疸，缠绵难愈，多为脾虚湿困所致。治疗更应健脾退黄。方中生黄芪健脾益气，补气生血；太子参补脾生津，扶正祛邪；桂枝配姜、枣辛甘合而生阳；炒白芍配甘草酸甘化阴；饴糖缓中健脾；更加全当归养血活血；焦白术健脾以生血；熟地黄温阳补肾，养血滋阴；茵陈利湿退黄。全方使阴阳既济，中气自主，脾胃健旺，气血滋生，黄疸即消退。残留黄疸患者病程较长，皮肤多萎黄少泽或晦暗，伴明显乏力、腹胀纳差等临床表现，当属阴黄。《临证指南医案·疸》指出"阴主晦，治在脾"。刘老据此，应用健脾法治疗残留黄疸长期不退者，疗效较好。

44. 温经汤治疗痛经

赵某，女，15岁，学生，1997年11月10日初诊。

以经行腹痛1年余为主诉就诊。1年来，每至经期小腹冷痛，得热则轻，遇寒则重，痛甚则呕吐，四肢冷，面色苍白，需卧床3~4日，经痛渐止。现为经期第一天。面色苍白，舌质淡，苔白，脉沉紧。

证候：里寒凝滞。

治法：温经散寒，暖宫止痛。

方药：温经汤加减。吴茱萸9g，当归尾15g，川芎9g，太子参20g，炒小茴香8g，姜半夏10g，牡丹皮10g，炒白芍20g，桂枝7g，甘草5g，生姜3片。4剂，水煎，分2次饭前温服，每日1剂。

并嘱注意保暖，避免受寒；忌食生冷之品。

二诊：服药后诸症消，经净痛止，舌质淡，苔白，脉沉。嘱下月来经前服药。

12月8日三诊：上方服至第3剂，经至但腹不痛，无特殊不适，脉舌同上。再用上方3剂，以巩固疗效。

【按语】寒客胞中，致气滞而血瘀，寒凝而血滞，胞宫经脉凝滞不畅，导致血滞不行，血脉不通，不通则痛，故见经期小腹冷痛；脉、舌均为里寒之象。方中吴茱萸既能温中散寒，又能疏肝解郁，散寒止痛；桂枝辛热，入血分以温经活血通络，凝滞得以温化，则气机得以调达；太子参益气以生血；姜半夏、生姜、甘草合太子参补中气，健脾胃，助生化之源而益冲任。同时，胞宫有"奇恒之腑"之称，就其功能而言"亦脏亦腑""非脏非腑"。在月经期行使"腑"的功能，故应"以通为用"。方中选用当归尾、炒白芍、牡丹皮、川芎、炒小茴香活血养血，理气散寒。合而用之，温通经脉以散寒，补养气血以固本，活血化瘀以生新，使经血畅通，气机调达，达到"通则不痛"的目的。

第二节　时方治验

1. 龙胆泻肝汤治疗耳鸣（神经性耳鸣）

蔡某，男，46岁，干部，2012年6月29日初诊。

形体肥胖，喜食肥甘厚味，经常饮酒，易"上火"，1个月前无明显诱因出现耳鸣，持续性，蝉鸣样，口苦，口中异味，性急易怒，夜眠尚可，二便正常，舌淡红，苔白腻，脉弦。

证候：肝火上炎，湿浊蒙窍。

治法：清肝泻火，化湿泄浊。

方药：龙胆泻肝汤加减。生地黄20g，车前草30g，泽泻15g，木通3g，全当归15g，石菖蒲10g，龙胆草9g，炒栀子12g，黄芩15g，柴胡9g，陈皮9g，甘草6g。6剂。

二诊：药稳症平，血压不稳，耳鸣稍减。上方去车前草、陈皮，全当归减为10g，生地黄增至30g，龙胆草增至12g，加钩藤30g，磁石30g，6剂。

三诊：耳鸣较前明显减轻，余症平。上方去生地黄，6剂。

四诊：诸症消失，偶耳鸣。守上方10剂，继服。半年后随访，耳鸣已愈。

【按语】刘老认为耳鸣有虚实之分，实者为肝火，虚者为肾亏。肝火太盛者常见于青壮年患者，耳鸣如雷，伴头痛眩晕、口苦咽干、面红耳赤者，刘老多用龙胆泻肝汤加石菖蒲；若耳鸣不止，伴头昏沉重、胸部满闷者，多用二陈汤或清气化痰丸；若蝉鸣日久，声音较弱，昼夜不息，夜间加重，或伴有腰膝酸软者，多用耳聋左慈丸加减治疗。此患者过食肥甘酒肉，酿湿生热，肝失疏泄，又加性急易怒，肝气郁滞，气郁化火，湿热与肝火搏结于肝胆之经，上犯耳窍则耳鸣；少阳枢机不利则口苦；湿热壅滞，上熏于口，则口中异味；聚湿生痰，则形体肥胖。刘老以龙胆泻肝汤加减治之。方中龙胆草为君药，可以既清肝经实火，又清下焦湿热。黄芩、炒栀子为臣药，助龙胆草清泻肝火。佐以木通、车前草，可清下焦湿热；生地黄、全当归可补阴血，以防清利太过而伤阴。使以柴胡疏肝解郁、引药归经，又加石菖蒲化湿泄浊，陈皮理气燥湿。二诊加钩藤、磁石平肝潜阳。诸药合用，疗效颇佳。三诊、四诊诸症渐消，病情痊愈。

2. 龙胆泻肝汤治疗黄汗

李某，男，45岁，工人，2003年10月18日初诊。

2周前自觉蒸蒸汗出，周身发黏，易疲劳，汗出后衣服上黄染，伴有口苦，心烦易怒，面部烘热，饮食一般，睡眠易醒，多梦，大便不爽，小便不利，尿少色黄，舌质淡，苔黄湿腻面大，脉弦数有力。

证候：湿热蕴结，熏蒸肌肤。

治法：清肝泻热，利湿止汗。

方药：龙胆泻肝汤加减。龙胆草12g，炒栀子12g，炒黄芩12g，柴胡12g，生地黄15g，车前子30g（包煎），泽泻20g，木通3g，全当归12g，生龙骨20g，生牡蛎20g，甘草6g。

二诊：服药5剂后，黄汗明显减少，口苦、心烦、面部烘热均不同程度减轻，时有少量汗出。上方生龙骨、生牡蛎均增至30g，继服6剂。

三诊：药后，汗出已止，口苦、心烦、面部烘热已减七八。上方加地骨皮10g，再进7剂。数月后患者又来诊治他病，自述上药服完后病已痊愈。

【按语】本案为黄汗，多见于湿热蕴结，熏蒸肌肤而出现的症状。刘老以龙胆泻肝汤加减治之，收效甚佳。方中龙胆草、炒黄芩、炒栀子、泽泻、木通、车前子等药物多为苦寒之性，上泻肝胆实火，下清下焦湿热；生地黄、全当归滋阴养血；加生龙骨、生牡蛎以固涩敛汗。全方配伍严谨，泻中有补，利中有滋，使火降热清，湿浊分利，药中病的，故收效迅捷。

3. 龙胆泻肝汤治疗紫癜（过敏性紫癜）

李某，男，35岁，干部，2012年3月2日初诊。

1年前开始无明显诱因出现双下肢瘀血斑、点，外院诊为"过敏性紫癜"，住院治疗后，症状有所减轻，仍间断发作。3个月前感冒后紫癜复发，双下肢瘀斑、瘀点大小不等，分布不均，不高出表面，压之不褪色，并伴多梦、耳鸣，夜间加重，右耳明显，间断发作，舌质红，边有齿痕，苔薄，脉滑。有十余年饮酒史。

证候：肝胆湿热，热毒伤络。

治法：清肝利胆，化湿解毒。

方药：龙胆泻肝汤加减。龙胆草7g，炒栀子10g，黄芩10g，车前子20g（包煎），泽泻15g，木通3g，当归12g，石菖蒲10g，磁石30g，合欢皮30g，炒酸枣仁30g。

二诊：服药5剂，夜间多梦、耳鸣减轻，余症同前。

方药：龙胆草8g，栀子炭12g，黄芩12g，柴胡6g，生地黄20g，石菖蒲10g，磁石30g，水牛角粉10g，牡丹皮12g，赤芍15g，仙鹤草50g，金银花30g。6剂。

三诊：药后眠稍好，但多梦，双下肢瘀点无变化。上方去黄芩，加地龙30g，

6剂。

四诊：诸症均有好转，紫癜明显减少。上方去赤芍、金银花，加地榆15g，连翘30g，生姜2片，6剂。1个月后随访，紫癜已消，未再新起。

【按语】过敏性紫癜是由血管变应性炎症引起的皮肤及黏膜病变，临床表现为皮肤瘀点、瘀斑，甚则并发关节疼痛、腹痛及血尿等肾脏损害，相当于中医"葡萄疫""血风疮"范畴。本病病因不明，可能与免疫因素有关。细菌和病毒感染、药物及鱼、虾、蟹等异性蛋白食物可诱发本病。此患者长年饮酒，嗜食肥甘，聚湿生热，湿热蕴结，热毒伤络，热迫血溢，出于肌表，发为紫癜；湿热上犯，清窍被蒙，则耳鸣；舌质红、脉滑，为湿热内蕴之象。方中以龙胆草、炒栀子、黄芩清肝胆之火，车前子、泽泻、木通利湿解毒，当归养血和血，石菖蒲化湿开胃、开窍豁痰，磁石重镇安神，合欢皮、炒酸枣仁安神助眠。二诊加柴胡疏肝和胃，生地黄、水牛角、牡丹皮、赤芍、金银花凉血解毒，仙鹤草收敛止血。三诊加地龙，性咸寒，凉血解毒通络。四诊加地榆、连翘凉血解毒止血敛疮。诸药合用，收效甚捷。并嘱戒酒，忌食辛辣、刺激及鱼、虾等食物，以防复发。

4.龙胆泻肝汤治疗痛风、心悸（痛风、心肌缺血、右肾积水伴右肾结石）

夏某，男，48岁，商丘人，2012年10月12日初诊。

近2年来经常足踝关节肿痛，间断心悸，心中不适，夜间汗出，饮食、睡眠尚可。半月前体检发现"右肾积水伴右肾结石（直径8mm）"。化验肝功能：ALT 57U/L，谷氨酰转移酶（GGT）152U/L，血清尿酸（UA）567mmol/L，甘油三酯（TG）3.26mmol/L，血糖（GLU）6.6mmol/L。心电图示：心肌缺血。舌质暗红，苔黄薄，脉弦硬。抽烟、饮酒史20余年。

证候：湿热下注。

治法：清热利湿，泻火解毒。

方药：龙胆泻肝汤加减。龙胆草10g，炒栀子10g，黄芩15g，柴胡9g，车前子30g（包煎），泽泻30g，木通3g，全当归15g，萆薢15g，苍术10g，炒黄柏8g，川牛膝20g。20剂。

嘱戒酒，进食低嘌呤食物。

二诊：心悸消失，夜间汗出好转，进食辛辣食物或饮酒后感阴部不适，小便有异味，手心多汗，足踝关节肿痛，纳眠可，大便调。上方加防风10g，10剂。嘱其戒酒。

三诊：心慌偶发，行走时足痛，近几日咳嗽，余症减轻。上方去防风、全当归、车前子，加川贝母10g，桃仁10g，杏仁10g，前胡15g，延胡索15g，10剂。

四诊：诸症均减，偶感胃脘不适，烧心。化验血、尿常规均正常。复查ALT 47U/L，UA 499mmol/L，TG 2.4mmol/L，均较前好转。

方药：龙胆草10g，炒栀子12g，黄芩15g，柴胡9g，泽泻30g，苍术20g，炒黄柏10g，川牛膝30g，草薢15g，土茯苓30g，薏苡仁30g，川贝母9g。20剂。

五诊：心中不适感及烧心均好转，右腿酸痛。上方去泽泻，土茯苓增至40g，20剂，以巩固疗效。

【按语】患者嗜酒多年，聚湿生热，湿热瘀阻经络，气血运行不畅，则发为痛风。湿热上扰心神，则心神不宁，发为心悸；湿热蕴结肝胆，疏泄失常，则化验肝功能异常，血脂（湿浊之邪）升高；热迫津液外泄，则汗出；湿热下注于肾，煎熬津液，则成结石；脉弦、苔黄，均为肝胆湿热之象。治用龙胆泻肝汤加减。方中龙胆草、炒栀子、柴胡、黄芩清利肝胆，泻火解毒；车前子、泽泻、木通清热利湿；全当归养血活血。足踝关节肿痛及下阴部不适均为湿热下注所致，苍术、炒黄柏即《丹溪心法》二妙丸，主治湿热下注所致下肢痿软、足膝肿痛、下部湿疮等。明代虞抟《医学正传》加入牛膝一味，取名三妙丸，治"湿热下流，两脚麻木，或如火烙之热"。刘老又加草薢利湿去浊，防风祛风胜湿。土茯苓、薏苡仁合用可健脾利湿，清热解毒，刘老常用于肝病湿热较甚，转氨酶较高者，疗效甚佳。共服药60剂，痛风及心肌缺血明显改善，尿酸降低，肝功能好转。痛风属于代谢性疾病，如果不进行干预会导致全身各系统都出现问题。饮食应避免进食含高嘌呤食物，如淡水鱼虾、动物内脏、骨髓、海鲜等，豌豆、菠菜等亦含有一定嘌呤，水果、蔬菜、牛奶、鸡蛋等则不含嘌呤。并宜多饮水，以利于血尿酸从肾脏排出，对肾结石也有一定帮助。

5. 龙胆泻肝汤治疗面瘫（面神经炎）

案1：王某，男，49岁，2005年7月8日初诊。

患者半月前劳动时出大汗，后在风口纳凉、入睡，醒后发现面部向左侧歪斜，言语不利，遂在当地乡卫生所诊治，给予维生素B_1、维生素B_6片口服，并针刺数次，效不佳。又用治面中风膏药数帖贴敷，仍不缓解，故来我院住院治疗。刻诊：面部鼻唇沟、嘴向左侧歪斜，言语不利，口角流涎，额纹消失，额头僵硬，耳根部仍有轻微酸胀感，疼痛不适，心烦，失眠，时可疼醒，大便干结、2~3日一行，小便发黄，量少，舌质稍红，苔黄腻，脉弦数稍大。

证候：肝火上炎，风邪内袭。

治法：清肝泻火，祛风通络。

方药：龙胆泻肝汤加减。龙胆草9g，炒栀子12g，黄芩12g，柴胡10g，生地黄20g，泽泻15g，木通3g，当归12g，白芷10g，全蝎10g，红花10g，甘草6g。水煎，分2次饭前温服。

连服5剂，症状似有缓解。加重龙胆草、红花用量，再如上法煎服7剂，面部歪斜基本纠正。上方研粉制胶囊，每次服6粒，每日3次，饭前温开水送服。又服半月痊愈出院。出院3个月至半年期间多次随访，疗效巩固。

刘学勤

案2：侯某，女，38岁，业务员，2010年5月28日初诊。

2天前出现口角向右歪斜，左侧面瘫，左眼不能闭合，左侧额部无皱纹，左口角漏风，左颈项痛，耳后肿痛，舌质淡红，苔黄白稍厚，脉滑。

证候：肝胆湿热，脉络阻滞。

治法：清热利湿，祛风通络。

方药：龙胆泻肝汤加减。龙胆草6g，炒栀子12g，黄芩15g，车前子30g（包煎），泽泻15g，木通3g，当归12g，全蝎10g，僵蚕15g，蜈蚣3条，石菖蒲10g。6剂。

6月4日二诊：面瘫减轻，服药有效，已在经期，感耳鸣，口苦，身困，舌脉同前。

方药：龙胆草7g，炒栀子12g，柴胡10g，当归10g，木通3g，泽泻30g，黄芩15g，白蔻仁6g，砂仁6g，石菖蒲10g，磁石30g，全蝎10g，生黄芪30g，蜈蚣3条。6剂。

6月11日三诊：面瘫减轻，舌质淡，苔黄水滑，脉缓。上方去当归、石菖蒲，加红花15g，陈皮9g，甘草6g，龙胆草增至9g，6剂。

6月18日四诊：口角歪斜已不明显，左眼已能闭合，抬头已有皱纹。上方龙胆草增至12g，10剂。

1个月后复诊，服上药后面瘫痊愈。

【按语】急性面神经炎所致面瘫，中医称"口僻"，发病早期以耳根部酸、胀、痛为甚，并伴有口眼歪斜、白睛外露等症，一般认为是正虚脉络空虚，风邪乘虚而入所致。但刘老据《素问·生气通天论》"湿热不攘，大筋緛短，小筋弛长，緛短为拘，弛长为痿"之明训，认为口僻早期的主要病因为湿热，当属实证，即使体质虚弱，也属本虚标实。治疗当分别先后，先以清热利湿、祛风通络之剂清热消炎、利水消肿，而龙胆泻肝汤具有泻肝胆实火、清三焦湿热之功。刘老用于治疗面瘫早期，清利胆经湿热，面神经肿胀消退，临床症状逐渐停止发展，继而稳定一二天，症状较快恢复，再加用祛风通经、活血化瘀之品。若恢复缓慢时，见虚性症状，治疗原则应立即改为补气养血、祛风通络为主，佐以清热利湿。急性期过后，机体内的湿热邪气基本被清除后，可服用面瘫胶囊扶正祛邪，以达到益气通经、活血化瘀的目的，直至临床痊愈。面瘫证在急性期应抓紧时机，积极治疗，治疗越早，痊愈越快。刘老经验认为本方使用越早越好。一般来讲，口僻每晚治2天，至少延迟痊愈半个月。配合内服药物外用面瘫膏加温，贴敷患侧，视病情每日或隔日1次，或配用针刺疗法治疗，可缩短疗程，提高疗效。《医方集解》言龙胆泻肝汤"治肝胆经实火湿热，胁痛耳聋，胆溢口苦，筋痿阴汗，阴肿阴痛，白浊溲血"，但少见将此方用于治疗面瘫者。

附：

（1）面瘫胶囊

组成：红花40g，西洋参18g，小白花蛇3条，全蝎30g，乌梢蛇50g，龙胆草20g。

用法：上药共研细末，装胶囊，每粒0.3g，每服6粒，每日3次，饭前温开水送服。

功效：益气通经，化瘀祛风。

主治：面瘫恢复期及亚急性期或陈旧期的巩固治疗。

（2）面瘫膏

组成：白芷6g，三七粉6g，猪牙皂30g，香醋适量。

用法：前3味药共研细末，混合均匀，每次将10~15g药末放在铁制大饭勺内，加入适量香醋，调成糊状，以免过稀或过稠，用文火逐渐加温，不断搅拌，最后呈乌黑发亮黏糊膏状，透出香窜扑鼻的味道。此时根据患者面部大小，用白布剪成一方块状，立即将药膏摊伏在白布上，趁热（注意：万不可烫伤皮肤）贴敷患侧，每日或隔日贴敷1次，根据病情贴敷3~10次，陈旧性面瘫还可增贴次数。临床所见，个别患者贴敷时间较长，贴敷部位有溃烂或起红疹者，可暂时停药，待恢复后，仍可继续贴敷。

功效：通经活络，化瘀消肿。

主治：面瘫发病3天后，以及亚急性期或陈旧期的治疗。

6. 温胆汤治疗郁证不寐（抑郁性神经症）

王某，女，18岁，学生，2007年12月24日初诊。

1年前正值患者高考，因家中生意亏本，交不起学费，致患者压力增大，郁闷不乐，记忆力减退，未引起家长重视。失眠多梦、心烦易怒症状加重半个月，遂慕名求医。现失眠多梦，每晚睡3~4小时，心烦易怒，郁闷不乐，记忆力减退，不想和任何人接触，头晕昏沉，患者自诉患"抑郁症"。舌质淡暗，苔黄白面大，脉弦滑。

证候：气滞痰阻，胆胃不和。

治法：理气化痰，清胆和胃。

方药：温胆汤加减。陈皮10g，姜半夏10g，茯苓20g，炒枳壳12g，姜竹茹10g，郁金12g，天竺黄8g，胆南星5g，石菖蒲10g，炒酸枣仁30g，琥珀粉5g（冲服），甘草5g。

并告知患者，所患疾病非"抑郁症"，且病情不重，要树立信心，慢慢调理。另嘱其家长要多和患者沟通，同时少食油腻、辛辣之品。

二诊：服药7剂，患者诉失眠多梦较前好转，每晚能睡5~6小时，头晕、心烦易怒亦较前轻，舌质稍暗，苔薄白，脉弦滑。上方琥珀粉增至8g，炒枳壳增至14g，续服7剂。

三诊：诸症大轻，唯时有心烦，记忆力稍差，舌质淡，苔薄白，脉滑似弦。上方郁金增至14g，茯苓增至24g，再服7剂。

1月14日四诊：诸症悉除，舌质淡，苔薄，脉滑。仍守上方7剂以巩固疗效。

【按语】本案患者不寐为精神紧张，心情不悦所致，气郁不舒，脾失健运，则聚湿成痰。明代戴思恭认为："有痰在胆经，神不归舍，亦令不寐。"方中姜半夏燥湿化痰，消痞散结；陈皮理气醒脾；姜竹茹、天竺黄、胆南星清化热痰，止呕除烦；茯苓健脾渗湿；炒枳壳下气除痰，以宣畅气机；郁金、石菖蒲清心化痰解郁；炒酸枣仁、琥珀粉宁心安魂；甘草调和诸药。诸药共奏理气解郁、清胆化痰、宁心安魂之功，使气得舒，郁得解，胆得清，痰得化，神得宁，则病自愈。

7. 温胆汤治疗痰热内扰不寐（焦虑症）

林某，男，42岁，职员，1999年9月6日初诊。

患者3个月前因工作遭非议，致使情绪低落，心神恍惚，失眠多梦，每晚睡2小时左右，口苦纳呆，善叹息，舌质偏红，苔黄腻，脉弦滑而有力。

证候：痰热内扰，胃失和降。

治法：清热化痰，和胃安神。

方药：温胆汤加减。炒栀子10g，陈皮10g，姜半夏10g，石菖蒲10g，茯神20g，炒枳实10g，姜竹茹10g，郁金12g，黄芩9g，胆南星8g，琥珀粉8g（冲服），柏子仁15g，酸枣仁15g，甘草5g。

并告患者树立信心，同时希望家属积极配合，做好患者思想工作。

二诊：服药后失眠多梦好转，每晚能睡4~5小时，噩梦减少，口苦轻，余症同前，舌质稍红，苔黄面大，脉弦滑。上方郁金增至15g，姜竹茹增至12g，炒枳实增至12g，续服7剂。

三诊：诸症轻，饮食增，心情好，面有笑容，舌质淡红，苔薄白，脉弦似滑。上方加龙齿20g，再服7剂。

四诊：诸症悉除，精神颇佳。仍守上方7剂，以收全功。

【按语】此案患者乃因忧郁思虑，肝郁气滞，脾失健运，蕴湿为痰，痰热内扰，胃失和降而成斯证。方中陈皮健脾理气，姜半夏宽中散结，且二药均有燥湿化痰之功；炒枳实既能破气消积，又能行气除痞，使痰有其出路；姜竹茹性寒清热，为清热化痰之要药；茯神、琥珀粉、柏子仁、酸枣仁宁心安神；胆南星、黄芩清热化痰；石菖蒲芳香化湿，开窍宁神；甘草调和诸药。共奏疏肝解郁、清热化痰、和胃降逆、宁心安神之功。服药期间，患者应解除忧虑，家属应做耐心细致的思想工作，增强患者战胜疾病的信心，这是本案治疗的重要环节。

8. 温胆汤治疗顽固性失眠（神经衰弱）

陈某，女，55岁，开封市人，2012年2月20日初诊。

失眠10年余，近1年来夜不能眠，心烦焦虑，胸闷，乏力，胃脘痞满，纳少，二便调，脉沉小滑，舌质暗红，苔黄腻。

证候：痰火扰心。

治法：清热化痰，清心除烦。

方药：温胆汤加减。竹茹10g，炒枳壳12g，清半夏10g，陈皮10g，茯神30g，炒酸枣仁40g，炒栀子15g，焦远志12g，生龙骨30g，生牡蛎30g。10剂。

二诊： 已能入睡4~5小时，稍感餐后胃胀、口苦。原方加砂仁9g，郁金16g，合欢皮30g，首乌藤30g，继服10剂。

三诊： 夜眠5~6小时，心烦、痞满诸症悉减。守上方加石菖蒲10g，继服10剂，以固疗效。

1年后来诊，诉按上方自制水丸又服2个月，其后病愈未发。

【按语】温胆汤治疗不寐证虽属常用方，但对于顽固性失眠，在原方基础上灵活变通方能获效。本案以茯神易茯苓，增其安神定志之功；以炒枳壳易枳实，偏于疏肝理气，而无枳实破气耗气之虑；以竹茹、清半夏、陈皮清热燥湿，化痰降逆；茯神、炒酸枣仁、焦远志、生龙骨、生牡蛎安神定志；炒栀子清心除烦。使痰热得化，心神得养，夜眠自安。二诊仍有胃胀、口苦等湿热中阻之症，正所谓"胃不和则卧不安"，故用砂仁燥湿调中，和胃消胀；郁金疏肝解郁；首乌藤、合欢皮养血解郁安神，则寐自安。清养相济，疏化结合，十年顽疾，最终得以治愈。

9. 温胆汤合半夏白术天麻汤治疗眩晕（梅尼埃病）

李某，女，36岁，农民，1996年10月13日初诊。

近1个月来无明显诱因出现头晕目眩，头重如裹，甚则天旋地转，不能平卧，恶心呕吐，食少多寐，胸闷乏力，舌质淡，苔白腻，脉濡滑稍弦。

证候：脾湿生痰，痰阻清阳。

治法：燥湿祛痰，健脾和胃。

方药：温胆汤合半夏白术天麻汤加减。姜半夏10g，姜竹茹10g，炒枳壳12g，陈皮10g，茯苓15g，焦白术12g，天麻12g，生龙骨24g，生牡蛎24g，甘草6g。

二诊： 服药3剂，眩晕大轻，恶心呕吐基本消失，仍纳差、乏力。上方加生黄芪24g，藿香12g，佩兰12g，以补气化湿，又进6剂。

三诊： 症状基本全消。上方生黄芪增至30g，继服6剂，以收全效。

【按语】朱丹溪有言"无痰不作眩"。本案患者脉濡滑、苔白腻、头晕目眩、头重如裹，均为脾虚湿郁之象。脾湿生痰，运化失调，则清阳不升，浊阴不降，故眩晕，甚则天旋地转，不能平卧。本方以姜半夏燥湿化痰，降逆止呕；天麻既熄肝风，又平肝阳，为止眩晕之要药；茯苓、焦白术健脾利湿，脾湿去则痰不生；生龙骨、生牡蛎平肝潜阳，镇静安神；炒枳壳、陈皮理气化痰，使痰随气消，眩晕可止。

10. 温胆汤合栀子豉汤治疗眩晕（梅尼埃病）

路某，女，61岁，退休工人，1986年8月8日初诊。

以头晕半年为主诉。近半年常犯头晕，目眩，如坐舟船，视物旋转，持续10~20分钟，伴恶心，呕吐，右耳鸣，左耳聋，口干，曾服用中西药治疗效果欠佳。刻下：间断性头晕，目眩，恶心，呕吐加重3天，伴纳呆，眠差，心烦，二便调，舌质淡红，尖偏红，苔黄厚稍腻，脉弦滑。

证候：痰热内扰，清阳不升。

治法：清热化痰，除烦止晕。

方药：温胆汤合栀子豉汤加减。清半夏10g，竹茹10g，炒枳实9g，陈皮10g，茯苓12g，炒栀子12g，淡豆豉12g，生龙骨20g（先煎），生牡蛎20g（先煎），天麻12g，甘草6g。

嘱多休息，忌恼怒，食清淡。

二诊：服药3剂，晕眩减轻，精神好转，饮食增加，睡眠稍好，舌质淡，苔薄白略腻，脉小滑。原方生龙骨、生牡蛎均改为30g。

三诊：续进3剂，晕眩未作，精神、饮食正常，舌脉平。嘱患者间日服药1剂，续进3剂，巩固效果。

【按语】根据患者舌脉症状，眩晕由于痰热内扰所致；肝气郁结，脾失健运，聚湿成痰，郁而化热，上扰清窍，故眩晕频作、恶心、呕吐、口干不欲食。方选温胆汤加减。清半夏燥湿化痰；陈皮利气除涎；茯苓渗湿安神；竹茹清热解郁；炒枳实破气降下；炒栀子色赤像心，能屈曲下行；淡豆豉色黑像肾，腐气上蒸而泻热；生龙骨、生牡蛎重镇潜阳；天麻平肝熄风，李杲《脾胃论》曰"眼黑头眩，风虚内作，非天麻不能除"；甘草缓中和胃。诸药相合，共达清热化痰、除烦止晕之功。

11. 温胆汤合甘麦大枣汤治疗脏躁（癔症）

赵某，女，43岁，工人，2007年5月7日初诊。

患者1个月前出现哭笑无常，打呵欠，严重时意识模糊，弃衣而走，伴有四肢无力，心慌气短，两胁胀痛，烦躁易怒，纳呆眠差，多梦易醒。平时性格多疑。二便正常，舌质暗红，苔薄白，脉沉细滑。

证候：痰湿扰心，心虚不宁。

治法：理气化痰，安神除烦。

方药：温胆汤合甘麦大枣汤加减。姜半夏10g，陈皮10g，茯苓15g，姜竹茹10g，炒枳壳12g，炙甘草15g，淮小麦60g，大枣10枚，磁石20g（先煎），琥珀粉8g（冲服），石菖蒲10g。

二诊：服药3剂，哭笑无常、打呵欠均未出现，易惊醒，舌质淡暗，苔薄，脉沉细。原方加焦远志12g，炒酸枣仁30g，郁金12g，以养心安神，解郁除烦。

三诊：又服6剂，神情正常，心慌气短、两胁胀痛、烦躁易怒均明显好转，饮食增多，睡眠好转，有5~6小时，二便正常，舌质淡，苔薄白，脉小滑。原方调整用量。

方药：姜半夏10g，陈皮10g，茯苓30g，姜竹茹10g，炒枳壳12g，炙甘草20g，淮小麦90g，焦远志12g，磁石30g（先煎），琥珀粉10g，柏子仁12g，酸枣仁12g，石菖蒲12g，大枣15枚。

四诊：上方服12剂，症状全消，面色红润，饮食正常，睡眠6~7小时，质量尚可，二便调，舌质淡，苔薄白，脉滑缓。患者要求再服6剂，防止复发。嘱其保持心情舒畅，按时休息，适当劳作。随访1年，一切正常。

【按语】此案为中年妇女，由于情志不舒，气机郁滞，气滞生痰，痰邪扰心，加之心血耗伤，神不守舍，渐成斯证。呵欠频作是神疲之象；脉细乃是血虚不能养神所致；血虚不能养神，故病发作时哭笑无常；心失所养，故心悸虚烦、失眠。故治宜理气化痰，养心安神。方宜温胆汤理气化痰，清胆和胃。合用甘麦大枣汤养血安神，和中缓急。《金匮要略》："妇人脏躁，喜悲伤欲哭，象如神灵所作，数欠伸，甘麦大枣汤主之。"加琥珀粉、柏子仁、炒酸枣仁、焦远志补养心气，安魂定魄，益智宁神，使心神能养，魂魄能定，脾气能健。妙用磁石，辛咸寒，归心、肝、肾经，镇静安神，《名医别录》谓其"养肾脏，强骨气，益精，除烦"。石菖蒲辛温，归心、胃经，芳香开窍、宁心安神，且能化湿、豁痰，与郁金配伍，以加强解郁除烦、开窍化痰作用。诸药合用，共使心有所养，神有所安，魂有所依，郁有所解，终使病告痊愈。

12. 温胆汤合甘麦大枣汤治疗脏躁（精神分裂症）

张某，女，42岁，房管员，1993年9月5日初诊。

1975年首次犯病，精神恍惚，思维紊乱，狂躁乱跑，打架闹事，经开封市精神病院诊为精神分裂症，住院2个月余，服用氯丙嗪等药，症状缓解出院。1980年3月2日又犯病，自服氯丙嗪、异丙嗪病情好转。至1981年年底，症状消失。1993年8月20日再次复发，精神抑郁，先哭后吐，全身不适，纳眠差。现每天服用1次药物，每次氯丙嗪75mg、地西泮2.5mg、谷维素20mg。刻下症：善悲欲哭，目光呆滞，心烦易怒，自汗乏力，纳呆眠差，多梦易醒；月经提前2~3天，色量正常；舌质淡，舌体稍胖，苔白，脉短滑。

证候：胆胃不和，心神失养。

治法：清胆和胃，养心安神。

方药：温胆汤合甘麦大枣汤加减。姜半夏10g，陈皮10g，茯神30g，姜竹茹10g，炒枳实9g，炙甘草15g，淮小麦120g，首乌藤30g，炒酸枣仁30g，柴胡8g，大枣15枚。

二诊：上方为主调治20余日，诸症均平。自诉2天前无明显诱因出现哭泣约10分钟，哭声不大，舌质淡，苔薄白，脉滑。宗原方之意稍加调整。

方药：姜半夏10g，陈皮10g，茯苓30g，姜竹茹10g，炒枳壳12g，炙甘草15g，浮小麦130g，郁金12g，合欢皮30g，琥珀粉8g（冲服），旋覆花12g（包煎），石菖蒲12g，大枣15枚。

三诊：服药25剂，病情稳定，未再犯病，精神好，面部表情正常，和家人有说有笑，睡眠较好，西药间日服1次，舌脉平。效不更方。

四诊：上方继续坚持服用近2个月后，病情稳定，改服丸剂，仍予化痰开窍、疏肝解郁、养心安神之剂。

方药：姜半夏100g，茯神150g，炒枳壳100g，石菖蒲90g，胆南星80g，天竺黄60g，钩藤150g，珍珠母240g，焦远志120g，炒栀子120g，炒酸枣仁300g，郁金120g，琥珀粉90g，甘草60g。上药共研细末，水泛为丸，如梧桐子大小，每次服9g，每天服2~3次。

并叮咛患者心情舒畅，适当运动，调整饮食，按时作息。连续服药2年，旧病始终未再发作。

【按语】《金匮要略》曰："妇人脏躁，喜悲伤欲哭，象如神灵所作，数欠伸，甘麦大枣汤主之。"朱丹溪云："气血冲和，万病不生。一有佛郁，诸病生焉。故人身诸病，多生于郁。"此案为情志不舒，气机不调，疏泄失和，导致脏腑功能紊乱所致。气郁生涎，变生诸症。气郁化火，耗伤阴血，血虚不能养神，故精神恍惚、乏力，或饮食无味，或坐卧不安；痰热内扰，故或心虚烦闷、哭笑无常、失眠、多梦；气郁日久，阻碍脾胃运化功能而聚湿生痰，痰随气升，痰阻清窍则目光呆滞。用温胆汤合甘麦大枣汤加减，先予清胆和胃、疏肝解郁、养心安神之剂，继用化痰开窍、疏肝解郁，兼以养心安神以收全功。方中姜半夏、陈皮燥湿化痰；炒枳壳、姜竹茹清心除烦；柴胡、郁金疏肝解郁；炒酸枣仁、首乌藤、琥珀粉镇心安神。诸药相配，效果明显。后以丸药巩固疗效，用钩藤、珍珠母平肝潜阳；天竺黄、胆南星、石菖蒲清热化痰，定惊除烦，开窍宁神。患者坚持服药2年余，取效满意。

13. 温胆汤治疗郁证（恐怖性神经症）

魏某，女，32岁，干部，2004年5月18日初诊。

半月前，因父暴亡，情志受挫，难以接受，突现晕厥，不省人事，经治苏醒，但不愿与人交谈，不敢独行，见人害怕，遇事恐惧，曾服西药，效果不佳，症状持续加重。后有其夫陪伴来诊，见患者表情淡漠，情志抑郁，低头不语，时而喃喃自语，见诊室中生人恐惧，不敢上街，怕出车祸或发生其他意外，心情悲伤，纳呆寐差，多梦易惊，舌质淡，苔薄白黄，边有齿痕，有瘀点，脉细稍滑。

证候：气郁痰阻，心神不宁。

治法：理气化痰，宁心安神。

方药：温胆汤加减。姜半夏10g，姜竹茹10g，炒枳壳12g，陈皮10g，茯苓15g，焦远志10g，郁金12g，柏子仁12g，生龙骨20g，生牡蛎20g，石菖蒲10g，琥珀粉10g（冲服），甘草6g。

二诊：上药服5剂，心悸、害怕、易惊减轻，夜寐3~5小时，头脑稍清，精神稍爽。照上方生龙骨、生牡蛎增至30g，焦远志增至12g，以加强宁心安神，定惊安魄。

三诊：服药6剂，自诉精神、心情郁闷等较前大有好转，害怕、恐惧已轻，愿意和家人、朋友交谈，饮食有所增加。效不更方，守原方加炒酸枣仁30g，又进6剂。

四诊：患者自己到院就诊，诉病去大半，精神开朗，言语清晰，恐惧基本消失，食、眠均正常。上方焦远志增至14g，续服10剂，巩固疗效。

2年后，患者身体偶有他恙来诊，谈笑自若，上症至今未反复。

【按语】《重订严氏济生方·惊悸怔忡健忘门》云："夫惊悸者，心虚胆怯所致也。且心者，君主之官，神明出焉；胆者，中正之官，决断出焉。心气安逸，胆气不怯，决断思虑得其所矣。或因事有所大惊，或闻虚响，或见异相，登高涉险，惊忤心神，气与涎郁，遂使惊悸。惊悸不已，变生诸证，或短气悸乏，体倦自汗，四肢浮肿，饮食无味，心虚烦闷，坐卧不安，皆心虚胆怯之候也。"认为治之之法，宜宁其心以壮胆气。本案治以温胆汤为主理气化痰，清胆和胃。加焦远志、石菖蒲、郁金芳香开窍、宁心安神；生龙骨、生牡蛎、琥珀粉定惊安魂，安神化瘀；柏子仁养心安神。诸药合用，使心有所依，魄有所藏，神有所主，则病告愈，且远期疗效巩固。

14. 温胆汤治疗梅核气（咽神经症）

孙某，女，42岁，工人，2009年4月2日初诊。

近3年来自感咽喉不适，如有异物，咽之不下，吐之不出，时轻时重，随情志变化症状增减。1周前和同事发生矛盾，咽部异物感加重，饮食减少，伴有干咳，口干。彩超、钡餐、胃镜等各项检查均未见异常。舌质淡，苔薄稍腻，脉滑数。

证候：肝气郁结，痰阻上逆。

治法：疏肝开郁，理气化痰。

方药：温胆汤合半夏厚朴汤加减。姜半夏10g，竹茹10g，炒枳壳12g，陈皮10g，茯苓15g，柴胡10g，厚朴6g，降香7g，杏仁10g，甘草6g，生姜3片。

嘱节情志，勿劳累，忌食辛辣之品。

二诊：服3剂，自觉症状减轻，精神状况好转。原方厚朴增至8g。

三诊：又服6剂，症状明显好转。上方姜半夏增至12g，加郁金12g，青皮8g，续服6剂。

四诊：自觉症状消失，为巩固疗效，配服中药水丸，以化痰降逆，疏肝解郁。

方药：姜半夏80g，竹茹80g，郁金70g，炒枳壳90g，陈皮80g，茯苓90g，桔梗70g，柴胡80g，厚朴60g，降香40g，杏仁60g，制香附90g。一料。上药共研细末，水泛为丸，每次服9g，每日服2~3次。

药尽病愈，随访半年，未见复发。

【按语】梅核气，相当于现代医学"咽神经症"，或称"咽癔症""癔球"等，起病多因情志不遂，肝气郁结，痰湿上逆，症状时轻时重，缠绵难愈。治疗的关键在于疏肝开郁，理气化痰。因肝郁乘脾，脾运不健，生湿聚痰，痰气郁结于咽喉，故自觉咽中不适，有异物感，咯之不出，咽之不下。用温胆汤合半夏厚朴汤，取其理气化痰之义。姜半夏、茯苓、竹茹降逆化痰；降香、生姜理气散结；配以柴胡、炒枳壳疏肝开郁。全方共奏疏肝开郁、理气化痰、散结降逆之效。梅核气极易反复，平日应注意情志调节，最后多以丸剂收功，效果往往满意。

15. 温胆汤合四逆散治疗胆胀（胆囊炎合并胆结石）

李某，女，56岁，退休工人，2003年6月13日初诊。

近1年来胁肋隐痛，伴有向腰肩部放射痛。半月前病情加重，甚至夜痛不能眠，伴胸闷憋胀，精神抑郁，口中微苦，脘腹作胀，纳呆便秘，舌质稍红，苔微黄腻，脉弦滑。查心电图正常。B超提示：胆囊炎合并胆结石（大小约1.2cm×1.0cm）。

证候：胆胃不和，肝气郁滞。

治法：清胆和胃，疏肝理气。

方药：温胆汤合四逆散加减。姜半夏10g，竹茹10g，炒枳壳12g，陈皮10g，茯苓15g，柴胡9g，炒白芍12g，金钱草15g，海金沙12g（包煎），黄芩12g，冬葵子12g，甘草6g。

二诊：上药服用3剂，患者自述症状减轻。原方加炮川楝子12g，炒白芍3g，以柔肝理气止痛。

三诊：服10剂后，诸症大轻，仍有胸部憋胀不适。上方去黄芩、海金沙，加丹参20g，全瓜蒌15g，以活血化瘀，开胸下气。连续服用15剂，患者自动停药。

1年后患者陪伴女儿来诊，主动告知，临床症状消失。随嘱其复查B超示：胆囊炎基本痊愈，胆囊仍有结石。

【按语】胆囊炎、胆囊结石属中医"胆胀""胁痛""黄疸"等范畴。胆胀之名出自《灵枢·胀论》："胆胀者，胁下痛胀，口中苦，善太息。"不仅提出了病名，而且对症状描述也很准确。《症因脉治·腹胀》曰："胁肋作痛，口苦太息，胆胀也。"其病因病机多系饮食偏嗜、饥饱失常如嗜食辛辣肥腻厚味、嗜酒过度等，致脾胃损伤，运化失职，气机壅塞，升降失常，土壅木郁，湿浊内生，郁而化热，熏蒸肝胆，疏泄失职，发为胆胀。肝胆互为表里，肝失疏泄，久而累及胆腑，精汁通降不畅，胆腑通降失常，胆汁久积成石。治疗当清胆和胃，理气通腑，化瘀止痛。方选温胆汤合四逆散加减以治之。方中柴胡、黄芩、姜半夏疏肝利胆和胃；金钱草、海金沙、冬葵子清利湿热，利胆化石；炒枳壳、陈皮理气降逆；炒白芍、炮川楝子柔肝止痛；丹参活血化瘀，缓解胁痛。从而使肝郁疏，湿热去，胁痛轻。

16. 温胆汤治疗胃痞（慢性胃炎、胃下垂）

张某，女，25岁，2012年6月4日初诊。

半年前因饮食不规律，渐出现胃脘痞胀不适，纳呆，烧心，肠鸣，排气减少。无胃痛。钡餐透视：慢性胃炎、胃下垂。近1个月来感右侧颈部至右胁肋部发闷，咳吐黄白痰，量多，失眠，噩梦纷纭，盗汗，每晨7时许腹痛排便，便后腹痛消失。平素心烦易怒。舌质淡，瘀点，苔根黄厚腻，脉弦细。

证候：痰热互结，中焦失运。

治法：清胆和胃，化痰散结。

方药：温胆汤加减。姜半夏10g，竹茹10g，炒枳壳12g，陈皮10g，茯苓15g，甘草6g，砂仁9g，琥珀10g，黄连6g，防风10g，郁金16g，炒白芍30g。6剂，颗粒剂，日1剂，分2次冲服。

二诊：服药有效，诸症均减，厚苔较前明显消退，稍觉胃胀，夜眠不安。上方去砂仁、白芍、防风，加白术8g，炒酸枣仁30g，太子参30g，6剂。

三诊：饮食、睡眠均有改善，晨起腹痛已不明显。上方加炒莱菔子30g，10剂。

【按语】本案患者胁肋痞闷、咳痰量多、失眠多梦、心烦易怒，均为胆郁痰扰之象；苔黄厚腻，为痰浊内阻之症；胃胀、纳呆，为肝郁脾虚之症。方中温胆汤理气化痰，清胆和胃。又加砂仁燥湿健脾、消胀；琥珀清心安神；黄连燥湿调中，兼可消炎解毒；防风调和营卫，健脾止泻，通络止痛；郁金疏肝健脾；炒白芍既能养血柔肝，又可防温燥之品太过伤阴。二诊、三诊先后加以炒酸枣仁安神定志；炒莱菔子理气消胀，化积导滞。药证相符，投方辄效。

17. 温胆汤治疗吐酸（反流性食管炎）

李某，女，64岁，开封市人，2012年11月2日初诊。

近2个月自觉胃脘胀满、烧心，吐酸，食欲、食量尚可，大便稍干，曾按"阴虚火旺"服中药20余剂治疗，大便干好转，但仍觉口舌不适，胃脘及咽喉部发热发辣，凌晨早醒，餐后胃胀，舌质淡，舌尖有瘀点，舌下脉络粗紫，苔薄，脉滑稍数。胃镜提示：反流性食管炎。

证候：胆胃郁热，湿热中阻。

治法：清胆和胃，清热利湿。

方药：温胆汤加减。姜半夏10g，竹茹10g，炒枳壳12g，陈皮10g，茯苓15g，甘草6g，莲子心10g，炒栀子10g，青黛9g，儿茶9g，黄连6g，焦槟榔6g。6剂。

二诊：药后大效，诸症悉减，胃脘胀满、烧心均减轻，舌头涩痛好转，大便稍干。上方去黄连，加佛手12g，北沙参30g，5剂，

三诊：稍感胸闷，夜眠不安，后背发酸，喜按。温胆汤加炒栀子10g，黄连6g，焦远志12g，炒酸枣仁20g，佛手12g，6剂。

四诊：自觉上方较前二次更佳，胃胀、便秘大减。停药后胃脘隐痛，大便稍溏，小便灼热，喜叹息，耳鸣。尿潜血试验阳性。上方去黄连，加马齿苋30g，仙鹤草40g，6剂。

五诊：服药有效，胃痛消，胃胀减，小便发热，大便黏滞不畅。温胆汤加合欢皮30g，炒栀子10g，炒酸枣仁20g，佛手12g，马齿苋30g，首乌藤30g，6剂。

【按语】胆属木，为清净之府，失其常则木郁不达，胃气因而失和，继而气郁化热作酸；胃主和降，胆胃不和则胃气上逆，而为胃脘胀满、咽喉部发热发辣、烧心、吐酸；胃不和则卧不安，故为早醒。患者曾按阴虚火旺治疗，诸症不能缓解。方中以温胆汤清胆和胃，理气化痰。加莲子心、炒栀子清热利湿；青黛、儿茶清热解毒，凉血止血；黄连清热燥湿，有抗菌消炎之功；焦槟榔可消积除满，下气行水。二诊时加佛手疏肝理气，宽中除胀；北沙参养阴清热。三诊时

加炒酸枣仁、焦远志安神助眠。四、五诊时以马齿苋清热解毒，化湿利肠；首乌藤安神解郁以助眠。诸药合用，诸症痊愈。

18. 温胆汤治疗咳嗽（咽炎、胃内胆汁反流）

吴某，女，73岁，开封市人，2012年5月28日初诊。

近4年来间断咳嗽，痰少乏力，口干口辣，食欲不佳，四肢困倦，时轻时重。1周前无明显诱因上述诸症复发，程度加重。现症：干咳痰少，身困乏力，口干口辣，纳谷不馨，胃脘不适，心烦易怒，舌质偏暗，苔黄厚腻，脉沉弦。有"胃炎、胃下垂、咽炎"病史5年，"肝下移"病史4年。胃镜示：胃内胆汁反流。

证候：胆胃郁热，痰热内阻。

治法：清胆和胃，化痰止咳。

方药：温胆汤加减。姜半夏10g，竹茹10g，炒枳壳12g，陈皮10g，茯苓15g，郁金16g，金银花30g，黄芩15g，太子参40g，藿香12g，佩兰12g，川贝母10g。6剂。

二诊：身困乏力、咳嗽均减轻。上方去黄芩、藿香、佩兰，加杏仁10g，川贝母2g，金银花10g，麦冬20g，6剂。

三诊：服药有效，干咳、口干减轻，自感胃脘不适，餐前胃痛，口辣乏力，舌质淡红，苔薄，脉沉弦。温胆汤加郁金16g，香附16g，金银花30g，檀香12g，甘松20g，砂仁9g，6剂。

四诊：食欲好转，食后腹胀，口辣、口酸、口涩，头晕乏力，偶干咳。上方去檀香、甘松，加川贝母10g，海蛤壳30g，6剂。

五诊：诸症悉减。上方加甘草6g，10剂，巩固疗效。

【按语】胆属木，失其常则木郁不达，胆汁反流入胃，胃气因而失和，胃气上逆，引起咳嗽。清代名医陈修园有"气上呛，咳嗽生，肺最重，胃非轻"之说。治疗以温胆汤清胆和胃、理气化痰为主，辅以金银花、黄芩、郁金、太子参、藿香、佩兰、川贝母等清热益气、化湿和胃之品。二诊加杏仁降逆止咳，麦冬清润肺胃。三诊时胃脘不适、胃痛，又加甘松、砂仁、檀香理气化湿止痛之品。四诊加海蛤壳，意在清化热痰、制酸和胃。诸药合用，使数年咳嗽及口干、口辣诸症彻底治愈。

19. 黄连温胆汤治疗耳鸣（神经性耳鸣）

魏某，女，46岁，农民，2012年2月6日初诊。

近1年间断耳鸣、耳聋，伴心悸、失眠、月经先期色红，餐后嗳气，偶烧心，大便稍干，舌质稍红，苔黄，脉结代。检查：耳鼻喉科检查无异常。胃镜检查提示：胃窦炎。心电图提示：窦性心律不齐。

证候：痰热上扰，清窍不利。

治法：清热化痰，泻火安神。

方药：黄连温胆汤加减。茯苓15g，清半夏10g，陈皮10g，竹茹10g，炒枳壳12g，苦参20g，黄连9g，炒酸枣仁30g，炒栀子10g，金银花30g，生龙骨30g，生牡蛎30g，甘草3g。6剂。

嘱患者调节情绪，乐观生活，则宿疾有望痊愈。

二诊：服上药6剂，耳鸣、心悸均大减，听力较前明显改善，脉结代之象好转，现脉小滑数，节律规整，舌质同前，苔淡黄薄腻。上方加石菖蒲10g，磁石30g，6剂，以固疗效。

三诊：诸症均减，心悸未发，听力改善，耳鸣偶发，腻苔已退。守上方继服10剂。

【按语】《素问玄机原病式》认为，耳鸣耳聋，皆属于火。少阳经脉上入于耳，肝胆之火，循经上壅，易成耳鸣、耳聋。心悸、失眠、月经先期色红、大便稍干，为痰火扰心所致；舌红苔黄，为内热化火之征；脉结代，为痰热交阻，脉气不能衔接之象。故首诊治以黄连温胆汤加减。温胆汤化痰清火，和胃降浊；金银花、苦参、黄连泻火解毒；炒酸枣仁、炒栀子安神除烦；生龙骨、生牡蛎安神定志；甘草缓和诸药。6剂后诸症大减，结代之脉好转，唯苔仍薄腻，耳鸣间作，则以原方加磁石聪耳明目、安神镇惊，石菖蒲开窍宁神、化湿和胃，同时配合心理疏导，收效颇佳。

20. 归脾汤治疗紫癜（过敏性紫癜）

张某，男，12岁，学生，1997年12月26日初诊。

2个月前无明显诱因从踝关节向上至腰，肘关节向下至腕出现紫红色瘀点、瘀斑，且对称。随即到开封市第二人民医院就诊，经查确诊为过敏性紫癜，随收入院，经治疗症状时轻时重。现双下肢紫癜呈片状，从下向上逐渐延伸。伴有食欲不振，神疲乏力，面色苍白，舌质淡暗，舌尖红，苔薄白，脉沉。血常规检查正常，其中血小板计数（PLT）130×10⁹/L。

证候：心脾两虚，气不摄血。

治法：健脾养心，益气摄血。

方药：归脾汤加减。生黄芪20g，太子参30g，焦白术9g，茯苓15g，全当归7g，柏子仁12g，酸枣仁12g，焦远志10g，仙鹤草30g，栀子炭12g，牡丹皮12g，生地黄炭15g，砂仁8g（后下）。3剂。

二诊：双下肢紫红色瘀点已开始消退，饮食较前增加，舌质淡暗，苔薄白，舌尖稍红，脉沉。上方加甘草6g，4剂。

三诊：双下肢紫红色瘀点已消净，精神、饮食好，舌质淡暗，舌尖稍红，苔薄白，脉沉。上方栀子炭增至14g，6剂。

四诊：患者诉2天前双下肢出现两三个小米样紫红色瘀点，第二天自行消退，余无特殊不适，舌质淡暗，舌尖稍红，苔薄白，脉沉。

方药：生黄芪20g，焦白术9g，柏子仁12g，酸枣仁12g，焦远志10g，蝉蜕12g，炒五灵脂12g，乌梅12g，生地黄炭15g，仙鹤草30g，牡丹皮13g，栀子炭14g，砂仁8g（后下）。6剂。

五诊：饮食正常，精神好，无特殊不适，舌质淡暗，苔薄白，脉沉。上方加地榆14g，6剂。

六诊：未诉特殊不适，舌质淡暗，苔薄白，脉沉。上方加当归身6g。

1998年2月27日七诊：上方连服12剂，间日1剂。精神、饮食均好，舌质淡，苔薄白，脉沉。上方生地黄炭增至20g，10剂。嘱患者三五日服1剂即可，以巩固疗效。2年后家人来诊他疾，诉患者未再复发。

【按语】心主血脉，脾主统摄，气虚不能摄血，脾虚不能统血，血不循经，以致血溢脉外，故见双下肢紫癜；脾虚运化失职，气血生化乏源，心虚不能藏神，故见食欲不振、面色苍白、神疲乏力；舌质淡暗、苔薄白、脉沉，均为气血亏虚之征；舌尖红，有化热之兆。方中参、芪、术、草大队甘温之品，补脾益气以生血，使气旺而血生；全当归补血和营；茯苓、柏子仁、酸枣仁、焦远志宁心安神；砂仁辛散温通，理气醒脾，与大量益气健脾药配伍，复中焦运化之功，又能防大量益气补血药滋腻碍胃，使补而不滞，滋而不腻；生地黄炭、栀子炭清热泻火，凉血止血；仙鹤草收涩止血。诸药伍用，有益气摄血、健脾养血、收敛止血、凉血止血之功，使气得补，脾得健，血得摄，瘀得祛，病自愈。另外，刘老用龙胆泻肝汤治疗肝胆湿热型过敏性紫癜案例，可与此例互参。

21. 归脾汤治疗吐血（肝硬化合并上消化道出血）

刘某，女，58岁，农民，2007年6月13日初诊。

原有"肝硬化"病史5年，于去年发现"肝硬化腹水"，治疗后好转。2小时前因食用烧饼后出现胃内不适，恶心，呕吐咖啡样胃内容物1次，量约200mL，伴有食物残渣，自感头晕、乏力。精神不振，面色苍白，乏力气短，舌质淡，苔薄，脉虚无力。遂收入病房住院治疗。

证候：气虚不摄，血溢脉外。

治法：补益气血，健脾固摄。

方药：归脾汤加减。生黄芪30g，党参12g，焦白术9g，茯苓9g，当归身12g，炒白芍9g，炒山药12g，白及粉9g，仙鹤草30g。2剂。

同时配服云南白药，每次2g，每日3次，首服量加倍。静脉给予西药常规止血、制酸等治疗。

连服中药2剂后，患者未再出现吐血，胃内不适、恶心、呕吐症状消失，但仍有黑便。守上方加黄芪10g，又服6剂，乏力症状消失，大便转为棕褐色，化验大便潜血弱阳性。上方稍加增损（生黄芪最大量用至60g）巩固治疗1周，渐能进食，体力恢复，大便颜色转黄，复查大便潜血阴性，临床治愈出院。3年后随访，其病未复发。

【按语】《金匮要略》曰："见肝之病，知肝传脾，当先实脾。"肝与脾的关系主要表现在对消化功能的协调和血液的调控两方面。若肝失疏泄，则易致脾失健运。若脾气虚弱，不能统血，则可使血溢脉外而引起各种出血。肝硬化患者最易并发上消化道出血。此患者由于诊治及时，此时尚属中小量出血，处于气虚阶段而未至气脱状态。故用归脾汤加减治疗。方中党参、生黄芪、茯苓、焦白术、炒山药益气健脾；当归身、炒白芍养血敛阴；白及粉、仙鹤草收敛止血。诸药合用，共奏益气养血而止血的功效，使正气来复，固摄有权，则出血自止。补气药在此用量较大，作用有二，一为固摄止血，二为生血养血，使气血互生，阴阳和调。

22.归脾汤治疗崩漏（功能性子宫出血）

张某，女，30岁，护士，2005年5月26日初诊。

患者2个月来月经淋漓不止，色淡质稀薄，5月14日曾月经大量出血，伴心慌、心烦、头晕目眩、神疲乏力，面色萎黄，腹胀纳差，失眠多梦，二便尚可。舌质淡，苔白，脉沉细无力。

证候：心脾两虚，脾不统血。

治法：补益心脾，养血安神，止血固脱。

方药：归脾汤加减。生黄芪24g，太子参20g，焦远志10g，炒酸枣仁15g，焦白术8g，当归身10g，栀子炭10g，仙鹤草20g，茯神24g，龙眼肉12g，荆芥炭9g，生龙骨20g，生牡蛎20g，炙甘草6g，生姜3片。

二诊：服药3剂，下血停止，头晕目眩减轻，神疲乏力好转，仍胃纳欠佳，睡眠差，易醒，梦多，舌质淡，苔薄白，脉沉弱。原方加草豆蔻6g（后下），砂仁6g（后下），炒酸枣仁增至20g。

三诊：又服4剂，腹胀、纳差好转，心慌、心烦亦减轻，入睡较前容易，但睡中易醒，醒后难以入睡。舌质淡，苔薄白，脉沉。上方炒酸枣仁增至30g，生黄芪增至30g，加琥珀粉10g（冲服），柏子仁12g，以养心健脾，镇惊安神。续进4剂，巩固疗效。

四诊：6天前，月经至，经行5天后停止，月经量偏多，色淡，有少量血块。仍属心脾两虚、气血双亏之证。拟方以益气健脾、养血安神为主。

方药：生黄芪30g，当归身12g，焦白术8g，太子参20g，生山药20g，焦远志10g，炒酸枣仁30g，炒枳壳12g，茯神30g，龙眼肉12g，栀子炭12g，炙甘草9g，生姜2片。

五诊：上方服用12剂，患者自述心慌、心烦、头晕目眩、神疲乏力均消除，面色较前好，略有红润，纳尚可，失眠多梦已好转，每晚睡6~7小时，醒后能再入睡，舌质淡，苔薄白，脉细小滑。停药病愈。嗣后，月经正常来潮。

【按语】《医宗金鉴·妇科心法要诀》曰："妇人经行之后，淋漓不止，名曰经漏；经血突然大下不止，名曰经崩。"该案患者崩漏日久，气血亏虚，气不摄血，统摄无权，冲任不固，故崩漏不止。治以益气养血、健脾养心之剂。生黄芪、太子参、焦白术、生山药、炙甘草均为甘温之品，以补气健脾；荆芥炭、栀子炭凉血止血，清心除烦；焦远志、茯神、炒酸枣仁、生龙骨、生牡蛎镇惊安神，收敛止血；龙眼肉能补心脾，益气血，既不滋腻，又不壅气，故为滋补的良药；当归身有补血养血活血之效，使新血生，瘀血去；生姜温胃散寒。综观全方，止血寓于补气养血之中，达到塞流固脱的功效。

23. 归脾汤治疗心悸（窦性心动过缓、心肌缺血）

李某，男，77岁，退休干部，2012年10月12日初诊。

3年前开始时感心中不适，曾在开封市淮河医院诊为房颤、早搏，半月前在该院行冠脉造影术，未提示冠心病。自诉心中不适感多发于夜间，发作时则伴乏力、汗出、心烦、体温偏低，35.4~36.0℃，持续时间2~8小时。20天前心电图提示：窦性心动过缓（50~54次/分），ST-T波改变。血压150/90mmHg（1mmHg约相当于0.133kPa）。左脉沉细，右脉弦细稍硬，舌质淡红，苔薄。

证候：心脾两虚，心神失养。

治法：健脾益气，养心安神。

方药：归脾汤加减。生黄芪30g，焦白术10g，太子参30g，全当归15g，焦远志12g，茯神20g，炒酸枣仁30g，木香6g，黄连9g，苦参20g，生龙骨30g，生牡蛎30g，丹参30g。6剂。

二诊：间断服上药6剂，心悸稍减，昨日凌晨2~7时又有发作，伴汗出、多尿。上方苦参增至30g，6剂。

三诊：心悸继减，精神稍有改善，夜眠不安。上方加炒栀子10g，炒酸枣仁增至40g，太子参增至40g，10剂。

四诊：诸症好转，仍觉乏力。上方生黄芪增至50g，20剂。

五诊：心悸、乏力、多汗等症基本好转。上方茯神增至30g，生龙骨、生牡蛎均增至40g，10剂，制水丸口服，巩固疗效。

【按语】西医之心肌缺血及心律失常，属于中医"心悸"范畴。该患者年过七旬，年事已高，加之患房颤、早搏多年，元气大伤，心气不足，心脉失养，则心悸、汗出。脾气亏虚则乏力。夜半阳气潜藏体内，邪气充斥于身形，正不胜邪，症状加重，此即《灵枢·顺气一日分为四时》所谓："夕则人气始衰，邪气始生，故加；夜半人气入脏，邪气独居于身，故甚也。"治以归脾汤健脾益气，养心安神。方中生黄芪、焦白术补气健脾；太子参益气养阴；全当归养血活血；焦远志安神定志；木香芳香化湿，理气和中；黄连、苦参苦能入心，主心腹邪气；生龙骨、生牡蛎熄风定惊，平肝潜阳；加丹参活血化瘀，宁心安神。现代药理研究证实，黄连、苦参、龙骨、牡蛎均有纠正心律失常的作用。三诊时加炒栀子清心除烦。四诊后重用黄芪补气以行血。最后以丸剂缓治，巩固疗效。

24. 归脾汤治疗心悸（频发室性早搏）

李某，女，43岁，农民，2012年6月8日初诊。

1周前劳累后出现心慌、胸闷、气短，站立时自感心中有下垂感，气短难以接续，四肢无力，夜间失眠，口干，大便稍干，舌淡红，苔白湿，脉沉小滑，结代。心电图检查提示：心肌缺血，室性早搏（频发）。

证候：气血两虚，心神失养。

治法：补益气血，安神定志。

方药：归脾汤加减。生黄芪30g，炒白术10g，太子参30g，丹参30g，焦远志12g，茯神30g，炒酸枣仁30g，生龙骨30g，生牡蛎30g，黄连9g，苦参30g，炒枳壳12g，北五加皮10g。6剂。

二诊：服药有效，症状明显好转，但由坐位站立时仍有心慌出现，口渴稍减，但感口中发涩，进食后胃胀。上方去白术，加麦冬20g，五味子5g，太子参增至40g，生黄芪增至40g，以增补气养心之力。

三诊：服药10剂，症状明显好转，口干、口涩、胃胀消失，偶感心慌。上方去炒酸枣仁、炒枳壳，加柏子仁12g，12剂。

四诊：心悸夜间偶发，脉律已齐。上方去北五加皮，太子参增至50g，10剂。

【按语】心藏神而主血，脾主思而统血。思虑、劳累过度，心脾气血暗耗，脾气亏虚则体倦、食少；心血不足则见惊悸、怔忡。患者平素过劳，耗伤元气，则心慌、胸闷、气短；久站伤气，中气下陷，则心中有下垂感，甚至气短难续；脾气虚则精微失布，四肢失养，故四肢无力；气血不足，血不养心，故失眠不寐；血行不畅，则见脉结代。治宜补益气血，健脾养心，安神定志。方中生黄芪益气助阳，升阳举陷；炒白术健脾祛湿；太子参补气不伤阴；丹参凉血活血，安神宁心；焦远志、茯神助眠；生龙骨、生牡蛎平肝潜阳；黄连、苦参味苦入心，现代药理研究证实，二者均有纠正心律失常的作用；炒枳壳理气和胃；北五加皮有强心作用。辨证准确，一击获效，守方继进，终获痊愈。

25. 补中益气汤治疗气虚便秘（冠心病、糖尿病）

赵某，男，84岁，离休教师，1999年5月23日初诊。

患者中年时曾做右肺叶切除术，现患有冠心病、糖尿病等多种慢性疾病，且经常感冒，缠绵难愈，身体虚弱，动则气喘，心悸胸闷，四肢疲困，周身乏力，纳少眠差。特别是便秘20年，痛苦不堪，少则三五日，多则八九日始便，经常需由他人抠出干燥粪块，口服泻下药物通便，药量少则无济于事，药量大必然诱发心绞痛，多医少效，投医无门。舌质淡，苔薄，脉沉细而弱。

证候：脾胃气虚，传导无力。

治法：补益中气，润肠通便。

方药：补中益气汤加减。生黄芪30g，生白术30g，陈皮10g，太子参30g，升麻6g，柴胡10g，全当归30g，黄芩12g，瓜蒌仁30g，麻子仁30g，桃仁10g，杏仁10g，肉苁蓉20g，何首乌30g，甘草6g。凉水浸泡1小时，中火浓煎，3次分别取汁兑匀，分3次饭前温服。

二诊：上方服2剂，无任何反应，仅感精神稍好。上方继服6剂。

三诊：诉大便2次，第一次艰难，多为燥粪，第二次燥粪减少，稍顺利，精神见好，心绞痛也未犯。效不更弦，上方生黄芪增至40g、升麻增至8g继续服用，1周后大便2日一行。继服1周，改为3日服2剂，最后2日1剂。

四诊：大便正常，每日1次晨便，多年难言之隐终于解除。更可喜的是冠心病基本不犯，感冒也很少出现。嘱其上药10剂量共研细末，炼蜜为丸，每丸9g，每服1丸，每日2次，巩固疗效。

【按语】李东垣认为脾胃在人体中具有重要作用，提出"脾胃虚则九窍不通，脾胃之气既伤，而元气亦不能充，诸病则生"的基本论点。该患者年老体弱又加久病多病，纳少眠差，气血两亏，气虚则大肠传送无力，血虚则津枯肠道失润，导致便秘20年不愈，所以补益中气、润肠通便为治疗大法。一方到底，药证相合，多年陈疾，老年得愈。特别是患者的冠心病心绞痛及经常感冒等多种慢性疾病均有不同程度好转，进一步证明整体观念与辨证论治的正确性和巨大潜力。

26. 补中益气汤治疗肝热病（肝硬化腹水伴发热）

张某，男，62岁，退休工人，2011年10月17日初诊。

近半年时感腹胀、纳差，外院诊为肝硬化腹水，间断治疗，症状减轻。近1

个月来伴每日发热，从每天上午9点开始，到下午1点热退，体温在37.1~38.6℃，无呼吸道、消化道、泌尿系感染，到西医院治疗，查腹水常规、血常规，未见感染，给予退热治疗，未见好转。舌质淡红，边有齿痕，苔白薄，脉弦细。

证候：气虚发热。

治法：补中益气，甘温除热。

方药：补中益气汤加减。生黄芪30g，太子参30g，焦白术10g，陈皮10g，升麻15g，柴胡9g，全当归10g，甘草6g。

连服6剂后患者发热最高温度降至37.2℃，发热时间缩短，从上午10点开始，到上午11点热退。守上方，太子参加至40g，继续服用1周，发热基本消退。守上方，加减服用1个月以巩固疗效。随访至今，未复发。

【按语】《金匮要略》有"见肝之病，知肝传脾，当先实脾"之明训。李东垣提出"内伤脾胃，百病由生"的观点。脾胃气虚，不仅表现为胃肠功能衰弱，而且元气也不足，体质变弱，抵抗力下降，引起衰弱症候群，诸如疲乏倦怠、四肢无力、食少无味、气虚发热等。治疗当遵循"损者益之""劳者温之""甘温除热"的原则，代表方则为补中益气汤。方中生黄芪补中气之虚；太子参益气生津，为清补之品；甘草泻心，使食气之壮火转为生气之少火；当归和血，养日损之营阴，以制烦劳之亢阳；气馁于中，升降失司，用焦白术以运之；气乱于胸，清浊相干，用陈皮以理之；升麻、柴胡轻清宣达，升其下陷之阳气，阳气升而阴火自还，复于本位而发热自除。从现代医学观点看，补中益气汤具有健胃护肝、兴奋强壮、解热镇痛等作用。诸药合用，共奏补中益气、甘温除热之效，使肝病发热得以较快治愈。

27. 补中益气汤治疗气虚发热（心脏搭桥术后发热）

何某，男，60岁，个体业主，2005年4月30日初诊。

患者1个月前行心脏搭桥术，术后出现发热，体温在37.5~38.5℃，乏力明显，伴有心悸气短，失眠多梦，胸痛，纳呆，服用多种西药，效果欠佳，慕名求诊。坐轮椅来诊。舌质暗红，苔白，中间剥脱，六脉结代，右沉细弱，难以应指，左脉滑数。

证候：气虚发热。

治法：甘温除热，养心安神。

方药：补中益气汤加减。生黄芪25g，焦白术8g，太子参30g，升麻7g，柴胡10g，陈皮9g，当归身12g，青蒿15g，制鳖甲30g（先煎），焦远志12g，柏子仁14g，酸枣仁14g，炙甘草6g。

二诊： 服药3剂，体温下降0.5℃。上方生黄芪增至40g，焦白术增至10g，继服3剂。

三诊： 体温已正常2天，脉律整齐。改方天王补心丹加补气药，治疗心脏病。

【按语】 李东垣曰："内伤脾胃，乃伤其气；外感风寒，乃伤其形。伤外为有余，有余者泻之；伤内为不足，不足者补之。""内伤不足之病……唯当以辛甘温之剂，补其中而升其阳，甘寒以泻其火，则愈矣……温能除大热，大忌苦寒之药，损其脾胃。"本案患者已花甲之年，由于行搭桥术，伤其元气，元气不足，心火独盛，心火者，阴火也，阴火上乘，引起发热；气虚血亏，心脉失养，导致脉结代；心慌气短、舌质红，为气阴两虚之象；舌质暗，为气虚血瘀之候。但其主要矛盾为内伤气虚，故先用甘温除大热之法，待热退后，另拟方专治心脏。故选补中益气汤加减。生黄芪、炙甘草、太子参补脾益气；焦白术健脾除湿；升麻、柴胡升举阳气；陈皮理气和胃；青蒿、制鳖甲滋阴清热；焦远志交通心肾；柏子仁、酸枣仁养心安神。辨证准确，6剂热退，神清气爽，患者大赞中医药的疗效迅捷。

28. 六味地黄汤治疗肝癖（脂肪肝、高脂血症）

赵某，男，35岁，业务员，2006年12月29日初诊。

近1年来体重增加10kg，间断右胁不适，乏力身困，腰酸膝软，视物不清，口干，大便溏泄或秘结，形体肥胖，舌质淡红，苔根部白厚，脉沉小滑。化验肝功能：总胆红素（TBIL）22.1μmol/L，ALT 65U/L，TG 4.2mmol/L。彩超提示：中度脂肪肝。无大量饮酒史。

证候：肝肾亏虚，湿浊中阻。

治法：养肝益肾，消浊利湿。

方药：六味地黄汤加减。熟地黄10g，山茱萸20g，炒山药20g，茯苓10g，牡丹皮10g，泽泻20g，枸杞子20g，菟丝子15g，何首乌10g，全当归10g，炒白芍15g，川牛膝20g，怀牛膝20g。6剂。

嘱节制饮食，适量运动，减轻体重。

二诊：体力稍增，口干好转，仍觉右胁胀满。上方去熟地黄，加浙贝母20g，10剂。

上方稍有增减，治疗2个月余，胁肋胀闷、乏力、腰酸等症大减，体重下降近5kg。2007年3月22日复查肝功能：TBIL 13.5μmol/L，ALT 40U/L，TG 2.1mmol/L，化验血黏度偏高。处方增加化瘀之品。

方药：赤芍20g，丹参20g，红花10g，泽泻30g，山茱萸20g，枸杞子20g，菟丝子15g，全当归10g，炒白芍15g，川牛膝30g，怀牛膝30g。10剂，颗粒剂，每日1剂，冲服。

以上方为主加减调理2个月余，诸症皆消，复查肝功能及血脂均正常。彩超示：肝、胆、脾、胰未见异常。

【按语】熟地黄滋阴补肾，生精填髓，作为主药。山茱萸温肝敛阴，涩精秘气，炒山药益肺健脾而补脾阴，二药共助熟地黄滋补肾阴，为辅药。主、辅药能补肾、肝、脾三脏。但此三药补而腻滞，故又以泽泻宣泄肾经浊邪，以防熟地黄补肾之腻；牡丹皮清肝泻热，以除山茱萸温肝敛阴之滞；茯苓淡渗脾湿，以免山药补脾中满之壅。六药相合，补中有泻，寓泻于补，相辅相成，补大于泻，共奏滋补肝肾之效。刘老在此基础上加枸杞子、菟丝子益肝明目；何首乌滋补肝肾；全当归、炒白芍养血柔肝；川牛膝、怀牛膝活血利水，补肝肾，强筋骨。待肝肾得养，正气来复，调整治则以益肾活血为主，后期加丹参、红花、赤芍凉血活血，化瘀通络，现代药理研究证实，上三药都有良好的降脂减肥的功效。最终使瘀血得行，精血得充，则肝肾得养，肝功能复常，肝脂得消，各项指标恢复正常。刘老强调，越是肥胖之人，看似体质壮实，实则亦有虚、实之分，实者固然可通腑、攻下、破气、消积等为治，而对虚者不要只考虑益肾填精、健脾补肝诸法，只有辨证准确，才可避免"虚虚实实"之误。

29. 六味地黄汤治疗癃闭（尿潴留）

王某，男，70岁，退休干部，2010年2月1日初诊。

以排尿滴沥不畅4个月为主诉来诊。近4个月来排尿不畅，点滴而出，夜尿频，每次量少，近1个月余症状尤为明显。5年前患者患脑梗死，走路迟缓。舌质紫暗，苔黄厚，脉细。

证候：肾虚血瘀，气化失司。

治法：补肾填精，化瘀利湿。

方药：六味地黄汤加减。生地黄15g，炒山药15g，山茱萸20g，牡丹皮12g，茯苓皮20g，泽泻20g，石韦15g，沉香8g，红花12g，穿山甲粉（穿山甲已列入国家野生动物保护名录，医者应用其他药品代替，后同——编者注）8g，瞿麦15g。5剂。

二诊：服药后小便较前通畅。上方生地黄增至25g，穿山甲粉增至10g，10剂。

三诊：家人代述，夜间小便次数减少，5~6次/日，白天小便解不出，量可。上方山茱萸增至30g，加枸杞子30g，6剂。

上方为主增损调理1个月余，诸症明显好转，排尿基本恢复正常。

【按语】 癃闭是以小便量少，点滴而出，甚则闭塞不通为主症的一种疾患。癃闭有虚实之分。实证多因湿热、气结、瘀血阻碍气化运行；虚证多因中气、肾阳亏虚而气化不行。本案即以肾气亏虚为主，气虚膀胱气化失司，水道不利，则小便量少、点滴而出，甚至闭塞不通；津液输布不畅，湿浊内阻，则舌苔黄厚；气虚行血无力，瘀血阻滞，则舌质紫暗。故治以六味地黄汤加减，补肾填精为主。其中以生地黄易熟地黄，因熟地黄补血之力有余，而活血之力不足，而生地黄清热凉血，且可活血行血；茯苓皮易茯苓，增其利尿通便之功；更加沉香降气温中，暖肾纳气；红花、穿山甲活血化瘀，通经活络；石韦、瞿麦利尿通淋。三诊时更加枸杞子增其补肾填精之功。调理月余，癃闭向愈。

30. 知柏地黄汤合二至丸治疗血精（精囊炎）

刘某，男，48岁，工人，1999年12月10日初诊。

半月内2次发现血性精液、质稠，并伴腰酸痛，小腹疼痛，口干喜饮，饮食尚可，舌质红，苔薄白，脉虚数。

证候：阴虚火旺，热扰精室。

治法：滋阴降火，清热凉血。

方药：知柏地黄汤合二至丸加减。生地黄15g，泽泻10g，牡丹皮12g，炒黄柏10g，白薇20g，女贞子15g，旱莲草15g，大蓟15g，小蓟15g，淡竹叶10g，连翘20g，赤小豆15g，生甘草5g。

二诊：服药2剂，腰酸减轻，舌质红，苔薄白，脉虚数。继续予以滋阴降火、清热凉血法。

方药：炒知母9g，黄柏炭9g，生地黄炭14g，山茱萸15g，生山药14g，茯苓

12g，牡丹皮12g，旱莲草14g，女贞子14g，沉香6g，炒杜仲14g。

三诊：服药4剂，精色已经正常，舌质仍偏红，脉趋平。上方加栀子炭9g，继服3剂，巩固疗效。2001年2月13日随访，已痊愈。

【按语】血精临证少见，《景岳全书·血证》曰："血本阴精，不宜动也，而动则为病……盖动者多由于火，火盛则逼血妄行。"刘老认为患者证属阴虚火旺，迫血妄行，扰动精室，血随精液外泄，出现血精。治宜滋阴降火、清热凉血之法。用知柏地黄汤合二至丸加减。知柏地黄汤为六味地黄汤加知母、黄柏二味，对肝肾阴虚火旺所致的腰膝酸软、遗精、血淋等症，能滋其阴，降其火；二至丸由女贞子、旱莲草组成，具有补益肝肾、滋阴止血的功效，用于治疗肝肾阴虚所致的眩晕耳鸣、咽干鼻燥、腰膝酸痛、月经量多等症；淡竹叶、赤小豆、连翘清热解毒，轻宣透邪；大蓟、小蓟、白薇、栀子炭凉血止血；炒杜仲补肝肾，强筋骨；沉香温肾降逆，行气止痛。本方养阴、清热、凉血相结合，使凉血而不致瘀，滋阴而不敛邪，清热而不伐胃，药证相符，数剂即愈。

31. 逍遥散治疗吐酸（反流性食管炎、药物性肝炎）

姬某，女，41岁，农民，2012年1月22日初诊。

近半年来反复吐酸、烧心，胸骨后有烧灼感，右胁隐痛不适，长期服多种中西药物，名量不详，半月前胃镜示反流性食管炎，化验肝功能ALT 184U/L，外院诊为药物性肝炎。现除上述各症外，伴口苦，胃胀胃痛，纳差，嗳气，舌质淡，苔滑，脉沉滑。

证候：肝郁化火，横逆犯胃。

治法：疏肝解郁，清热和胃。

方药：逍遥散加减。柴胡10g，全当归15g，炒白芍15g，炒白术10g，薄荷6g，蒲公英30g，川贝母10g，海蛤壳30g，炒枳壳12g，砂仁9g，黄连6g，吴茱萸1g。10剂。

二诊：症稍减，仍泛酸，口苦，胃脘隐痛，舌脉同前。上方去海蛤壳、炒枳壳，改黄连为9g，吴茱萸为2g，10剂。

三诊：口苦、泛酸、胃痛减轻，间断嗳气，便溏，食量偏少，舌质淡，苔稍腻。上方改吴茱萸为4g，10剂。半年后随访，自中药服完后，吐酸未犯。

【按语】本案患者症见泛酸、烧心、腹胀、纳差，均为肝胃郁热化火之象。

肝气不舒，横克脾土，则腹胀、纳差、嗳气；气郁化火，则泛酸、烧心；肝气郁滞，气滞不通则痛。治疗用逍遥散加减，疏肝解郁，清热和胃。方中以柴胡、全当归、炒白芍、炒白术、薄荷等，取逍遥散疏肝、健脾之意；以蒲公英、海蛤壳清热解毒，制酸止痛；川贝母、砂仁清热开郁，健脾和胃；炒枳壳理气宽中；黄连配吴茱萸即左金丸，降逆止酸止痛。三诊大便稍溏、食少，吴茱萸稍加量，以疏肝下气，和胃降逆。久病之体，难图速效，只可稳中求进。

32. 丹栀逍遥散治疗崩漏（功能性子宫出血）

张某，女，24岁，教师，1999年10月11日初诊。

2个月前因情志不舒而出现月经每月2次来潮，量甚多，淋漓不断，色鲜红，到开封市妇产医院诊为"功能性子宫出血"。虽经治疗效不显，诊时除月经淋漓不断外，尚有头晕目眩，夜卧少眠，面色萎黄，舌质淡，舌尖红，苔薄，脉弦滑。

证候：肝郁化火，脾不统摄。

治法：疏肝健脾，清热止血。

方药：丹栀逍遥散加减。栀子炭12g，牡丹皮12g，当归身12g，炒白芍12g，柴胡8g，茯苓15g，焦白术8g，仙鹤草30g，益母草15g，薄荷5g，甘草6g。水煎取浓汁，分2次饭后1小时温服。

二诊：患者诉服药4剂后月经量减少，效不更弦。上方焦白术增至10g，继进6剂。

三诊：患者诉服药后月经净，睡眠较前好转，头晕目眩轻，舌质淡红，苔薄，脉弦滑，改用益气健脾、补血养心之剂。

方药：生黄芪20g，太子参20g，全当归12g，茯苓20g，焦白术10g，焦远志10g，炒白芍12g，炒酸枣仁30g，龙眼肉12g，生地黄15g，甘草5g。3剂。

四诊：诸症消，睡眠可。上方生黄芪增至30g，隔日1剂，服3剂，以收全功。

2001年来诊他疾时诉：服药治疗后，月经按期来潮，经期、经量均正常。

【按语】崩漏一症，多属肝旺脾虚，血热不藏所致。肝藏血，肝热则血不能藏而妄行；脾统血，脾虚则血不能统摄而行。故治以疏肝健脾，清热止血。方选丹栀逍遥散加减治之。当归身、炒白芍养血敛阴柔肝，以平肝气之亢，《神农本草经》谓当归主妇人漏下绝子；肝气旺而脾伤，故用焦白术、茯苓健脾和中；柴胡、薄荷舒畅肝气以解郁；牡丹皮、栀子炭清热凉血而止血；仙鹤草收敛固摄以止血；少用益母草以活血，使血止而不留瘀。三诊出血虽止，崩漏得治，而正气未复，故刘老以益气健脾、补血养心之剂善其后，以期远期巩固疗效。

33. 血府逐瘀汤治疗黄褐斑（黧黑斑）

王某，女，43岁，个体业主，2006年2月28日初诊。

近半年来起居无常，经常熬夜，双面颊出现黄褐斑，逐渐增多，颜色渐深，每周美容，效果不理想。慕名请刘老诊治，刻下症：两面颊黄褐斑面积较前扩大，颜色明显变深，急躁易怒，眠差多梦，月经量少，颜色暗红，血块较多，行经2~3天，大便2日一行，纳可，舌质暗，舌边有瘀点，苔黄薄略腻，脉沉细。

证候：气机失调，瘀血阻络。

治法：行气通经，活血祛瘀。

方药：血府逐瘀汤加减。全当归12g，红花12g，赤芍20g，桃仁9g，川芎8g，怀牛膝12g，柴胡10g，炒枳壳12g，生地黄14g，白芷10g，葛根15g，甘草6g。

嘱按时作息，节情志，避熬夜，多运动，好心情。

二诊：上方连服12剂，面部黄褐斑颜色稍淡。1周前月经来潮，行经3~4天，量较前多，颜色偏暗，血块减少，大便2日一行，偏干，舌质偏暗，舌边有瘀点，苔薄略黄，脉细沉。原方加炒莱菔子20g，以润肠通便。

三诊：服药6剂，面部黄褐斑颜色进一步变淡，面积从外向里缩小，大便每日1次，溏便，舌脉同上。调整药方剂量。

方药：全当归15g，红花15g，赤芍30g，桃仁12g，川芎12g，怀牛膝20g，柴胡12g，制香附15g，炒枳壳12g，白芷12g，葛根30g，甘草6g。

四诊：服药15剂，面部黄褐斑浅淡，部分消失，患者满意。5天前月经来潮，行经4~5天，量较前多，色淡暗，血块少，大便1日一行，舌质淡暗，苔薄，脉细滑。改配丸剂，治宗前意，仍以活血祛瘀、通利经脉、行气解郁为法。上方去炒枳壳，加穿山甲粉9g，陈皮9g，用6剂量共研细末，水泛为丸，如梧桐子大小，每日服2~3次，每次9g，温开水送服。

连服3个月后复诊，面部黄褐斑基本消失，不注意细心观察，已经看不到黄褐斑，月经规律，期、量、色、块均正常，面色润泽，舌脉趋平。照四诊水丸方，加生黄芪120g，加强益气活血之力，继续配服中药丸剂，以巩固疗效。

1年后随访，黄褐斑全消，面色红润，精神饱满，效果满意。

【按语】黄褐斑病多见于中青年女性，究其原因，多由起居失常、情志不畅、月经失调等引起。其病机为气机失调，瘀血阻络，新血不生，血不能行至头面荣养肌肤。治当行气通经，活血化瘀。本案以血府逐瘀汤加减。血府逐瘀汤实由四逆散、桃红四物汤和桔梗、牛膝组成。其中桃红四物汤补血活血；四逆散疏肝理气；桔梗、牛膝，一升一降，升降相因，重在调畅气机。面部属阳明经，妙用白芷和葛根统领诸药引入阳明经，直达病所，故疗效满意。

34. 血府逐瘀汤治疗油风（斑秃）

案1：周某，男，22岁，工人，1980年8月8日初诊。

自幼体弱，脱发3年，日重一日，现全发斑脱达三分之二，屡治罔效。舌质暗，苔白，脉沉细两尺弱。

证候：瘀血阻络，肝肾亏虚。

治法：活血通络，祛瘀生新，补益肝肾。

方药：血府逐瘀汤加减。全当归12g，川芎7g，生地黄16g，红花9g，赤芍12g，炒枳实8g，柴胡7g，牡丹皮9g，怀牛膝12g，皂角刺6g，续断12g，甘草6g。

连服10剂，脱发减少，尺脉较前有力。上方加炒刺猬皮12g，又服10剂，脱发止，新发生。原方稍作出入，续服35剂，新发全生，黑而润泽。又用补肾养血之品6剂，以培本善后。

案2：刘某，男，32岁，农民，1978年4月26日初诊。

近5年脱发明显，呈片状脱发，现已满头光秃，稀发寥寥，抑郁寡言，舌质暗紫，脉弦。

证候：瘀血阻络，肝郁肾虚。

治法：活血通络，疏肝益肾。

方药：血府逐瘀汤加减。全当归12g，赤芍12g，生地黄15g，红花9g，川芎9g，怀牛膝12g，桃仁10g，女贞子12g，陈皮9g，柴胡6g，甘草6g。

上方服6剂，脱发减轻。加皂角刺7g，又服15剂，脱发渐止，新发初生，脉弦细，舌偏暗。效不更方。上方去怀牛膝，加何首乌、旱莲草各12g，继服10剂，脱发全部生长。6年后，因他病来诊，诉药后未再复发。

案3：朱某，男，18岁，学生，1981年10月19日初诊。

露宿受寒，骤患脱发，片状脱发，半年来屡治无效。症见片状脱发7处，头顶全脱，舌质暗，苔薄腻，脉弦滑。

证候：瘀阻挟痰。

治法：化瘀消痰。

方药：桃仁12g，杏仁12g，全当归15g，川芎12g，红花10g，赤芍9g，柴胡7g，怀牛膝12g，白芥子12g，姜半夏9g，陈皮7g，藁本9g。

上方服6剂，新发渐生。续服30剂，巩固疗效。

3月后随访，乌发满头，其疾早瘥。

【按语】斑秃古称"油风"，俗称"鬼剃头"，其发多因血虚、肾亏阴虚、血热、气虚等。上述三案，均脱发三分之二有余，察脉证，审病机，究源流，均因瘀阻而作。花萼之荣在其根，发长润泽源于血，瘀血阻络，发失濡养，自枯而脱。血府逐瘀汤活血理气并行，以期气行血行，事半功倍。瘀血去、新血生，毛发得养，犹如枯涸禾苗得雨露灌溉，油然而生矣。以上三案，虽均属瘀血阻络，然其兼证不同，其治亦异。案1，瘀兼肾虚，故加续断以补肾。案2，因郁致瘀，加陈皮以理气，柴胡、川芎以解郁。案3，瘀兼痰浊，加二陈以燥湿化痰，合藁本以入巅，直达病所，入白芥子、杏仁以利气豁痰，痰瘀相关，痰去瘀消，取效亦捷。三案治法，同中有异，体现了辨证论治的原则，故均获良效。

35. 清气化痰丸合玉屏风散治疗咳嗽（支气管扩张）

冯某，男，39岁，2012年10月19日初诊。

10年前涉水复加冒雨而感冒，后出现发热、咳痰、乏力、背痛等症，开封市淮河医院诊为"支气管扩张"，治疗后效果不理想，反复发作。平素经常咳嗽，咳吐白痰，痰中有块。现咳黄痰，流浊涕，易发热，舌质淡、体大，边有齿痕，苔白湿面大、较厚，脉沉弦缓。

证候：肺卫不固，痰热内蕴。

治法：益气固表，清热化痰。

方药：清气化痰丸合玉屏风散加减。防风10g，白术10g，生黄芪30g，太子参30g，清半夏10g，橘红12g，茯苓20g，天竺黄15g，胆南星8g，猫爪草30g，川贝母10g，黄芩15g。6剂。

二诊：上方为主调治半月，感冒已愈，遇冷则咳嗽、咯痰，痰色黄白。

方药：太子参40g，姜半夏10g，橘红12g，茯苓20g，焦白术10g，防风10g，生黄芪40g，天竺黄6g，胆南星9g，川贝母10g，鱼腥草40g，甘草6g。14剂。

2013年1月3日三诊：咳痰已愈，咽中不适。上方去鱼腥草、甘草，加五味子6g，射干10g，14剂，以巩固疗效。半年后随访，未再感冒咳嗽。

【按语】患者10年前涉水复加冒雨后始患咳嗽、易感冒等症状，为肺卫受邪失固，肺气上逆，则反复咳嗽；肺失宣肃，痰浊蕴结，则咳痰；痰浊蕴肺，日久化火生热，则痰黄涕浊，易于发热；苔白湿面大为痰湿内蕴之象。方中清气化痰丸出自明代吴昆《医方考》，由胆南星、黄芩、清半夏、陈皮、茯苓等药物组成，具有清热化痰、理气止咳的作用。天竺黄清热化痰；猫爪草化痰散结，解毒消肿；川贝母清热化痰、止咳；玉屏风散（防风、焦白术、生黄芪）益气固表，兼祛风邪，补中寓散。诸药合用，具有较好的清热化痰、益气固表的作用。

支气管扩张在中医学中可归属于"肺痿""劳咳""咳嗽""喘证""咯血"等范畴。本病症的病因主要与体质因素、外邪侵袭及嗜好烟酒有关，其病机可概括为火热、痰湿、阴虚。本案即以痰热为主，在清热化痰的同时，兼顾益卫固表。辨证准确，取效甚捷。

36. 失笑散合丹参饮治疗胃痛（慢性胃炎、十二指肠球部溃疡）

王某，男，57岁，工人，2008年3月27日初诊。

2个月前因家事与孩子发生矛盾后，出现胃脘疼痛如针刺，疼痛固定不移，按之痛甚，且不缓解，食后加重，入夜尤甚，舌质暗，舌边有瘀点，苔薄黄，脉弦涩。平素有高血压病史10年余，慢性胃炎、十二指肠球部溃疡病史3年。

证候：气滞血瘀，胃络失和。

治法：化瘀通络，和胃止痛。

方药：失笑散合丹参饮加减。生蒲黄12g（包煎），炒五灵脂12g，丹参24g，檀香12g，砂仁8g（后下），制香附15g，制乳没各8g，醋延胡索15g，九香虫9g，炒枳壳12g，甘草8g。

嘱咐患者节情志，勿劳累，按时休息。

二诊：服用上药3剂，胃脘痛稍有减轻，但仍时有疼痛，时轻时重，舌质暗，舌边有瘀点，苔薄黄，脉弦涩。效不更方，加大药物剂量，丹参增至30g，加红花12g，再进6剂。

三诊：上药服后，胃脘痛明显减轻，疼痛次数减少，精神好转，心情比前两次来时舒畅，时口干咽燥，纳眠可，舌质淡暗，舌边瘀点渐少，苔薄黄，脉弦滑。在上方基础上加南北沙参各30g，以滋阴润燥，继服6剂。

四诊：胃脘痛减轻大半，疼痛次数逐渐减少，精神好，心情愉快，口干咽燥好转，纳眠可，舌质淡暗，散在瘀点，苔薄，脉弦滑，因患者原有慢性胃炎、十二指肠球部溃疡病史，故在原方基础上去生蒲黄、制乳没、九香虫，加乌贼骨15g，煅瓦楞子15g，以抑酸和中、止痛。

五诊：前后又服用15剂，胃脘痛消失，精神好，心情愉快，口干咽燥已好，纳眠可，舌质淡稍暗，苔薄，脉滑。为增强疗效，建议患者间日1剂，续进6剂；同时，按照上方配服水丸，每次9g，坚持服用2个月，以巩固疗效。

【按语】本案患者素有胃病，复因情志不舒，肝气郁结，引动痼疾，新病旧疾，瘀阻胃络，隧道失畅，血瘀明显，胃痛日重。正如林佩琴《类证治裁》在论述胃脘痛时指出："初痛在经，久痛入络。经主气，络主血也。初痛宜温散以行气，久痛则血络亦痹，必辛通以和营，未可概以香燥例治也。"方中炒五灵脂活血散瘀而能止痛，为治血滞诸痛要药；生蒲黄祛瘀血；丹参活血补血；檀香温中理气，善治心腹诸痛；砂仁行气宽中，疏散胸中郁闷，制乳没活血止痛，一偏于气，一偏于血，二药相合，相得益彰；九香虫、炒枳壳疏肝理气止痛，使气行则血行。全方共奏化瘀通络、理气活血之效，使气畅、瘀去、血行、胃安。

37. 左金丸合旋覆代赭汤治疗呕吐（神经性呕吐）

刘某，男，67岁，农民，2001年9月17日初诊。

近20余日无明显诱因呕吐不止，伴胃中嘈杂，嗳气吞酸，西医诊断为神经性呕吐，舌质稍红，苔薄黄腻，脉弦稍滑。

证候：肝木伐土，胃虚气逆。

治法：清热疏肝，降逆止呕。

方药：左金丸合旋覆代赭汤加减。黄连9g，吴茱萸2g，旋覆花9g（包煎），代赭石12g，太子参12g，姜半夏9g，郁金12g，炒枳壳9g，厚朴花12g，炙甘草6g。

水煎1剂，呕吐渐止。3剂而安。

【按语】方用左金丸辛开苦降，清泻肝火。然木实则土必虚，脾虚生痰，痰阻气逆，故又以旋覆代赭汤降逆化痰，益气和胃，使中焦健运，痰浊涤除，则清升浊降，诸症可解。

38. 柴胡疏肝散治疗胆石症（胆囊炎、胆囊结石）

韩某，男，42岁，公务员，2004年3月10日初诊。

平素饮食无规律，半月前生气后自觉右胁胀痛，恶心厌油，食少嗳气，口苦，食后胃脘不适，上腹隐痛，小便发黄，大便如常。舌苔薄黄，脉弦。彩超检查：胆囊大小6.5cm×5cm，壁厚4.0mm，内壁毛糙，胆囊内可见0.8cm×0.6cm强回声光团，后伴弱声影。提示：胆囊炎伴胆结石。

证候：肝胆气滞，砂石内结。

治法：疏肝理气，利胆排石。

方药：柴胡疏肝散加减。柴胡10g，炒枳壳12g，炒白芍15g，制香附10g，陈皮9g，郁金10g，厚朴9g，佛手10g，金钱草20g，海金沙20g，鸡内金30g，甘草6g。6剂。

嘱其调节情绪，保持心情舒畅，注意自我减压。

二诊：胁痛大减，饮食增加，腹痛好转。上方金钱草加至30g，海金沙加至30g，加延胡索15g，继服10剂。

三诊：胁痛、腹痛均消，偶恶心、腹胀、口干。上方去延胡索，炒白芍加至30g，加全当归10g，再服10剂。

此方为主增损调理3个月余，诸症悉除，复查彩超：胆囊壁增厚，结石已消。

【按语】本案患者工作压力过大，情绪波动较大，复加饮食不节，饥饱失常，致肝胆气滞，不通则痛，发为胁肋及脘腹胀痛；肝胆疏泄失常，煎熬精汁，形成结石。治宜疏肝理气，利胆排石。药用柴胡疏肝散加味，即在柴胡疏肝散基础上加厚朴、佛手疏肝和胃，消胀除痞；加金钱草、海金沙、鸡内金利胆排石。终使肝气得疏，胆腑通降，胆石得消得排。

39. 八正散合石韦散治疗石淋（肾结石）

黄某，男，55岁，工人，1997年9月29日初诊。

2个月前无明显诱因出现肾绞痛、血尿，即到开封市淮河医院就诊，查B超示：肾结石。随即住院治疗，经治疗肾绞痛缓解。现症：腰痛，小便短赤，少腹拘急，纳可，舌质淡偏暗，苔黄中厚，脉滑。B超示：左肾多发结石伴积水，肾门处可见一18mm×14mm强光团，肾内可见多个强光团，最大直径8mm。

证候：湿热蕴结。

治法：清热利湿，通淋排石。

方药：八正散合石韦散加减。炒黄柏60g，石韦90g，牡丹皮90g，金钱草180g，穿山甲粉60g，瞿麦90g，三棱60g，莪术60g，炒栀子70g，海金沙180g，陈皮60g，滑石粉90g，路路通60g，鸡内金90g。上药共研细末，水泛为丸，如梧桐子大，每日3次，分40天服。

嘱患者多饮水，并进行跳跃运动，同时用空拳叩击肾区。

11月7日二诊：服药后诸症皆消，无特殊不适，舌质淡，苔黄，脉滑。原方药味药量共研细末，水泛为丸，继服40天。医嘱同上。

12月16日三诊：无不适。复查B超示：肾内可见一1mm×10mm强光团，散在结石已消，肾积水消。

方药：炒黄柏120g，石韦150g，琥珀粉100g，金钱草300g，穿山甲粉120g，瞿麦160g，牡丹皮140g，鸡内金150g，海金沙300g，滑石粉150g，陈皮100g，炒栀子120g，路路通100g，莪术100g，三棱100g。上药共研细末，水泛为丸，如梧桐子大，每日3次，分60天服。

医嘱同上。

1998年2月22日四诊：患者未诉特殊不适，脉舌同上。复查B超，肝、胆、脾、肾未见异常。原结石已排出。继服丸药以巩固疗效。

方药：炒黄柏60g，石韦100g，金钱草200g，琥珀粉100g，穿山甲粉60g，瞿麦100g，炒栀子120g，陈皮100g，海金沙200g，滑石粉100g，牡丹皮120g，莪术80g，路路通100g，鸡内金150g，三棱80g。共研细末，水泛为丸，如梧桐子大，每日2次，每次9g，温开水送服。

【按语】肾结石属中医学"淋证"范畴，尤其与石淋、砂淋、血淋关系密切。中医学认为本病多因嗜食肥甘酒热之品，或情志抑郁、气滞不畅，或肾虚而膀胱气化不行，导致湿热蕴结下焦，灼炼津液，与尿中浊物互结，日久则结聚成块，多为本虚标实之证。本虚为肾阳虚，标实为湿热、瘀血阻滞。腰痛之发，多为湿热之邪或结石蕴结下焦，闭阻气机，气血运行不利，不通则痛；因结石所发之腰痛，症状急迫，疼痛呈间歇性或持续性，甚至阵发性加剧，极为痛苦。急则治其标，故治以清热利湿、通淋排石止痛为主。本案重用金钱草、鸡内金、海金沙清热利湿，通淋排石。现代药理研究证实，此三味均有利尿、排石、抗炎的作用，其中金钱草具有溶石止痛之功效。石韦、穿山甲、滑石、路路通、瞿麦利尿通淋，溶石排石，可通过尿量的增加推动结石下移、促进结石排出。炒黄柏、牡丹皮、炒栀子清热利湿。三棱、莪术既可入血分破瘀通经脉，又可入气分行散调气机。再加陈皮理气行滞。诸药合用，共奏清热利湿、排石止痛之功。

刘老认为，凡湿热下注引起的诸多病症，多发生在炎炎酷暑，此时腠理开泄，水湿多化作汗液而走玄府，湿热不能从小便排出，故多表现为小便短赤、少腹拘急、舌质淡偏暗、苔黄厚、脉滑等症。临床施治时，必须探明标本缓急，理法方药一气贯通，方能应手奏效。本案治以通利之法驱逐结石，并配合饮水、蹦跳、叩肾区等方法促使这种病理产物排出体外。另外在辨治过程中，还应配合益气温阳，以顾护正虚之体，如此治标顾本，方能扣合病机。因为结石的溶解或排出并不是一朝一夕的事情，所以刘老将大剂量的通淋排石药并用，制成丸剂，嘱患者久服，既方便又经济实用，患者易于接受，治疗效果也好。

40. 镇肝熄风汤治疗晕厥、胸痹（高血压病、冠心病）

赵某，男，63岁，农村木工，1996年12月15日初诊。

自幼嗜酒，形体肥胖，面色红赤，声大气粗。近半个月以来头晕目眩，时而晕倒，不省人事，几分钟后可自行苏醒，已晕倒3次。伴耳鸣耳塞，烦躁易怒，口干，尿黄。胸闷憋胀疼痛，向肩臂放射，短气心悸，服硝酸甘油2分钟左右可缓解。眠食尚可。舌质淡红，舌尖有暗点，苔白薄，脉弦硬结代。血压190/120mmHg。心电图示：P波消失，异位心律，心率50~150次/分，QRS波群$V_{1~3}$呈QS型，Ⅰ、Ⅱ、L、V_5导联T波倒置，提示为：①心房纤颤。②室上性阵发性心动过速。③陈旧性室间壁右侧壁心肌梗死。

证候：阴虚阳亢，肝风内动。

治法：镇肝熄风，宽胸化瘀。

方药：镇肝熄风汤加减。生白芍24g，磁石24g（先煎），生代赭石15g（先煎），珍珠母30g（先煎），钩藤24g（后下），夏枯草24g，葛根24g，红花12g，决明子24g，全瓜蒌30g，川牛膝30g。

二诊： 服药6剂，诸症稍轻，未再晕倒，血压（160~180）/100mmHg。上方稍有加减，连服40余剂，仅胸部稍有闷胀，头晕耳塞，余症皆除，血压（160~180）/

（90~100）mmHg，脉弦硬，节律整齐，舌尖有暗点，苔薄白。

三诊：上方间断服用3个月余，复查心电图示：窦性心律，心率84次/分，QRS波群V$_{1-3}$呈QS型，T$_{II}$由倒置变双向，T$_{aVF}$由低平变正向，T$_{I、L、V_5}$仍倒置；心房纤颤消失，室上性阵发性心动过速消失，冠状动脉供血不足有所好转。鉴于脉舌症有所变化，考虑肝风得熄，肝阳稍平，唯血瘀征象改善不大，故改以活血化瘀、养血平肝、宽胸安神之剂。

方药：全当归24g，赤芍24g，降香9g，川芎12g，丹参30g，川牛膝30g，钩藤30g（后下），夏枯草30g，桑寄生30g，全瓜蒌30g，决明子30g，炒酸枣仁24g。

四诊：服30剂后，除偶有耳塞，余症全部消失，血压较长时间维持在160/90mmHg，患者停药上班。

1997年年底、1999年4月随访，患者均在农村做木工活，胸闷憋胀、肩胛酸沉而痛、心悸、短气等症从未出现。但停药后，患者不听医嘱，经常嗜酒，血压多在（160~190）/（90~100）mmHg。

【按语】本案患者自幼嗜酒，形体肥胖，气机不畅，气滞血瘀，心脉痹阻，故胸闷憋胀，循手少阴心经路线向肩臂放射；心阴不足，血不养心，故心悸短气；阴虚阳亢，肝风内动，致眩晕较甚，时而猝倒；肝肾阴虚，肝阳独亢，则耳鸣耳塞、烦躁易怒；面红耳赤、口干、尿黄属阴虚内热，阳亢于上；舌有瘀点，为瘀血之征；脉弦硬、参差不齐，均为肝阳独亢、心脉闭阻之象。当务之急，宜镇肝熄风，以防不测，首选镇肝熄风汤加减为主，佐以夏枯草、珍珠母、钩藤、红花、全瓜蒌以活血祛风，宽胸潜阳，使肝风得熄，肝阳得潜，眩晕得缓，危象解除。进而取活血化瘀之品为主，佐以平肝助阴、宽胸安神之剂，使瘀血得化，心脉畅通，血压较稳，心电好转，阴液渐复，诸症渐愈。

41. 补阳还五汤治疗中风中经络（脑梗死后遗症）

韩某，男，67岁，农民，2012年5月7日来诊。

20天前因劳累生气后出现右侧肢体偏瘫，遂住院治疗，病情稳定后出院，慕名求刘老诊治。现右上肢不能上抬，右手感觉丧失，右下肢不能行走，言语不利，饮水呛咳，畏寒怕冷。头颅MRI示：右侧基底节区脑梗死。舌质暗，苔薄，脉弦。高血压病史30年，血压控制不理想。平素性情急躁易怒。

证候：络脉空虚，风邪入中。

治法：益气活血，祛风通络。

方药：补阳还五汤加减。赤芍30g，川芎10g，全当归20g，地龙20g，桃仁10g，杏仁10g，红花15g，生黄芪30g，土鳖虫8g，穿山甲粉8g，乌药6g，葛根30g，侧柏叶15g。6剂。

二诊： 药后诸症悉减，右下肢较前有力，言语较前流利，饮水已不发呛。上方生黄芪增至40g，12剂。

三诊： 药后诸症明显减轻。进食后胃脘稍胀，右侧肢体肌力较前稍增。上方加炒枳壳12g，生黄芪增至50g，15剂。

四诊： 诸症向愈。上方10剂，制水丸以固疗效。

【按语】本案患者平素性情急躁易怒，此次因情志刺激而发病，又加劳累过度，耗气伤阴，使阳气暴张，引动肝风上旋，气血上逆，壅阻清窍，发为中风。中风未及脏腑，故神志仍清；邪中经络，故偏侧肢体不遂，痿软失用。方中生黄芪补气以生血；桃仁、红花、全当归、赤芍养血活血，化瘀通经；川芎行气以活血；乌药顺气止痛，温肾散寒；葛根解肌生津，有降压之功；侧柏叶凉血止血，兼可醒神；地龙、土鳖虫、穿山甲均为虫类药，可活血通络，有搜风活络之功。全方共奏益气养气、化瘀通络之功。方证相恰，故获显效。

42. 玉屏风散合养心汤治疗自汗

刘某，男，52岁，干部，2003年5月16日初诊。

患者2年来不明诱因出现经常出汗，开始微汗，后来汗出越来越多，尤其是讲话时，汗湿透衣，大汗淋漓，头面如洗，疲劳乏力，求诊于诸多医家，汗出时轻时重。体形胖，面色不华，寐差多梦，伴头晕气短，时有心慌，胸闷不适。舌质淡，舌体较大，边有齿痕，苔薄白，脉滑无力。

证候：气虚不固，心神失养。

治法：益气固表，养心安神。

方药：玉屏风散合养心汤加减。生黄芪20g，太子参20g，焦白术9g，防风10g，焦远志12g，柏子仁12g，山茱萸20g，生龙骨30g，生牡蛎30g，五味子9g，茯神20g，炒酸枣仁20g，炙甘草6g。

二诊： 服上方6剂后，汗出减轻大半，精神有所好转，心慌、气短明显减轻，饮食增加，睡眠可，舌质淡，苔薄白，脉滑。上方生黄芪增至30g，焦白术增至

12g，继续治疗。

三诊：服上方6剂后，汗出基本停止，唯有劳累后或做报告时轻微汗出，精神佳，心慌、气短、神疲乏力已消失。舌质淡，苔薄白，脉滑。守上方，山茱萸增至30g，茯神增至30g，又服6剂，以善其后。随访2年，出汗已愈，身体强健。

【按语】《素问·宣明五气》曰："五脏化液，心为汗。"《证治要诀·盗汗自汗》说："其无病而常自汗出，与病后多汗，皆属表虚，卫气不固，荣血漏泄。"故治以玉屏风散合养心汤加减，益气固表，养心安神。张秉成在《成方便读》中说："大凡表虚不能卫外者，皆当先建立中气。"故以焦白术补脾建中，脾旺则四脏之气皆得受其荫，表自有固而邪不干。用生黄芪固表益卫，得防风之善行走者，其功益彰则黄芪自不虑其固邪，防风亦不虑其散表。"汗为心之液"，汗出过多，伤及心神，故失眠多梦，炒酸枣仁、柏子仁、茯神、焦远志安其神、定其志。气随汗泄于外，伤津耗液，故神疲乏力，用太子参益其气、生其津，五味子收神气之散越。山茱萸味酸入肝，补益肝肾，涩精固脱。生龙骨、生牡蛎固表敛汗。全方益气固卫、养心敛汗以收全功，药到病除。

43. 三仁汤治疗自汗

陈某，男，56岁，干部，1982年4月20日初诊。

患者形体偏胖，素有口干、口苦、口臭等症状。半年前开始出现白天与黑夜皆汗出，伴头脑不清，偶有眩晕，昏昏沉沉，肢体沉重，纳眠均差，大便黏腻不爽。舌质淡，苔白湿、根厚腻、面大，脉滑略弦。

证候：湿热蕴蒸，迫津外泄。

治法：宣畅气机，清利湿热。

方药：三仁汤加减。薏苡仁30g，白蔻仁5g（后下），杏仁9g，姜厚朴8g，地骨皮12g，青蒿12g，清半夏9g，滑石粉12g，琥珀粉8g，藿香12g，佩兰12g。

二诊：服上药5剂后，汗出明显减轻，舌脉同上。继予宣畅气机、清利湿热之剂，上方加生石膏30g。

三诊：服上药6剂后，汗出已止，口臭、口苦好转。舌质淡，苔薄白，脉稍滑。继予宣畅气机、清利湿热之剂，守上方再进6剂。

四诊：自汗痊愈，余症基本消失。考虑湿邪黏滞重浊，邪去较慢，给予轻剂方，以巩固疗效。

方药：薏苡仁20g，白蔻仁5g（后下），杏仁9g，姜厚朴5g，黄连5g，清半夏9g，滑石粉12g，淡竹叶6g，藿香9g，佩兰9g，甘草5g。

再进7剂，以收全功。

【按语】王冰曰："夫人汗泄于皮腠者，是阳气之发泄尔，然其取类于天地之间，则云腾雨降而相似也。"《三因极一病证方论·自汗论治》曰："无问昏醒，浸浸自出者，名曰自汗。或睡着汗出，即名盗汗，或云寝汗。"本案患者平日嗜食肥甘厚味之品，体形偏胖，素有口苦、口干、口臭等湿热内积之患。湿热蕴结，气机不利，所以汗出不畅、头晕、肢体沉重、大便黏腻不爽、苔白湿且根厚、脉滑；湿热困脾，故纳差；热扰心神，故失眠。脉证合参，此案既不属阳虚自汗，又不属阴虚盗汗，当为湿热汗证。故治宜宣畅气机，清利湿热。方选三仁汤加减。三仁汤方药味平淡，可以宣上、运中、渗下。杏仁宣肺；白蔻仁行气宽中；薏苡仁甘淡渗湿，疏导下焦；滑石粉利湿清热；清半夏、姜厚朴行气化湿；地骨皮、青蒿清虚火；藿香、佩兰芳香化湿；琥珀粉安神利尿。二诊时重用生石膏30g，与薏苡仁配伍，能迅速发挥清里的作用，却无寒凉伤胃之弊。本方清湿热与清虚热相结合，但以清湿热为主，祛湿而不伤阴，清虚热而不助湿。药证相符，服药24剂而愈。

44.青蒿鳖甲汤合玉屏风散治疗盗汗

祁某，男，42岁，职员，2006年2月26日初诊。

患者1个月前不明原因出现睡时汗出，汗水湿衣，夜间尤甚，枕巾全湿，醒后汗止，晨起怕凉，伴有五心烦热、口渴，诉平时胃肠不适，怕食凉食，大便日2~3次。舌质偏红，苔少，脉细数弱。

证候：阴虚火旺，卫表不固。

治法：滋阴透热，益气固表。

方药：青蒿鳖甲汤合玉屏风散加减。青蒿12g，制鳖甲20g（先煎），生黄芪30g，焦白术10g，防风10g，生百部10g，黄连5g，炒枳壳12g，甘草6g。

二诊：上方连服7剂，汗出减半，夜间稍有出汗，烦躁也已缓解，精神较前好，舌质稍红，苔薄少，脉细。原方加南、北沙参各30g，继服7剂。3个月后随访，告知盗汗已愈，未再反复。

【按语】《医学正传·汗证》曰："盗汗者，寐中而通身如浴，觉来方知，属阴虚，营血之所主也。"《景岳全书·汗证》曰："自汗、盗汗亦各有阴阳之证，不得谓自汗必属阳虚，盗汗必属阴虚也。"本案患者为烦劳过度，阴精亏虚，虚火内生，阴津被扰不能自藏而外泄作汗。刘老认为此盗汗，一则是阴虚虚火内扰，二是卫阳不固。故治宜滋阴透热，益气固表，方选青蒿鳖甲汤合玉屏风散加减。青蒿入至阴之分，滋阴退热，清热透邪，地骨皮清降体内伏火，两味相合，相得益彰；合玉屏风散益气固表止汗；生百部味苦入肺经，其性温而不热，润而不燥，刘老宗"肺之合皮也，其荣毛也"之意；黄连取其苦寒泻火坚阴之意。前后二诊，汗止症消。

45. 赞育丹合五子衍宗丸治疗阳痿

刘某，男，30岁，开封市人，1997年1月18日初诊。

患者体形较胖，原有遗精史10年。结婚5年，遗精时作。近2年来，阳痿不举，勃起时间短暂，伴腰酸膝软，身乏体困，头涨痛，舌质红，苔滑湿，脉弦滑。

证候：肾阳亏虚，精关不固。

治法：补肾壮阳，固精止遗。

方药：赞育丹合五子衍宗丸加减。生、熟地黄各15g，全当归12g，炒杜仲15g，巴戟天8g，山茱萸25g，菟丝子20g，覆盆子15g，五味子6g，续断15g，桑寄生15g，阳起石20g。2剂。

二诊：服药后腰酸膝软及身乏、体困症状减轻，头不涨不痛，舌脉同前。上方加鹿角胶12g（烊化），沉香6g，继服4剂。

三诊：服药后勃起时间稍长，遗精未犯，余症消失，舌质较红，苔白滑，脉稍滑尺弱。改服丸剂。

方药：生、熟地黄各50g，全当归50g，炒杜仲50g，巴戟天50g，山茱萸80g，菟丝子80g，覆盆子50g，五味子20g，续断50g，桑寄生80g，阳起石80g，海狗肾1具，沉香10g。上药共研细末，炼蜜为丸，每丸重9g，每服2丸，每日2次，温开水送服。

3月3日四诊：自诉同房正常，仅有一次遗精。要求继续服用蜜丸。诊其脉平，舌质淡红，苔薄滑。照方再配1料，嘱其每服1丸，每日2次。并嘱节房事。

【按语】阳痿一证多由命门火衰、心脾受损、惊恐伤肾、湿热下注，肝气郁结引起。本案患者阳痿且遗精多年，伴腰膝酸软、身困体乏，属肾阳亏虚，精关不固。治以补肾固精为主。《素问·六节脏象论》曰："肾者主蛰，封藏之本，精之处也。"刘老以赞育丹合五子衍宗丸加减化裁。赞育丹出自《景岳全书》，为主治男子阳痿精衰、虚寒不育的效方，与五子衍宗丸方合用，效果更佳。方中生、熟地黄滋阴补血，益精填髓。全当归补中有行，行中有补，为血中"圣药"，凡有形之虚损，无所不宜。炒杜仲甘温，补肝肾，壮筋骨，为治肝肾不足之要药。巴戟天质润不燥，补肾壮阳之功较好，肾虚阳痿、腰酸无力者可多用巴戟天。山茱萸酸涩收敛，温润补益，入肝、肾二经，既可补肝肾之阴，又可益肾助阳，故肝肾阴虚、阳虚之证，皆可应用；又因其补益、收敛的双重作用，故对肾虚不固的遗精、滑精、遗尿、阳痿等病症，有标本兼治的作用。菟丝子补肾阳又滋肾阴。覆盆子补益肝肾且收敛固涩，为治阳痿遗精之佳品。五味子敛肺益肾，补气涩精。桑寄生、续断补肝肾强腰膝。海狗肾、阳起石补肾壮阳，为治阳痿之专药。鹿角胶补肝肾，益精血。沉香温肾纳气，引药入下焦。诸药合用，阴阳并补，"阳得阴助而生化无穷，阴得阳升而泉源不竭"，遗精愈而阳道兴矣。

第三节　经验方治验

一、清热化湿汤（强肝丸Ⅰ号）

【组成】重楼30g，土茯苓20g，板蓝根20g，连翘20g，薏苡仁30g，郁金12g，草豆蔻6g（后下），猪苓20g，藿香10g。

【用法】水煎服，每日1剂，分2次温服。

【功效】清热解毒，化湿泄浊。

【主治】慢性活动性肝炎湿热蕴结证。症见两胁疼痛，食欲不振或恶心、呕吐，嗳气痞满，身困乏力，苔黄厚或腻，脉弦滑。

【方解】重楼苦寒，入肝经血分，清热解毒。张山雷《本草正义》云重楼"乃苦泄解毒之品，濒湖谓厥阴经之药。盖清解肝胆之郁热，熄风降气，亦能退肿消痰，利水去湿"。土茯苓甘、淡，性平，清热除湿，泄浊解毒。《本草正义》云土茯苓"利湿去热，故能入络，搜剔湿热之蕴毒"。板蓝根、连翘清热解毒，凉血。薏苡仁清热，健脾化湿。草豆蔻辛、温，香燥，温中健脾化湿，行气止痛。郁金疏肝利胆，行气解郁，活血止血。猪苓功专利水渗湿。藿香芳香化湿，健胃醒脾。《本草正义》说藿香"芳香而不嫌其猛烈，温煦而不偏于燥热，能祛除阴霾湿邪，而助脾胃正气，为湿困脾阳，怠倦无力，饮食不甘，舌苔浊垢者最捷之药"。诸药相伍，共奏清热解毒、化湿泄浊之效。

清热化湿汤治疗肝着、吐酸（慢性乙型肝炎、肝囊肿、胃溃疡）

杨某，男，49岁，开封市人，2005年1月10日初诊。

2个月前因便血在开封市第一人民医院就诊为"胃溃疡合并出血"，治疗后出血停止，但仍间断腹胀、纳差、泛酸。2周前化验提示乙肝"小三阳"。肝功能：TBIL 22.3μmol/L，ALT 156U/L，AST 61U/L，ALP 142U/L，GGT 140U/L。化验HBV-DNA 2.01×10^3 copies/mL。彩超：肝内囊性肿物（10mm×12mm）、轻度胆囊炎。肝纤维化四项：透明质酸酶（HA）264.3ng/mL，层粘连蛋白（LN）129ng/mL，Ⅲ型前胶原氨基端肽（PⅢ-NP）84.7ng/mL，Ⅳ型胶原（C-Ⅳ）101.5ng/mL。脉滑，舌质淡，舌体大，苔黄面大。

证候：湿热蕴结。

治法：清热解毒，化湿泄浊。

方药：清热化湿汤加减。重楼30g，土茯苓20g，板蓝根20g，连翘20g，制香附12g，郁金12g，薏苡仁30g，草豆蔻6g（后下），猪苓20g，藿香12g，佩兰12g，陈皮10g，姜半夏10g，厚朴6g。6剂。

二诊：腹胀、纳差、泛酸均减轻，自感乏力。去郁金、制香附，加金银花30g，生黄芪30g，太子参30g，以益气清热。12剂。

三诊：服上药20剂，诸症基本消失。近日劳累后感四肢关节酸痛，舌根苔厚，为湿热困阻之征。治宗上意，加桂枝以解毒凉血，通阳化浊。

方药：薏苡仁30g，土茯苓30g，连翘30g，忍冬藤30g，金银花30g，藿香12g，佩兰12g，大腹皮15g，生黄芪30g，太子参30g，桂枝5g，红花15g。7剂。

四诊：纳食改善，腹胀缓解，未再泛酸，大便正常，脉滑，舌质淡、体大，苔厚。调整治则，在化湿泄浊基础上，加用清热解毒之品，以抑制乙肝病毒复制。

方药：薏苡仁30g，土茯苓30g，姜黄15g，金钱草30g，重楼30g，山豆根8g，苦参30g，白花蛇舌草30g，生黄芪30g，巴戟天7g，白蔻仁、砂仁各6g（后下），炒枳壳12g。15剂。

上方为主间断调理半年，腹胀、泛酸等症减轻。右胁稍感不适。复查肝功能：TBIL 12.1μmol/L，ALT 17U/L，AST 21U/L，ALP 81U/L，GGT 24U/L。两对半为"小三阳"，HBV-DNA $6.51×10^2$copies/mL。彩超：肝内囊性肿物（5mm×7mm）。肝纤维化四项：HA 101.2ng/mL，LN 63ng/mL，PⅢ-NP 75.4ng/mL，C-Ⅳ 31.5ng/mL，均较8个月前好转。治疗重点调整为化痰散结，行气活血。

方药：制鳖甲30g，生牡蛎30g，红花14g，丹参30g，浙贝母30g，穿山甲粉9g，制香附15g，乌药6g，炒枳壳12g，全当归15g，大腹皮15g，怀牛膝20g。7剂，用法同前。

上方稍有出入调理1年余停药。2009年6月12日因感冒来诊，诉肝病已愈，近4年多次复查肝功能正常，HBV-DNA＜500copies/mL，2008年复查胃镜提示慢性浅表性胃炎，原溃疡已愈。

【按语】该案特点在于化湿法的应用。患者原有胃溃疡合并消化道出血病史，且有轻度肝损伤，肝纤维化指标偏高，加之腹胀、纳差、泛酸等肝胃郁热表现，辨证为湿热中阻。初诊时以清热化湿汤化湿解毒。待湿浊渐消，加金银花清热解毒，同时以生黄芪、太子参补气健脾，扶正祛邪。刘老在多年临床基础上发现，湿困中焦，易发肝胃同病，脾胃湿热与肝胆湿热具有以下五个共同点：一是病因相同，脾胃湿热与肝胆湿热多由感受湿热之邪，或偏嗜肥甘厚腻，酿湿生热所致；二是症状类似，都有纳呆、呕恶、腹胀等消化系统症状；三是二者均可有黄疸的症状，黄疸是由湿热熏蒸，胆汁不循常道而外溢肌肤所致，如出现黄疸，皆为阳黄；四是舌脉相近，均为舌红苔黄腻、脉滑偏数等湿热之象；五是病程缠绵，容易反复。如本案既有活动性肝炎，又有消化道溃疡，但治疗只要抓住其病机关键，使湿浊得清，郁热得化，则肝胆、脾胃之病皆去。本案患者调理8个月余，症状均减，肝功能及肝纤维化四项指标好转，乙肝病毒量减少，肝囊肿缩小，至末期改以活血化瘀、软坚散结治疗，以巩固疗效。3年后复诊，不但肝病已愈，消化道溃疡亦消失。这个案例进一步体现了中医治疗的整体观和中医药远期疗效的可靠性。

二、疏肝健脾汤（强肝丸Ⅱ号）

【组成】全当归12g，炒白芍15g，柴胡9g，焦白术10g，茯苓24g，郁金12g，川楝子12g，制香附12g，炒枳壳12g，甘草6g。

【用法】水煎服，每日1剂，分2次温服。

【功效】疏肝解郁，健脾降浊。

【主治】慢性肝炎之肝郁脾虚证。症见：右胁胀痛，乏力易怒，食少便溏，舌质淡或淡红，舌体偏大，苔白湿或白滑，脉沉细或弦滑。中医诊断属肝着、胁痛，证属肝郁脾虚型。

【方解】肝为将军之官，藏血之脏，体阴用阳。方中柴胡、郁金、制香附疏肝解郁，此即《内经》"木郁达之"之旨；焦白术、茯苓、甘草培补脾土，意在"实土以御木侮"。现代药理研究证实，健脾药有提高机体免疫力和解毒的功能，有助于保持机体自身功能的稳定，并终止一些有害免疫反应的发生。这里亦从一个新的角度论证了仲景"见肝之病，知肝传脾，当先实脾"理论的正确性。全当归、炒白芍养血柔肝，补肝体以和肝用，体用兼顾，肝脾同治。本方妙加炒枳壳和柴胡，协同升清降浊；炒白芍配甘草，酸甘化阴，缓急止痛。四药联手，一升一降，一散一敛，一行一守，一补一泄。全方可宣达气机，解郁散结，升清降浊，健脾和营，缓急止痛。

【加减】挟湿明显者，选加三仁汤；挟热明显者，选加自拟疏肝解毒汤（强肝丸Ⅲ号）；湿热并重者，选加龙胆泻肝汤。

疏肝健脾汤治疗肝着、肝癖（慢性乙型肝炎、脂肪肝）

安某，男，53岁，通许县人，2004年8月2日初诊。

10余年前体检发现"乙肝大三阳"，未治疗。近10余年来间断右胁疼痛不适，伴全身乏力，纳差，腹胀，厌食油腻，口苦，便溏，每日1~2次，夜眠尚可。舌质淡暗，边有齿痕，苔薄白，脉弦细。肝功能示：TBIL 34.5μmol/L，ALT 61U/L，AST 45U/L，ALP 105U/L，γ-GT 51U/L，麝香草酚浊度6U，总蛋白（TP）74.6g/L，白蛋白（ALB）35.2g/L，球蛋白（GLB）39.4g/L。甲胎蛋白（AFP）32.5ng/mL。乙肝两对半：HBsAg、HBcAb阳性，HBV-DNA 2.20×10⁴copies/mL。彩超提示：脂肪肝。

证候：肝郁脾虚，湿瘀互阻。

治法：健脾疏肝，利湿化瘀。

方药：疏肝健脾汤加减。全当归12g，炒白芍15g，柴胡9g，焦白术10g，茯苓24g，制香附12g，郁金12g，生黄芪30g，炒枳壳12g，丹参30g，重楼25g，甘草6g。6剂，颗粒剂，每日1剂，分2次冲服。

上方稍作加减调理1个月，右胁疼痛不适感减轻，转为隐痛，饮食增加，精神改善，排便欠畅，舌质红，边有齿痕，苔薄，脉弦。上方加量并加行气导滞、通经止痛之品。

方药：苍术15g，生黄芪35g，厚朴7g，焦槟榔8g，川楝子12g，丹参30g，郁金14g，制香附14g，草豆蔻9g（后下），泽泻30g，重楼30g，姜黄12g。10剂，颗粒剂。

共服上方30余剂，2004年11月22日复查肝功能示：TBIL 12.3μmol/L，ALT 35U/L，AST 25U/L，ALP 81U/L，γ-GT 49U/L，麝香草酚浊度3U，TP 81.3g/L，ALB 40.2g/L，GLB 41.1g/L。AFP 29.4ng/mL。右胁偶痛，痛即发胀，治疗以健脾益肾、化瘀解毒为主。

方药：苍术10g，炒白术10g，郁金15g，生黄芪40g，大腹皮15g，重楼30g，丹参30g，泽泻30g，太子参40g，枸杞子25g，山茱萸25g，制黄精15g，草豆蔻9g（后下），女贞子15g。10剂，颗粒剂。

间断调理半年，自述诸症均消。2005年5月27日化验肝纤维化四项提示：HA 184.4ng/mL，LN 103.7ng/mL，PⅢ-NP 135.7ng/mL，C-Ⅳ 72.8ng/mL。肝功能示：ALT 56U/L，AST 64U/L，ALP 84U/L，γ-GT 40U/L。AFP 6.8ng/mL。彩超提示：肝光点稍增粗，胆、脾、肾未见明显异常。调整治疗原则为活血化瘀，软坚散结，继续逆转肝纤维化。

方药：制黄精20g，制鳖甲30g（先煎），生牡蛎30g（先煎），穿山甲10g（先煎），山茱萸25g，浙贝母30g，夏枯草15g，苍术20g，生黄芪40g，泽泻30g，郁金15g，重楼30g，草豆蔻6g（后下），砂仁6g（后下）。

中药调理1年余，饮食改善，体重增加，2006年7月14日复查肝功能示：TBIL 11.0μmol/L、ALT 28U/L，AST 24U/L，ALP 64U/L，γ-GT 27U/L，TP 74.5g/L，ALB 43.3g/L，AFP 6ng/mL。轻度乳糜血清，总胆固醇（CHO）5.7mmol/L，TG

3.3mmol/L。乙肝五项：HBsAg、HBeAb、HBcAb阳性，HBV-DNA 8.05×10^2copies/mL。病毒量降低，e抗体出现。彩超提示：轻度胆囊炎。因公出差，患者要求服中成药。调整治则以化湿泄浊、软坚散结为主。

方药：制鳖甲150g，龟板150g，穿山甲粉100g，三七粉100g，郁金100g，羚羊角粉40g，西洋参50g，制香附100g，茵陈100g，生黄芪200g，草豆蔻50g，砂仁50g，焦槟榔60g。一料，研粉，装胶囊，每服6粒，每日3次，口服。

另外配服胆宁胶囊。

2011年12月1日：诸症皆消，未觉不适。复查肝功能均正常，乙肝五项提示"小三阳"，HBV-DNA＜500copies/mL。AFP 2.7ng/mL，已正常。复查肝纤维化四项提示：HA 92.4ng/mL，LN 71.7ng/mL，PⅢ-NP 63.5ng/mL，C-Ⅳ 86.4ng/mL。均正常。空腹血糖5.99mmol/L。彩超示：肝、胆、脾无明显异常。再次制中成药以缓缓收功，以化瘀利胆通络为治则。

方药：金银花300g，冬葵子300g，清半夏100g，黄连90g，黄芩200g，干姜40g，川楝子150g，太子参300g，冬葵子200g，海金沙300g，穿山甲粉100g，制鳖甲300g，龟板300g，延胡索150g，鬼箭羽300g，郁金200g，酒大黄90g。一料，制水丸，每服6g，每日3次，口服。

【按语】慢性乙型肝炎、脂肪肝、胆囊炎、糖尿病均为慢性疾患，且均与肝直接相关。该患者初起以治肝为主，治则为疏肝健脾，利湿化瘀；中期胁痛已减，肝功能恢复，但因休养过度，出现脂肪肝，治疗原则调整为以化瘀泄浊、软坚散结为主，兼顾清胆利湿；后期治疗以治高黏血症为主，重点在于益气养阴，活血化瘀。以此可以看出，方随病变，药随证行，对于复杂病症，刘老抓住不同病理阶段的各自特点，各有侧重，"集中优势兵力解决主要问题"，这正是刘老解决疑难杂症的核心思路。

三、疏肝解毒汤（强肝丸Ⅲ号）

【组成】茵陈30g（后下），炒栀子9g，炒黄柏8g，板蓝根20g，郁金12g，炒枳壳12g，红花9g，甘草4g。

【用法】水煎服，每日1剂，分2次温服。若病情严重，每日可分服1.5~2剂，每8小时或6小时温服1次。

【功效】疏肝解毒，利胆清热，化瘀退黄。

【主治】肝炎活动期或慢性活动性肝炎出现黄疸，中医辨证属湿毒蕴结者。症见：目黄，身黄，小便黄，身痒，乏力，胁痛，恶心，纳呆，腹胀，舌质淡红，舌体偏大，苔黄白面大、较厚，脉弦细或数。

【方解】茵陈、炒栀子性皆苦寒，苦可燥湿，寒能清热，且二者均有利小便作用，可使热毒之邪自小便而去。加入炒黄柏、板蓝根更能加强清热祛湿、抗御病毒之力。现代药理研究证实，清热解毒药物有抑制肝炎病毒，调整机体免疫功能的作用。郁金疏肝利胆，红花入血化瘀，均可加强退黄作用。炒枳壳宽中下气。甘草调和诸药。全方共奏祛湿热、除黄疸、疏肝郁、和胃气之功。

【加减】热邪壅盛者，加炒栀子量至12g，加炒黄柏量至10g，另加重楼30g，虎杖15g；湿邪偏盛者，加滑石粉12g，薏苡仁30g；毒热猖獗者，加羚羊角粉1g（或以水牛角粉10g代替），青黛粉9g，分次冲服；腹脘胀满者，加大腹皮15g，草豆蔻6g；胁肋疼痛者，加制香附12g，川楝子12g；皮肤瘙痒明显者，加红花量至15g。

1. 疏肝解毒汤治疗肝着（中度慢性活动性乙型肝炎）

李某，男，35岁，工人，1986年6月12日初诊。

患慢性乙型肝炎1年余，间断出现右胁胀痛、脘腹胀满、恶心纳差、小便黄少等症，舌质偏红，苔黄厚面大，脉弦滑。查体：腹软，肝上界第6肋间，肝大剑突下2cm，锁骨中线肋下2cm，质软，有明显压痛和叩击痛。肝功能提示：总胆红素26μmol/L，ALT 280U/L，麝香草酚浊度10U。

证候：气滞血瘀，湿毒蕴结。

治法：疏肝活血，清利解毒。

方药：疏肝解毒汤加减。茵陈45g（后下），炒栀子9g，板蓝根30g，炒黄柏8g，郁金12g，炒枳壳9g，红花10g，丹参30g，生麦芽30g，制鳖甲24g（先煎），甘草6g。6剂。

先用水煮制鳖甲40分钟，除茵陈外余药用清水适量浸泡40分钟，和制鳖甲同煎20~30分钟后，加入茵陈，再煎10分钟即可，取汁150mL。第二煎再加清水适量，煎煮20~30分钟，取汁150mL。将两次所煎药汁兑匀，分2次饭前或饭后1小时温服，每日1剂。

二诊：药稳症缓。上方加土茯苓24g，草豆蔻5g（后下），6剂。

三诊：服药后腹胀痛轻，饮食增，小便量较前增多，色稍黄，舌质偏红，苔黄稍厚面大，脉弦滑。去生麦芽，加重楼24g，6剂。

四诊：诸症轻，舌质淡红，苔黄白面大，脉弦滑。重楼剂量改为6g，土茯苓剂量改为30g。

五诊：症状基本消失，肝大回缩，复查肝功能各项指标均正常，仍守上方7剂，另配丸药。

丸剂方药：柴胡50g，茵陈100g，制鳖甲100g，丹参60g，板蓝根90g，重楼90g，郁金60g，焦白术30g，炒枳壳40g，姜半夏30g，沉香30g，黄连18g。共研细末，水泛为丸，每次服9g，每日2次。

1个月后复查，肝功能仍正常。丸剂方共服3料，期间多次复查肝功能均正常。

【按语】患者正气不足，感受疫毒，湿热、瘀血搏结于肝胆，气血运行不畅，不通则痛，发为胁痛；湿热困于中焦，脾失健运，肝失疏泄，则脘腹胀满、恶心纳差；湿热蕴结，胆汁不循常道而外溢，下注膀胱，则小便黄少；舌质偏红、苔黄厚面大、脉弦滑均为湿热蕴结，留滞体内，湿不发泄，郁蒸助热，热不宣达，蕴结成毒之象。故其治重在疏肝活血，清利解毒。以疏肝解毒汤加丹参、制鳖甲等活血软坚，生麦芽疏肝理气消胀。复诊时先后加土茯苓、重楼清热解毒。此案切中病机，投药适中，1个月内症状、体征、肝功能恢复，固守原方，改服水丸，又巩固一个月，病告痊愈，疗效巩固。此案在体征、症状、肝功能全部正常后，仍坚持一段时间善后治疗，为取得远期效果奠定了良好基础。

2.疏肝解毒汤联合灌肠治疗黄疸急黄证（重度急性黄疸型肝炎）

张某，男，41岁，个体商贩，2006年6月26日初诊。

1周前劳累后出现目黄，身黄，小便黄，伴烦躁不安，神情恍惚，纳差，食后嗳气，身目皆黄，黄色鲜明，小便黄如浓茶，嗳气频作，舌质红，苔白厚，脉弦数。病情较重，建议住院治疗。肝功能示：TBIL 94.5μmol/L，DBIL 68.1μmol/L，ALT 1 152U/L，AST 325U/L，ALP 213U/L，谷氨酰转肽酶121U/L，麝香草酚浊度6U，TP 69.2g/L，ALB 42.7g/L，GLB 26.5g/L。乙肝两对半示：HBsAg阴性，抗HBs

阳性，HBeAg阴性，抗Hbe阳性，抗HBc阳性。彩超示：胆囊壁增厚。

证候：热毒挟湿，气滞血瘀。

治法：解毒利湿，凉血化瘀退黄。

方药：疏肝解毒汤加减。另配合中药灌肠治疗。

内服方：茵陈60g（后下），栀子15g，郁金12g，冬葵子15g，土茯苓30g，枳壳12g，黄芩12g，重楼30g，草豆蔻、砂仁各6g（后下），红花15g，半夏10g，甘草5g。水煎，分2次温服，每日服2剂，每6小时服1次。

灌肠方：茵陈30g（后下），生大黄10g（后下），丹参30g，赤芍30g，重楼24g。诸药加适量清水浸泡1小时，武火煎熬，取汁150mL，第二煎再取汁150mL，两煎药汁兑匀，40℃左右保留灌肠。灌肠前嘱患者排尽大便，灌肠后转动体位且尽量屏住不解大便，使灌肠药液与肠道充分接触，隔日1次。

治疗1周，患者精神较前好转，身目黄染、小便色黄较前转淡，食欲可，舌质淡红，边有齿痕，苔薄白，脉弦。口服药改每日1剂，中药灌肠仍隔日1次。至7月12日患者精神好，身目黄染近净，纳眠可，小便淡黄，大便正常，脉舌同上。复查肝功能：TBIL 17.3μmol/L，DBIL 3.4μmol/L，ALT 80U/L，AST 20U/L，ALP 87U/L，γ-GT 64U/L，麝香草酚浊度5U，均较入院时明显好转。此邪去大半之象，调整上方，加扶正之品。

方药：茵陈30g（后下），栀子12g，郁金12g，丹参30g，冬葵子15g，枳壳12g，重楼24g，白蔻仁、砂仁各6g（后下），黄芪30g，太子参15g，焦白术8g，甘草5g。

上方稍有出入，服药20余天后再次复查肝功能：TBIL 16.6μmol/L，ALT 19U/L，AST 10U/L，ALP 61U/L，γ-GT 27U/L，麝香草酚浊度3U，TP 67.1g/L，ALB 40.6g/L。病情进一步好转，患者未诉特殊不适，活动后感较前有力，舌质淡红，边有齿痕，苔薄白，脉弦。停用中药直肠灌注。

以上方口服药为主增损调理，至8月16日复诊：诸症皆消，舌质淡，边有齿痕，苔薄，脉弦。复查肝功能：TBIL 12μmol/L，ALT 18U/L，AST 25U/L，ALP 50U/L，γ-GT 16U/L，麝香草酚浊度3U。病已临床治愈，为巩固疗效，防止反复，又用上方10倍量，共研细末，水泛为丸，每日3次，每次9g。

连续3个月，每月化验一次肝功能，均在正常范围内。2013年陪同其子来诊癫痫病，张某本人身体健康，精神饱满，复查肝功能、B超等指标均正常，黄疸病未再复发。

【按语】此为黄疸重症，全过程均选中药治疗，口服与灌肠内外合治，上下互通，直至痊愈，疗效巩固。本案病机为热毒挟湿，气滞血瘀，热毒为致病之因，血瘀为病变之果。故治疗重在解毒利湿，凉血化瘀。内服方和灌肠方均遵循此法则。治疗黄疸，刘老常用退黄八法，此患者即联合运用了清热退黄、利胆退黄、活血退黄、化瘀退黄、利尿退黄五种退黄方法。

内服方中茵陈、重楼、黄芩、栀子、冬葵子清热利湿，解毒退黄；郁金、红花理气活血；白蔻仁、砂仁芳香化湿；枳壳行气除胀。诸药共奏清热解毒利湿、凉血活血退黄之功。而灌肠方中之生大黄通腑泻热，化瘀解毒，利胆退黄，以改善微循环，促进细胞再生，抗菌、抗病毒，减少肠道内毒素的吸收；茵陈、重楼清热解毒，利湿退黄，现代药理研究证实，茵陈含有促进胆红素与葡萄糖醛酸内酯结合的成分，能促进实验大鼠胆汁分泌。丹参、赤芍凉血活血，化瘀退黄，可明显改善血液微循环，使肝脏血流增加，改善肝脏的缺血缺氧，同时增强肝细胞超氧化物歧化酶活力，减轻肝细胞炎性损伤。诸药配伍，共奏清热利湿、活血通腑之功。选中药保留灌肠，以直肠黏膜具有较强的吸收功能，且药物吸收后直接进入血液循环而不经肝脏代谢即发挥作用，可明显提高疗效。

四、疏肝化瘀汤（强肝丸Ⅳ号）

【组成】全当归12g，红花10g，川芎8g，赤芍20g，姜黄12g，郁金12g，制香附12g，丝瓜络6g，木香5g，板蓝根20g，重楼20g。

【用法】水煎服，每日1剂，分2次温服。

【功效】疏肝活血，化瘀通络。

【主治】慢性迁延性肝炎，慢性活动性肝炎，早期肝硬化，证属肝气郁结，血行不畅，脉络痹阻，结于胁下，兼有热毒，中医辨证属"积聚""癥瘕"者。症见：右胁或两胁刺痛，纳呆乏力或见蟹爪纹络，朱砂掌，蜘蛛痣。舌质暗或有瘀点、瘀斑，苔黄白薄或稍厚，脉弦滞涩。

【方解】肝为刚脏，性喜条达，最恶抑郁，肝病经久，缠绵不愈，郁结之气，必累及血而瘀于脉络，肝脉瘀阻，疏泄失司，肝气更郁，瘀血更盛。本方以全当归、红花、川芎、赤芍活血化瘀，药专力强；制香附、姜黄、木香疏肝理气，直入厥阴，取其"气行血行"之意；丝瓜络直通脉络，以助化瘀，共同达到《内经》所强调的"通其脉络""疏其气血""令其条达"的目的；板蓝根、重楼清热解毒，活血化瘀，重楼可引诸药直达厥阴肝经。全方化瘀活血，使瘀从气化，毒随瘀解，为治疗慢性迁延性肝炎、慢性活动性肝炎、早期肝硬化之良方，现代医家从临床实践中证实，运用活血化瘀法治疗此类肝病，具有明显的抑制或减轻肝细胞变性坏死的作用。

【加减】胃脘胀满者，加大腹皮12g，大麦芽15g，沉香6g；胁下癥瘕者，加制鳖甲15g（先煎），龟板15g（先煎），穿山甲6g（先煎）；牙龈出血或鼻衄者，加三七3g（冲服），栀子炭12g，牡丹皮10g，丝瓜络6g；失眠者，加炒酸枣仁20g，琥珀粉2g（冲服），首乌藤30g；多梦、心悸者，加生龙骨20g，生牡蛎20g，焦远志10g，柏子仁12g。

疏肝化瘀汤治疗肝积（慢性丙型肝炎、肝硬化、脾大）

王某，女，52岁，太康县居民，2004年12月20日初诊。

26年前因产后大出血有输血史。10年前体检发现丙肝抗体阳性，因无明显症状，未进一步检查及治疗。2个月前劳累后自感右胁胀痛，或为刺痛，生气或活动后加重，进食后胃脘部胀满不舒，夜眠尚可，大便调，断经3年。脉沉弦涩滞，舌质暗红，可见瘀斑，舌下脉络增粗，苔薄淡黄。1个月前在郑州大学第一附属医院化验肝功能：ALT 86U/L，AST 91U/L；抗HCV阳性，HCV-RNA阳性。B超示：早期肝硬化、脾大（厚50mm）。胃镜示：食管静脉曲张（重度）、门脉高压性胃黏膜病变。

证候：肝郁气滞，瘀热蕴结。

治法：疏肝化瘀，清热解毒。

方药：疏肝化瘀汤加减。全当归10g，红花10g，川芎9g，赤芍20g，丹参10g，郁金15g，制香附15g，重楼20g，板蓝根20g，川牛膝15g，连翘20g，炒莱菔子30g。6剂。

同时给舒肝健胃丸口服。

二诊：胃脘胀满稍减，右胁下仍胀，活动后胀甚，纳食量少，乏力身困。上方去炒莱菔子，加太子参30g，10剂。

4月4日复诊：上方加减调理近3个月，乏力及右胁疼痛基本消失，仍感胃脘隐痛不舒，排便不畅。守上方之意，加扶正解毒之品。

方药：生黄芪30g，连翘30g，巴戟天8g，白花蛇舌草30g，重楼30g，丹参20g，制首乌30g，苦参20g，太子参30g，草豆蔻9g，炒枳壳12g，赤芍20g。10剂。

5月13日复诊：胃脘隐痛消失，排便基本正常。上方去巴戟天、赤芍，加板蓝根20g，制鳖甲15g，10剂。

上方稍有出入，服药3个月余，临床症状基本消失。2005年10月10日复查肝功能：ALT 22U/L，麝香草酚浊度3U。又以上方为基础方，配水丸，每日3次，每次9g，又服4个月。2006年3月18日复查肝功能、B超均正常，HCV-RNA阴性。

【按语】方中全当归、红花、川牛膝养血活血，兼可润肠通便；川芎行气活血；丹参、赤芍活血祛瘀，除烦安神，消肿止痛；制香附、郁金疏肝解郁，利胆活血；板蓝根清热解毒，凉血止血；连翘清热解毒，消痈散结；重楼清热解毒，消肿止痛，凉肝定惊；炒莱菔子消食除胀，降气化痰。全方紧扣"活血、理气、解毒"三大要素。2005年4月4日复诊时更加生黄芪扶正祛邪；巴戟天补肾壮阳，祛风除湿；白花蛇舌草清热解毒，活血利尿；制首乌解毒，消痈，润肠通便。全方具有解毒化湿、理气活血之功效，可起到保肝降酶、抑制丙肝病毒复制的作用。刘老临床常用重楼、板蓝根、白花蛇舌草等解毒之品治疗病毒性肝炎，无论对乙肝还是丙肝病毒，均有较好的抗病毒作用。

五、调补肝肾汤（强肝丸Ⅴ号）

【组成】熟地黄20g，炒山药20g，山茱萸15g，五味子8g，制黄精12g，枸杞子20g，全当归12g，川芎9g，赤芍9g，炒白芍9g，草豆蔻5g（后下）。

【用法】水煎服，每日1剂，分2次温服。

【功效】调补肝肾，养血化瘀。

【主治】慢性迁延性肝炎，慢性活动性肝炎，早期肝硬化，中医辨证属于肝肾亏虚兼有血瘀者。症见：右胁隐隐作痛，偶有胀痛，动则加重，腰膝酸痛，食少，乏力，或失眠，遗精，或尿黄，舌质红或偏红，苔黄薄，脉细弦或沉细弦。

【方解】乙癸同源，补肾即助肝。"补"中有"调"是为了更好地补，故用熟地黄、炒山药、山茱萸、五味子调补肝肾；制黄精滋肾润肺，补脾益气，滋肾填精，强筋壮骨；枸杞子补肾益精，养肝明目，补血安神，生津止渴，润肺止咳。肝病日久，累及于肾，以"虚"为主，"虚"中挟瘀，大多如是，故方中全当归、川芎、赤芍、炒白芍化瘀养肝，以和调补肝肾之品，以期二者相辅相成，相得益彰；草豆蔻理气和胃，消胀助食，又防补益之品过腻碍胃。诸药共奏调补肝肾、养血化瘀之功。刘老在临床中以此方用于肝肾虚弱，挟有瘀滞之胁痛、腿酸、腰痛、乏力、腹胀、食少者，有良好的治疗效果。

【加减】兼见气虚者，加生黄芪15g，太子参20g；兼见脾虚者，加焦白术9g，茯苓10g；兼有黄疸者，加茵陈20g（后下），冬葵子12g，金钱草15g；热象明显者，加重楼15g，板蓝根或大青叶15g，牡丹皮12g，连翘20g；失眠易惊者，加琥珀粉2g（冲服），生龙骨20g，生牡蛎20g；遗精者，加莲须8g，生芡实20g。

调补肝肾汤治疗肝积（慢性丙型肝炎、肝硬化）

张某，男，48岁，西安市人，干部，2011年11月13日初诊。

7年前外伤后有输血史。3年前体检发现"丙肝"，化验HCV-RNA阳性，肝功能轻度异常，自感右胁隐痛不适，间断发作。应用干扰素等西药抗病毒治疗1年余，HCV-RNA转阴，肝功能复常，1年前停药。半年前胁痛再发，复查肝功能再次异常，化验ALT 56U/L，AST 50U/L，HCV-RNA 6.64×10^6copies/mL。彩超示：肝硬化。故来诊。现症：右胁隐痛，乏力，身困，口干口苦，双眼干涩，腰膝酸软，纳食尚可，晨起尿黄，大便调。舌质暗红，苔少，脉弦细而涩。

证候：肝肾亏虚，血行瘀滞。

治法：调补肝肾，化瘀通络。

方药：调补肝肾汤加减。熟地黄15g，制黄精15g，山茱萸20g，川楝子12g，女贞子30g，太子参30g，枸杞子20g，板蓝根30g，连翘30g，炒枳壳12g，五味子8g，全当归12g，赤芍15g，甘草6g。6剂。

二诊：服上药30剂，胁痛减轻，复查肝功能ALT 30U/L，AST 40U/L，较前好转，大便溏泄，舌脉同前。上方加猪苓30g，山茱萸10g，30剂。

3个月后随访，患者复查肝功能均正常，胁痛、口干、眼干等症状消失。

2013年4月其妻来诊他疾，诉患者复查数次肝功能、B超均正常，无自觉症状。

【按语】该患者罹患肝病日久，邪盛正衰，肝肾俱虚。肝体主阴，以藏血为主，肝之精血亏虚则肝络失养，不荣则痛，故右胁隐痛；肝用主阳，以条达、疏泄为职，肝之疏泄失职则横克脾土，脾土运化水谷精微失常，则乏力、身困；肝开窍于目，肝阴亏虚则目窍失于濡润，故两眼干涩；肝胆经气不利，少阳枢机失衡，则口苦、尿黄；肝病日久及肾，肾精匮乏，腰府失养，则腰膝酸软。刘老治以调补肝肾之法。以制黄精、女贞子、枸杞子、五味子、山茱萸滋肾填精、养阴柔肝，以补肾为主，而达补肝之目的，滋水以涵木，且内含"虚则补其母"之意；炒枳壳、川楝子行气消痞，理气宽中，既有疏肝之功，又使补而不滞；板蓝根清热解毒，利湿退黄，以祛其邪；全当归养血活血；太子参益气健脾生津；甘草缓急和中，健脾益气，又有调和诸药之功。全方"补"中有"调"，"养"中有"化"，使肝体得养，肾精得滋，则诸症俱消。

六、刘氏逍遥汤

【组成】柴胡6g，丹参30g，赤芍30g，土茯苓30g，薏苡仁30g，薄荷6g，甘草6g。

【用法】水煎服，每日1剂，分2次温服。

【功效】疏肝解毒，祛湿化瘀。

【主治】肝炎活动期或慢性活动性肝炎出现肝郁化热证，湿瘀阻滞者，症见两胁作痛，眩晕，口苦，舌质淡红，苔白薄或白湿，脉弦而虚者。

【方解】此方是刘老在逍遥散基础上的变方。刘老认为，肝为藏血之脏，性喜条达而主疏泄，体阴用阳。若七情郁结，肝失条达，或阴血暗耗，或生化之源不足，肝体失养，皆可使肝气横逆、胁痛、口苦、目眩等证随之而起。"神者，水谷之精气也"（《灵枢·平人绝谷》），神疲食少是脾虚运化无力之故。脾虚气弱则统血无权，肝郁血虚则疏泄不利，故见胁肋胀痛。本方柴胡疏肝解郁；丹参、赤芍养血柔肝，活血化瘀生血。刘老认为一味丹参可代替四物汤的作用，而赤芍不但具有白芍养血之功，还具有活血凉血的作用，并且具有降低乙肝病毒及e抗原含量的药理作用。薏苡仁、土茯苓健脾清热祛湿，使运化有权，气血有源。本病多有湿郁作热，薏苡仁代替原逍遥散中之白术，一方面防止白术之温燥，另一方面可起到清热化湿的作用，且可降低乙肝表面抗原含量。土茯苓代替茯苓，增强清热解毒的作用。甘草益气补中，缓肝之急，虽为佐使之品，却有襄赞之功。薄荷少许，助柴胡疏肝郁而生之热。如此配伍，既疏肝解毒，又祛湿化瘀，肝脾并治，对肝病肝郁又有湿热瘀毒者，立法全面，用药周到。

【加减】心烦者，加炒栀子12g，郁金16g，制香附16g；热盛者，加连翘30g，重楼30g；湿邪偏盛者，加藿香12g，佩兰12g；瘀血明显者，加桃仁10g，红花10g。

1. 刘氏逍遥汤治疗肝积（早期肝硬化）

刘某，女，49岁，农民，2011年3月17日初诊。

"乙肝"病史2年。平素性情急躁易怒。1周前生气后出现乏力，纳呆，右胁胀痛，口苦口黏，尿黄，便溏，脉弦滑而细，舌质红，苔白腻。肝功能：TBIL 30.1μmol/L，ALT 75U/L，AST 81U/L，GGT 72U/L；乙肝两对半：HBsAg、HBeAb阳性，HBV-DNA 7.82×10^{3}copies/mL。彩超：早期肝硬化。

证候：肝郁化热，湿瘀阻滞。

治法：疏肝解毒，祛湿化瘀。

方药：刘氏逍遥汤加减。柴胡9g，丹参20g，赤芍20g，土茯苓15g，薏苡仁30g，郁金9g，茵陈20g，重楼30g，制香附12g，甘草3g。6剂。

上方为主调理1个月余，诸症减，食量增，唯夜梦多，苔薄。肝郁日久多夹血瘀，治宜疏肝、清热、活血通络，调整方药。

方药：赤芍20g，土茯苓30g，生薏苡仁30g，丹参24g，红花9g，重楼30g，郁金12g，板蓝根30g，生龙骨30g，生牡蛎30g，制香附12g，合欢皮30g，首乌藤30g。

以此为基本方，加减治疗2个月，诸症消除。复查肝功能：TBIL 25.1μmol/L，ALT 40U/L，AST 45U/L，GGT 52U/L，HBV-DNA 8.06×10^{2}copies/mL，均好转。上方去生薏苡仁，加连翘30g，炒枳壳12g，以清热解毒，行气除痞。

继续调理年余，诸症悉除，2012年6月2日复查肝功能正常，两对半示"小三阳"，HBV-DNA＜500copies/mL，彩超示肝实质弥漫损伤。临床治愈。

【按语】刘氏逍遥汤由逍遥散化裁而来，逍遥散原方疏肝解郁，健脾和营，刘老结合慢性肝病多见血瘀证的特点，在其原方基础上，以丹参（热象明显者可用牡丹皮）易当归，赤芍易白芍，一可疏肝养血、养肝柔肝，二可增其活血通络之功，三可降低HBV-DNA含量及HBsAg、HBeAg滴度。以土茯苓易茯苓，生薏苡仁易白术，一增化湿清热之力，二避白术助湿生热之嫌，三可降低HBV-DNA含量。刘老认为，该变方特点在于既补肝体，又助肝用，气血兼顾，肝脾同治，使肝体得畅，血虚得养，脾虚得补，湿热皆清，诸症自愈。既不失原方之意，于慢性肝病而言在化湿解毒方面又更具针对性。刘老以此方治疗该型各个时期、各类肝病，屡用屡效，且疗效巩固。

2. 刘氏逍遥汤治疗癌病术后（原发性肝癌切除术后）

蔡某，男，68岁，退休干部，2008年10月12日初诊。

1年前在上海行"原发性肝癌切除术"，术后恢复良好。近半年余时感右胁不适，乏力身困，右胁及上腹部胀顶不适，腹胀纳少，进食后胀甚，眠差，口干，尿黄便溏，舌质稍红，苔淡黄稍腻，脉沉细弦滑。化验肝功能：ALT 78U/L，AST 90U/L，GGT 123U/L，AFP 108ng/mL。上腹CT示：肝癌切除术后伴多发结节（最大32mm×25mm）、脾大（厚52mm）。

证候：肝郁化热，湿瘀阻滞。

治法：疏肝解毒，祛湿化瘀。

方药：刘氏逍遥汤加减。柴胡9g，丹参15g，赤芍20g，薏苡仁20g，土茯苓15g，郁金10g，制香附10g，露蜂房15g，半枝莲15g，白花蛇舌草20g，太子参30g，炒枳壳12g。6剂。

药后胁腹不适减轻，仍觉乏力、腹胀。上方加生黄芪30g，太子参增至40g，郁金增至16g，制香附增至16g，水煎服。

此方为主加减调理1个月余，乏力及右胁不适感大减，饮食增加，腹胀程度减轻，情绪低落，夜眠多梦，苔白，稍腻。上方去生黄芪、制香附，加草豆蔻6g（后下），砂仁6g（后下），合欢皮30g，以健脾化湿，解郁安神。再服20剂。

2009年1月15日复诊：乏力、腹胀、胁痛等症基本消失，复查肝功能：ALT 42U/L，AST 51U/L，GGT 50U/L，AFP 76ng/mL。上方加穿山甲粉6g，白花蛇舌草增至30g，10剂量制水丸，每服6g，每日3次。

调理半年后，复查肝功能均正常，上腹CT示：肝癌切除术后伴多发结节（最大24mm×16mm）、脾大（厚41mm）。继服上药巩固治疗1年余，3年后因下肢骨折合并感染而终。

【按语】刘氏逍遥汤是刘老自逍遥散化裁而来，以丹参易当归，因一味丹参，功同四物，既可活血化瘀，又可养血柔肝，且可凉血解毒；以赤芍易炒白芍，增其活血凉血之力，又不失疏肝之功；以土茯苓易茯苓，薏苡仁易炒白术，在健脾助运同时，更加化湿解毒之功，且防白术过燥伤阴。全方既取原方疏肝健脾之意，又增清热化湿、活血化瘀之功。就本案而言，在疏肝健脾的基础上，刘老更加露蜂房、半枝莲、白花蛇舌草等解毒抗癌之品，意在攻邪祛病，同时配以太子参、生黄芪顾护正气，使邪去正安，肝癌之病得以暂时缓解，带病延年三载。

七、软坚散结汤

【组成】制鳖甲30g，龟板30g，穿山甲粉6g，浙贝母30g，夏枯草15g，生牡蛎30g，丹参30g，赤芍30g，制香附16g。

【用法】水煎服，每日1剂，分2次温服。

【功效】活血化瘀，软坚散结，理气止痛。

【主治】肝硬化出现肝脾大或伴结节，辨证属肝脾血瘀者。

【方解】方中制鳖甲、龟板味咸、微苦，入肝经，走血分，破癥瘕；穿山甲味咸，性微寒，归肝、胃经，专于走窜行散，长于通达经络。以上三味共为君药。浙贝母味苦，性寒，清火化痰，开泄散结；夏枯草味辛、苦，清肝泻胆，清热解毒，软坚散结；生牡蛎味咸涩，性微寒，生用平肝潜阳，软坚散结。三者相伍，增强制鳖甲、龟板、穿山甲软坚散结的作用，共为臣药。丹参味苦，性微寒，归肝、心、心包经，具有活血化瘀、凉血养血的作用；赤芍味苦，性凉，具有化瘀、止痛、凉血、消肿的功效；制香附疏肝理气。诸药合用，使肝气得舒，瘀血得化，癥瘕得消。

【加减】热象明显者，加连翘、重楼清热解毒；胁肋疼痛者，加丝瓜络、王不留行、路路通通络止痛；气虚者，加太子参、黄芪补气健脾。

1. 软坚散结汤治疗肝积（肝硬化伴结节、脾大）

边某，男，47岁，个体商贩，2008年3月24日初诊。

10年前体检发现乙肝"大三阳"，当时彩超示：肝实质损伤。未治疗。近10

年来时感右侧胁肋胀痛或刺痛，形体偏胖，身困乏力，急躁易怒，腹胀纳呆，大便日2行，溏便。舌质暗，可见瘀点，舌体大，苔白腻，脉弦滑。3月20日化验肝功能：TBIL 21.1μmol/L，DBIL 12.6μmol/L，ALT 136U/L，AST 137U/L。乙肝五项为"小三阳"，HBV-DNA $1.28×10^7$copies/mL。彩超示：肝实质损伤性改变伴实质性结节，脾大（厚50mm）。

证候：肝脾不和，痰瘀交阻。

治法：理气健脾，化痰散结。

方药：软坚散结汤加减。制鳖甲20g，龟板20g，穿山甲粉6g，浙贝母30g，生牡蛎20g，丹参20g，赤芍20g，制香附15g，郁金15g，柴胡10g，炒枳壳12g，重楼30g，茵陈20g。4剂。

二诊：服药右胁隐痛减轻。复查肝功能：TBIL 18.3μmol/L，DBIL 11.2μmol/L，ALT 105U/L，AST 73U/L，GGT 64U/L。上方去龟板、制鳖甲，加鸡内金15g，6剂。

上方增损调理1个月余，右胁疼痛偶发，眠差，脉弦滑，舌质淡红，边有齿痕，苔滑。复查肝功能：TBIL 16.7μmol/L，DBIL 9.5μmol/L，ALT 42U/L，AST 40U/L，GGT 51U/L。基本正常。上方加炒酸枣仁、琥珀、炒栀子等安神助眠之品，再服半个月余。

三诊：服上方后诸症均减。3天前过度劳累，复加与人生气，自觉肝区疼痛复发，伴纳差、口苦。今复查肝功能：ALT 155U/L，AST 73U/L，GGT 47U/L。较前又有波动。上方去炒酸枣仁、炒栀子，加焦白术12g，甘草6g，6剂。并给予甘利欣针（0.15g）、苦参碱针（0.15g）静脉滴注，每日1次。疗程4周。嘱患者注意休息，避免生气、恼怒等不良情志刺激。

上方加减调理1个月余，服药平稳，症状减轻。7月18日复查肝功能：ALT 47U/L，AST 59U/L，GGT 63U/L。较前好转。复查HBV-DNA $2.43×10^3$copies/mL，较4个月前明显下降。间断调理年余，诸症均消，复查两对半：HBsAg、抗HBc阳性。HBV-DNA＜500copies/mL。肝功能均正常。复查彩超示：肝实质损伤性改变，脾大（厚38mm）。较2008年3月20日彩超结果明显好转。

【按语】肝炎、肝硬化中胁痛的发生与肝郁气滞关系最为密切，气行则血行，气滞则血瘀，肝郁气滞必致瘀血停滞，痰湿蕴结，故其治以理气健脾、化痰散结、活血祛瘀为要，刘老对此立"软坚散结汤"治疗肝炎肝硬化证属痰瘀交阻者，每获良效。而本案如单纯活血，则肝气不疏，如单纯理气，则肝体更损，故其治应养肝与疏肝并举，理气与活血兼顾，化痰与散结并行。于是刘老在以柴胡、郁金疏肝同时，又加赤芍养血柔肝，更加龟板、制鳖甲、穿山甲化瘀散结，生牡蛎、浙贝母软坚散结，兼滋补肝肾。思路周详，攻补有致，十载顽疾，得以临床治愈。

2. 软坚散结汤治疗肝积（肝硬化、脾大）

连某，男，29岁，油田工人，2005年2月21日初诊。

2004年10月25日在开封市第一人民医院体检发现患有"乙肝"，肝功能正常。近4个月来时感右胁疼痛，以胀痛或刺痛为主，腹胀，食欲不佳，口苦，口干不多饮，二便尚调。脉弦细涩，舌质暗红，苔厚腻。今化验肝功能：TBIL 18.5μmol/L，麝香草酚浊度试验18U，ALT 279U/L，AST 187U/L，ALP 174U/L，GGT 165U/L。乙肝两对半为"小三阳"，HBV-DNA 7.82×10^5copies/mL。彩超示：肝硬化、脾大（厚58mm，肋下20mm）。

证候：肝脾不和，痰瘀交阻。

治法：疏肝理气，化痰散结。

方药：软坚散结汤加减。制鳖甲20g，龟板20g，浙贝母20g，生牡蛎30g，夏枯草15g，丹参20g，赤芍20g，制香附14g，郁金14g，姜黄12g，川楝子12g，重楼30g，草豆蔻6g（后下），砂仁6g（后下）。4剂。

同时静脉滴注清开灵注射液30mL，每日1次。

二诊：药稳症减。上方去郁金、制香附，加连翘30g，板蓝根30g，以清热解毒，3剂。

三诊：胁痛稍减，自感口干、大便干。上方去草豆蔻、砂仁，加女贞子15g、生地黄15g凉血滋阴，10剂。

四诊：上方为主调理1个月，诸症明显减轻，复查肝功能：TBIL 25.5μmol/L，麝香草酚浊度试验23U，ALT 175U/L，AST 134U/L，ALP 147U/L，GGT 162U/L。右胁自觉无明显不适，压之略胀痛，纳食偏少，偶有恶心，大便日2行。舌质淡红，苔薄白。守原方意间断调理近2个月，胁痛、纳差、恶心等症状消失。复查肝功能：TBIL 14.7μmol/L，麝香草酚浊度试验11U，ALT 47U/L，AST 44U/L，ALP 82U/L，GGT 58U/L。较前明显好转。因外出工作，中断治疗。

五诊：与人生气后，右胁疼痛稍有反复，舌质暗，舌下脉络增粗，脉弦缓。复查彩超示：肝实质损伤性改变伴肝内实质性结节，脾大（厚48mm，肋下12mm）。化验AFP 1.5ng/mL，癌胚抗原（CEA）14.9ng/mL。照原软坚散结、疏肝活血之治则拟方如下。

方药：制鳖甲30g，浙贝母30g，夏枯草15g，全当归15g，丹参30g，赤芍30g，红花15g，川芎9g，青皮8g，土鳖虫7g，炒王不留行25g。

上方稍有出入调理4个月，2008年5月9日复查彩超示：肝实质损伤性改变（回声稍增粗），脾大（厚45mm，肋下10mm）。两对半为"小三阳"，HBV-DNA＜500copies/mL。

【按语】该患者胁痛症状较明显。刘老临床常以清肝利胆法、疏肝解郁法、活血化瘀法、养血柔肝法辨治胀痛、窜痛、刺痛、隐痛4种胁痛。刘老更强调，临证诸病千变万化，治疗时绝不可死搬硬套，而应视具体情况灵活选用诸法，尤其是上述4种胁痛虽是较常见类型，然临床实践中单一出现者少，两种或几种兼夹出现者多。如本案，痰湿、血瘀和气滞均存在，初诊以软坚散结汤化瘀散结，理气止痛。方中制鳖甲味咸，性平，功效滋阴潜阳，软坚散结，《神农本草经》谓其"主心腹癥瘕坚积，寒热，去痞息肉，阴蚀痔恶肉"；生牡蛎味咸，性微寒，平肝熄风，镇惊安神；浙贝母清热化痰，降气止咳，散结消肿；夏枯草清肝、散结、利尿；制香附、郁金、川楝子疏肝理气，活血解郁；并加姜黄，该药辛散温通，破血行气，通经止痛，既入血分又入气分，活血行气，通经止痛；重楼清热解毒；草豆蔻、砂仁芳香化湿。全方化痰散结，活血行瘀，疏肝理气兼顾。《临证指南医案·胁痛》曰："久病在络，气血皆窒。"刘老在慢性肝病的辨治中，"活血软坚"法贯穿于治疗始终，收效良好。

八、消水汤

【组成】生黄芪30g，葶苈子6g，猪苓30g，茯苓30g，泽泻30g，苍术30g，焦白术30g，川牛膝30g，怀牛膝30g，防己30g。

【用法】水煎服，每日1剂，分2次温服。

【功效】益气健脾、利水消胀。

【主治】肝硬化腹水或伴胸腔积液者，以及其他水肿患者。症见腹大胀满，胸闷，双下肢水肿，全身浮肿，舌质淡红，苔白湿，脉弦滑。

【方解】方中生黄芪味甘，性微温，归肺、脾、肝、肾经，具有健脾益气、利水消肿的作用。葶苈子味苦、辛，性大寒，归肺、膀胱经，能下气行水，《神农本草经》云其"主癥瘕积聚结气，饮食寒热，破坚"。二药合用，补气泻水而又不伤正，尤其适合肝硬化腹水合并胸腔积液的患者。茯苓味甘、淡，性平，归心、脾、肾经，具有利水渗湿、健脾之功，《药品化义》称其为利水除湿之要药。猪苓味甘、淡，性平，归肾、膀胱经，具有利水渗湿之功，《神农本草经》谓之"利水道"。刘老经常以猪苓、茯苓合用治疗肝硬化腹水。泽泻味甘、淡，性寒，归肾、膀胱经，具有利水、渗湿、泄浊之功效。焦白术味苦、甘，性温，归脾、胃经，具有补气健脾、燥湿利水之功效，《珍珠囊》谓之能除湿益气，温中补阳。苍术健脾益气，化湿利水。焦白术、苍术合用，既能补气温阳化气，又能健脾化湿利水。防己味苦，性寒，归膀胱、肾、脾经，具有利水消肿、祛风止痛的作用，专治水肿臌胀、湿热脚气、手足挛痛等症，刘老运用其发挥行气利水、消肿防壅的作用。川牛膝、怀牛膝味苦、酸，性平，归肝、肾经，具有活血祛瘀、补肝肾之功。诸药合用，共奏益气健脾、利水渗湿之功，标本兼顾，相得益彰。

随着对中药药理研究的深入，方中有关组成药物的现代药理研究进一步证实了该方具有排钠、防止水钠潴留的作用机制。其中白术健脾益气，可提高血浆白蛋白含量。泽泻含有生物碱、天门冬素、脂肪酸、大黄素、泽泻醇C单乙酸酯等化学成分，其提取物有利尿、调节免疫等作用。茯苓、猪苓有协同利尿、降低转氨酶的作用。猪苓还有抗病毒、降低乙肝表面抗原、降乙肝DNA含量的作用。牛膝含钾，可补充因利水而丢失的钾，防止电解质紊乱。

1. 消水汤治疗臌胀（肝硬化合并胸腹水）

张某，男，56岁，农民，2012年9月21日初诊。

4年前因"上消化道出血（呕血、便血）"在开封市第一人民医院按"乙肝肝硬化腹水并消化道出血"治疗好转。3年前曾因"肝硬化腹水"在我院住院治疗。3个月前始伴胸闷、发热，在开封市某西医院按"肝硬化合并胸腹水"治疗。2012年7月12日彩超示：肝硬化，脾大，脾栓术后，少量腹水，右侧胸水，门脉直径

14mm，脾厚78mm，肋下40mm，脾门内径8mm。现腹胀，纳差，眠差，便溏，日3~4次，尿少，腿肿。现服阿德福韦酯、拉米夫定、呋塞米、螺内酯等药物。

证候：脾虚湿困，饮停胸腹。

治法：益气健脾，利水消肿。

方药：消水汤加郁金16g，制香附16g，大腹皮15g，桔梗12g，大枣5枚，生姜3片。6剂。

二诊：服药6剂，腹胀、胸闷均有减轻，纳食改善，活动后双下肢轻度水肿。上方加太子参40g，10剂。

三诊：服药后诸症均减。上方加生黄芪10g，葶苈子3g，6剂。

四诊：胸闷及活动后下肢浮肿明显好转。上方生黄芪增至20g，6剂。

五诊：活动后水肿及腹水加重。近2个月全身瘙痒，后背明显，纳眠少，便溏。上方葶苈子改为10g，6剂。

六诊：劳累后水肿加重。HBV-DNA 1.936×10^5copies/mL，TBIL 65.1mmol/L，ALT 43U/L，AST 93U/L。彩超示：肝硬化并腹水，门脉直径11mm，脾厚58mm，肋下10mm。上方加冬瓜子、皮各30g，10剂。

【按语】消水汤是刘学勤教授治疗肝硬化腹水的经验方，临床用治顽固性肝硬化腹水疗效理想。该患者肝积日久，脾虚湿困交结于胁下，使肝失疏泄，脾失健运，则腹胀、纳差、便溏；肾失气化，津液失布，则尿少、腹水、胸水、下肢水肿。消水汤益气健脾，利水消肿；加制香附、郁金、大腹皮等理气药，使气行则水行；更加太子参补气兼可滋阴，以防利湿太过伤阴，使"泄中有补，行中有固"。守方治疗2个月余，终使腿肿全消，饮食、睡眠正常，脾大亦有减轻。

2. 消水汤合攻水方治疗臌胀（肝硬化腹水）

张某，男，50岁，开封市红旗化工厂工人，1977年10月14日初诊。

2个月前患细菌性痢疾后，腹部不舒，纳谷不香，进而脘腹胀满，日渐隆起，随之下肢浮肿。服西药利尿肿减，停药肿起。症见：腹大如鼓，坚硬喘息，难以平卧，行走不便，面黄食少，小便短赤，下肢浮肿，舌质淡白，舌体胖大，舌边有齿印，苔薄滑，脉弦细无力。查体：痛苦病容，腹部胀大，青筋暴露，面部、颈项蟹爪纹络，下肢浮肿（+++），腹围102cm。超声示：密集微波低小波，肝上界第6肋间，下界未探及，肝厚5cm，脾大（肋下2.0cm），腹水（+++）。肝功能：正常。

证候：脾气亏虚，水湿内阻。

治法：以补为主，攻补兼施。（补法：益气健脾，利水消肿。攻法：逐水行水，宣肺利水。）

补方：党参20g，防己30g，苍术25g，白术25g，川牛膝25g，怀牛膝25g，大腹皮15g，生麦芽30g，猪苓30g，茯苓30g，郁金12g，枳壳12g，香附12g。

攻方：陈皮9g，茯苓24g，葶苈子12g，生桑白皮12g，大腹皮18g，花椒3g，煨甘遂6g，牵牛子12g，生大黄15g（后下），焦槟榔9g。

服法：补方连用2剂，第3天早5时空腹服攻方，泻下五六次即进稀食。

上两方服7剂，腹部稍软，浮肿稍减，饮食增加，精神稍好，缓步来诊。效不更方，又服17剂，下肢浮肿消净，腹部变软，仍有移动性浊音，腹围91cm。药证虽应，并非坦途，以其正虚较甚，故以补为主，连服补方加黄芪30g，党参10g，苍、白术均增至30g，川、怀牛膝均增至30g。服40余剂，症状全部消失，腹围84cm。遂用攻法，以期腹水消净。攻方加红花9g，制大戟4.5g，生大黄改为30g。连续攻下2次，移动性浊音消失，食量大增，腹围78cm。

腹水消退，仅系初捷，恢复机体功能，防止臌胀再起，更为重要，故以补气健脾、助肾利水法为治。

方药：黄芪24g，党参18g，焦白术12g，花椒3g，猪苓30g，茯苓30g，菟丝子15g，怀牛膝18g，焦槟榔6g，枳壳12g，泽泻20g，桑白皮12g，厚朴9g。2日1剂。

服20余剂，超声示：肝、脾大小正常，腹水（－）。患者精神饱满，全日工作。原方稍有出入，嘱其三五日服1剂，以善其后。患者体重增加12kg，数十年来身健体胖，全日体力劳动。

【按语】大凡臌胀，本多为虚，标多为实，临证当时时以"虚"为念，扶正贯穿辨治始终。攻邪应"准"、应"狠"。所谓"准"，应遵循辨证准、攻补对象准、用药时机准、攻补火候准的"四准"原则；所谓"狠"，是在准的前提下，不攻则已，攻则猛攻，中病即止，必要时可逐水、利尿、宣肺三法同用，做到攻者耐之不伤正，补者受之不壅滞，既防因补留邪，又应避免因攻更虚。本案腹水量大，重度腹胀，属臌胀重症，单用中药治愈。关键在于以"补"为主，以"攻"为辅，攻补运用恰当。患者初诊看似实证，因痼疾愈后发病，正气已虚，实为虚实夹杂。若单纯补虚，则短时间内正气难复，腹水难去，反会壅阻；若单纯攻下，则正气愈虚，必致邪气留恋。故当且补且攻，多补少攻，攻补兼施，故初治选用"两补一攻"，以扶正为主，兼顾攻下，8天后初见成效，遂照此法，继服补方12剂，攻方5剂，始见大效。之后又连补月余，终收全功。从这里明确体现了刘老治臌胀"以补虚为要"的学术思想。补方中以参、芪、术、苓为主，补气祛水；更加大量牛膝、苍术，既健脾又化瘀，既取苍术有明显排钠作用，以改善水钠潴留，又取牛膝以补充因利水而丢失的大量钾盐，保持水、电解质平衡，直至臌胀痊愈、数十年疗效巩固。

九、胆宁汤

【组成】黄连6g，黄芩15g，姜半夏10g，干姜3g，金钱草30g，郁金15g，太子参15g，炒枳壳12g，生大黄6g（后下），甘草5g。

【用法】水煎服，每日1剂，分2次温服。

【功效】和胃消痞，利胆排石。

【主治】急慢性胆囊炎、胆石症，中医辨证属胆胃不和、寒热互结者。

【方解】方中黄芩、黄连清热解毒，苦寒泻热，清中焦之热以和阳；姜半夏之辛合干姜之辛以开结，除中焦之湿以和阴。四药参合，二寒二热，辛开苦降，以顺其阴阳之性而调和阴阳，有清热泻火、和胃消痞之妙，使中焦脾胃升降自如。太子参、甘草益气和中，以补中焦之虚；金钱草、郁金疏肝利胆，理气止痛。诸药寒热并用以调其阴阳，辛开并进以顺其升降，补泻并施以调其虚实，治胆顾肝，胆胃同治，使肝疏脾运，气机条达，则湿热不生，胆腑清宁以治本。更加生大黄（或玄明粉）除湿利胆，排石通便，其轻泻作用可利胆，疏通胆道，湿热可去，结石才可能排出，达到肝疏、胆利、胃和、胆宁的目的。不仅可使结石排出、溶化，炎症消散，而且清除了其形成的根源。并能调整脏腑功能，提高机体抗病能力，远期疗效巩固，使澄本清源，标本兼治，药证合拍，疗效肯定。

现代药理研究证实，金钱草有促进肝细胞分泌胆汁、冲刷胆管结石、收缩胆囊、促进胆管排石，松弛奥迪括约肌，使胆管内结石易于排入肠道，阻断胆色素结石形成等药理作用。生大黄能促进胆汁、胆红素和胆酸分泌，增加胆汁流量，松弛奥迪括约肌，改善功能性胆汁瘀滞，并具有广谱抗菌、抗病毒作用，能消除炎性反应，还有解热、活血作用。郁金有促进胆汁分泌和排泄、利胆退黄、排石消炎的作用。黄芩、黄连均有不同程度的抗菌、抑菌作用。其中黄芩还有利胆、保肝、解热、利尿、镇静、降血脂、抗氧化作用。黄连还有利胆、使血清胆固醇含量降低的作用。炒枳壳能使胃肠道平滑肌兴奋，肠道运动收缩节律增强而有力。干姜有利胆、镇痛、抗菌作用。甘草提取物具有抗炎、解痉、保肝、降脂、抑制血小板聚集等作用。可见，本方既有西医利胆排石、抗菌消炎、解痉镇痛的作用，又具有中医疏肝和胃、清热除湿、利胆消瘀之功效。不仅可消除结石，而且有助于预防结石的复发，从而达到从根本上预防结石形成的目的。

【加减】黄疸者，加茵陈、炒栀子、牡丹皮；嗳气、呕吐者，加旋覆花、代赭石、姜竹茹；失眠者，加琥珀粉、炒酸枣仁、首乌藤、合欢皮等；发热者，加金银花、生石膏、连翘、蒲公英等；痛甚者，加川楝子、延胡索等；脘腹胀甚者，加木香、制香附等；口苦、心烦、易怒者，加龙胆草、炒栀子等；大便干燥者，加大生大黄用量，另加瓜蒌仁、郁李仁、肉苁蓉等；气滞者，加柴胡、川楝子、制香附等；气虚者，加生黄芪、焦白术，加大太子参用量；阴虚津伤者，加生地黄、麦冬等；瘀滞者，加丹参、赤芍等。

1. 胆宁汤治疗胆石症（胆总管结石）

程某，女，52岁，开封市杞县阳堌乡农民，1993年5月21日初诊。

患者以"阵发性右上腹疼痛半年，加重伴恶心、发热2天"为主诉就诊。半年前无明显诱因出现右上腹疼痛，即在当地医院治疗，效不佳。2天前，右上腹部疼痛加重，恶寒发热，口苦咽干，大便3日未排，小便黄，巩膜及皮肤轻度黄染，舌质淡红，苔黄腻，脉弦滑。测体温37.7℃，查体：胆囊区压痛明显，墨菲征阳性。腹肌紧张，拒按。B超提示：胆管扩张，其下段内有0.7cm×0.6cm强回声光团，后伴弱声影。查白细胞计数12×10⁹/L，中性粒细胞0.79。血清胆红素20μmol/L。

证候：湿热熏蒸，胆失疏泄。

治法：清热除湿，利胆排石。

方药：胆宁汤加减。半夏10g，黄连8g，黄芩15g，金钱草30g，郁金12g，枳壳12g，生大黄8g（后下），干姜2g，太子参15g，栀子12g，茵陈30g（后下），甘草5g。

二诊：服药3剂，症状明显减轻，体温正常，大便通畅。效不更弦，上方郁金改为15g，加姜黄10g，去栀子，服4剂。

三诊：诸症消，巩膜及皮肤黄染不明显，舌质淡红，苔黄白，脉弦滑。上方去甘草，加冬葵子15g，再服6剂。

四诊：未诉特殊不适，精神好，复查血常规正常，血清胆红素12μmol/L。B超示：胆总管结石回声消失，胆总管不扩张。上方6剂，间日服1剂，巩固疗效。半年后复查B超：肝胆均正常。

【按语】胆宁汤是刘老在临床上多年应用半夏泻心汤加减治疗胆石症和胆囊炎总结出的高效经验方，具有疏肝和胃、清热除湿、利胆消痞、排石通便的作用，治疗急慢性胆囊炎、胆石症有显著疗效。胆石症急性发作者，多以胆宁汤为主治疗，胆宁胶囊多用于治疗结石巨大或后期巩固疗效。

2. 胆宁汤治疗胆石症（胆囊炎伴胆囊结石）

张某，女，38岁，开封市人，2012年4月16日初诊。

患者2个月前出现阵发性右上腹疼痛，未治疗，2天前出现恶心、无食欲，发热，大便干结，舌质偏红，苔黄薄，脉弦。体温37.6℃。查肝、胆、脾彩超：胆囊大小50mm×40mm，壁厚3mm，内壁毛糙，胆囊内可见数枚强回声光团，后伴弱声影，其中单枚最大直径0.6cm。

证候：胆胃不和，寒热互结。

治法：和胃消痞，利胆排石。

方药：胆宁汤加减。姜半夏10g，黄连6g，黄芩16g，干姜3g，太子参15g，金钱草20g，郁金16g，炒枳壳12g，生大黄5g（后下），海金沙20g（包煎），焦白术8g，甘草6g。浓煎，分2次饭前1小时温服。

服6剂后，患者右上腹疼痛、发热症状消失，食欲增加，大便每日1次。舌质偏红，苔薄黄，脉弦。上方金钱草加至30g，又服6剂，患者诸症消，无不适，舌质偏红，苔白薄，脉弦。守上方继服12剂，彩超复查：胆囊大小正常，轮廓清晰，胆囊内壁欠光滑，胆囊内未发现结石回声。1年后随访未见复发。

【按语】刘老运用自拟经验方胆宁汤治疗胆石症，疗效显著。《灵枢·四时气》云："邪在胆，逆在胃，胆液泄则口苦，胃气逆则呕苦。"肝胆与胃相邻，足厥阴之脉挟胃属肝络胆。方中诸药治胆顾肝，肝胃同治，疏通胆道，清湿热，达到肝疏、胆利、胃和、胆宁的目的。

3. 胆宁汤治疗胆石症（肝胆管结石）

陈某，男，40岁，河南大学干部，1997年10月17日初诊。

5个月前无明显诱因出现右胁疼痛，即到河南大学校医院就诊，查B超后诊断为：肝内胆管结石。经中西医治疗，症状时轻时重。一天前无明显诱因出现右胁疼痛，拒按，腹胀而满，寒战发热，口苦咽干，大便秘结，小便黄赤，痛苦面容，舌质红，苔黄、厚、燥，脉滑数，体温38.8℃。查体：腹肌紧张，右上腹压痛，拒按，墨菲征阳性。B超提示：胆囊内壁毛糙，胆囊大小5cm×4cm，胆囊内未见结石回声，肝内胆管扩张，中段可见0.5cm×0.4cm强回声光团，后伴弱声影。白细胞计数$14.6×10^9$/L，中性粒细胞0.82。

证候：胆胃不和，寒热互结。

治法：和胃消痞，利胆排石。

方药：胆宁汤加减。姜半夏10g，生大黄10g（后下），茵陈30g（后下），郁金14g，黄连6g，干姜2g，黄芩14g，炒枳壳14g，太子参15g，水牛角粉10g（冲服），金钱草30g，甘草6g。3剂，浓煎，分2次温服，每日1剂。

并嘱患者保持心情舒畅，避免情志刺激，饮食以清淡稀软为宜。

二诊：服药后大便通畅，右胁疼痛减轻，腹胀满减，小便黄，体温37.2℃，舌质稍红，苔黄厚面大，脉滑稍数。药已中的，上方炒枳壳加至16g，茵陈加至35g，继服3剂。

三诊：身凉气爽，右胁疼痛续轻，腹胀满消，口苦咽干轻，小便正常，舌质淡红，苔黄稍厚，脉滑。复查血常规白细胞计数$7.1×10^9$/L，中性粒细胞0.68。高热已退，炎症已消。上方稍有增减，去水牛角粉，加冬葵子15g，生大黄改为5g。

四诊：服药6剂，病情进一步趋缓，仅有大便稀，每日2次，余无特殊不适，舌质淡红，苔黄，脉滑。上方去生大黄，太子参加至20g，加鸡内金15g，6剂。

五诊：未诉特殊不适，精神、饮食均好，舌质淡红，苔黄，脉滑。复查B超示：胆囊内壁光滑，大小正常，肝内胆管可见0.4cm×0.3cm强回声光团，后伴弱声影。

六诊：守上方6剂后，炎症已消，结石已减小，但仍存在。此时可缓缓取功，拟照上方继服煎药6剂，等待成药配成服药。

成药胶囊方药：姜半夏100g，黄连60g，黄芩150g，干姜30g，金钱草300g，郁金150g，玄明粉100g，太子参150g，炒枳壳150g，冬葵子150g。上药共研细粉，装

0号胶囊内，每粒含生药0.5g。

七诊：未诉特殊不适，精神、饮食均好，舌质淡红，苔黄，脉滑。嘱患者停服汤剂，改服所配胶囊，每次4~12粒，每日3次，以大便溏为度。

八诊：患者未诉特殊不适，精神、饮食均好，舌质淡，苔黄薄，脉滑。嘱患者续服所配胶囊。

九诊：精神、饮食均好，舌质淡，苔黄薄，脉滑。复查B超示：肝、胆、脾未见异常。嘱患者续服所配胶囊，以巩固疗效。

十诊：患者未诉特殊不适，精神、饮食均好，舌质淡，苔黄薄，脉滑。复查B超：肝、胆、脾未见异常。嘱停药，保持心情舒畅，饮食有节，起居有常，适当劳作。

【按语】肝居胁下，其经布于两胁，胆附于肝，其脉亦循于胁，湿热内郁，气机不畅，经络受阻，故右胁疼痛拒按；湿热中阻，脾失健运，故腹胀而满；湿热蕴结于肝胆，里热炽盛，胆汁潴留不通，故高热、口苦咽干；胃腑热盛，腑气不通，故大便秘结；湿热下注膀胱，故小便黄赤；舌质红，苔黄、厚、燥，脉滑数，均为热毒燔炽之征。治当标本同行，拟方以和胃消痞、疏利肝胆、通下排石为原则。方用自拟胆宁汤加水牛角粉代替羚羊角粉以清肺肝，凉血解毒，退热治标；重用茵陈清热利湿，现代药理研究证实，茵陈有利胆作用，能增加胆汁分泌，亦能增加胆汁中固体物、胆酸和胆红素的排出量，还能降低奥迪括约肌的紧张度，同时还有清热、抗菌、消炎的作用。药证合拍，高热较快退去，结石渐渐溶化，到最后全部消失，病告痊愈。

十、咳平汤

【组成】茯苓10g，陈皮8g，姜半夏10g，杏仁10g，浙贝母15g，桔梗12g，前胡10g，炙枇杷叶15g，炙紫菀12g，炙甘草5g。

【用法】水煎服，每日1剂，分2次温服。

【功效】宣肺化痰，降逆止咳。

【主治】急、慢性咳嗽，迁延不愈。症见反复咳嗽、咯痰，色白，量少。咽痒，反复发作，经久不愈。

【方解】方中茯苓甘淡而平，甘则能补，淡则能渗，既能扶正，又能祛邪，功专益心脾，利水湿，且补而不峻，利而不猛，为健脾渗湿之要药。陈皮辛散苦降，其性温和，燥而不烈，为脾、肺气分之药，既能行气健脾，又能健脾燥湿、导滞化痰、止咳平喘，还能健脾和胃、降逆止呕。姜半夏体滑性燥，能走能散，能燥能润，既能燥湿化痰，又能降逆止呕。杏仁辛苦温润，辛能散邪，苦可下气，润能通便，温可宣滞，既有发散风寒之能，又有下气止咳平喘之力。浙贝母苦泄小寒清热，既能清肺凉心，润肺化痰，又能开郁散结，清泻胸中郁结之火。二者伍用，浙贝母清润化痰止咳，杏仁降气祛痰、宣肺平喘、润肠通便，浙贝母突出"清润"，杏仁侧重"宣降"，一清一宣，一润一降，化痰止咳甚效。桔梗辛散苦泄，为载药上行的肺经引经药，宣开肺气，祛痰利气。《本草纲目》云："桔梗气微温，味苦辛，味厚气轻，阳中之阴，升也，入手太阴肺经气分及足少阴经。"前胡辛散苦降，既能宣肺散风清热，又能降气化痰，两者配伍，桔梗偏宣，前胡偏降，一宣一降，肺之宣降恢复正常。炙紫菀甘润苦泄，辛温而不燥，入肺经，长于润肺下气，开肺郁，化痰而止咳。炙枇杷叶能清肺润燥，化痰止咳，下气平喘。炙甘草既能调和诸药，又能润肺祛痰止咳。诸药相伍，宣降相辅，共畅气机，从而达到宣肺化痰、降逆止咳之目的。此方温而不燥，其性平和，大凡新久咳嗽，由外感引发者咸宜。

【加减】若兼喘者，加生麻黄、生桑白皮；若表寒仍在，恶风鼻塞、流涕者，加荆芥、防风、紫苏；风热者，加桑叶、杭菊花；若咳白色泡沫样痰，容易咳出，加细辛、干姜、白芥子等；痰黏难咳，不易出者，加天竺黄、海浮石等；咳而便秘不通者，先通其便，便通咳易平，加瓜蒌仁、肉苁蓉等；夹热者，加黄芩、金银花、连翘等；腹胀便溏者，加党参、焦白术等；痰多胸痞，食欲不振，加苏子、苏梗、草豆蔻、砂仁、炒莱菔子等；若咳甚，不能平卧者，加款冬花、降香；反复感冒者，加玉屏风散；夜咳甚者，加全当归；咽痛者，加射干、牛蒡子等；干咳少痰者，加南北沙参、玉竹等；若痰盛气喘，加葶苈子、苏子、苏梗等。

1. 咳平汤治疗咳嗽（支气管及周围炎）

薛某，男，31岁，2009年2月6日初诊。

患者间断咳嗽10年，最近一次咳嗽6个月。遍服西药消炎止咳及止咳类中成药皆不能根治。曾做CT检查：①两肺支气管及周围炎。②右下肺及纵隔钙化灶。血常规检查：白细胞计数3.1×10⁹/L，淋巴细胞0.45。现症：咳嗽阵作，痰少色黄黏稠，不易咳出，咽痒，食欲不振，入夜咳嗽影响睡眠，二便正常，舌质暗红，苔白腻，脉沉小滑。

证候：肺失宣肃，痰阻气机。

治法：宣肺化痰，降逆止咳。

方药：咳平汤加减。茯苓10g，姜半夏10g，陈皮10g，厚朴6g，炙枇杷叶15g，炙紫菀15g，杏仁10g，甘草6g，鱼腥草30g，猫爪草30g，射干10g，礞石12g。3剂。

2月9日二诊：服药后咳嗽较前减轻，痰较易咳出。药已对证，效不更方，上方加黄芪25g，五味子6g，益气敛肺。继服15剂。

半年后回访，咳嗽治愈，未再复发。

【按语】咳嗽虽分外感、内伤两类。但顽固性咳嗽往往内外合邪，辨证较难，刘老认为，久咳不愈，肺失宣降，经气不利，必影响胃气通降，使胃气上逆，又加重咳嗽，治疗当注意通降胃气。方中姜半夏、厚朴、炙枇杷叶皆入胃经，降气祛痰；茯苓、陈皮入脾经，健脾和胃，化痰止咳；该患者咳嗽十余年，屡治不效，舌质红，脉小滑，此为咳嗽日久，内有伏热，故在原方基础上加鱼腥草、猫爪草、射干清肺止咳；礞石善化顽痰；后用黄芪、五味子益气固肺，扶正祛邪。药仅数味，但切中病机，十年之病，二诊而愈。

2. 咳平汤治疗久咳

苏某，女，70岁，2009年2月20日初诊。

素体偏瘦，近20余年时有咳嗽，曾服用多种治疗咳嗽的中西药物，效果不明显，近期咳嗽复发，甚则闷喘，晚上加重，咽干、咽痒，睡眠差，大便干，平时易上火，舌质红，苔白腻，脉沉滑。

证候：肺失宣肃，痰阻气机。

治法：宣肺化痰，降逆止咳。

方药：咳平汤加减。茯苓10g，姜半夏10g，陈皮10g，厚朴6g，炙枇杷叶15g，炙紫菀15g，杏仁10g，甘草6g，炒苏子4g，射干10g，诃子3g，远志12g。3剂。

二诊：咳嗽减轻，睡眠差。上方去远志、射干，加五味子6g，炒酸枣仁30g，

6剂。

三诊：咳嗽已轻，入夜口干，舌边尖红，苔白厚腻。上方去炒苏子、诃子，加川贝母10g，藿香12g，佩兰12g，炒酸枣仁改为40g，6剂。

四诊：咳嗽明显减轻，睡眠差，舌质淡，苔白厚腻。上方加琥珀10g，合欢皮30g，6剂。

1年后患者因他病来诊，自诉回家后又照上方服十余剂，咳嗽未再复发。

【按语】该患者年高体弱，患病日久，咳甚闷喘，大便偏干，体格偏瘦。瘦人多火，舌质红；苔白腻，胃中有湿。肺失宣肃，故用咳平汤加射干清热解毒，利咽祛痰。炒苏子、诃子并用，更有深意，刘老认为肺主开合，炒苏子味辛主开，诃子酸涩主合，两者相伍，以顺肺气宣肃之性；远志宁心安神，兼有祛痰止咳作用。复诊时因其舌苔厚腻，加芳香化湿之藿香、佩兰；睡眠不佳，加安神之炒酸枣仁、琥珀、合欢皮。理法方药，一以贯之，故能取得较满意的疗效。

3. 咳平汤治疗咳嗽（慢性阻塞性肺疾病）

康某，男，49岁，2012年6月1日初诊。

30年前感冒后出现咳嗽，咯白黏痰，无发热、胸痛、咯血。2011年5月中国人民解放军第一五五中心医院纤维支气管镜检查提示：右侧支气管堵塞。平素感冒时咳嗽加重，静脉滴注抗生素后症状减轻。近3年余经常因咳剧失去知觉，数十秒后可自行转醒。食、眠可。脉沉滑，舌质稍红，舌体稍大，苔白薄。

证候：肺失宣肃，痰阻气机。

治法：宣肺化痰，降逆止咳。

方药：咳平汤加减。茯苓10g，姜半夏10g，陈皮10g，厚朴6g，炙枇杷叶15g，炙紫菀15g，杏仁10g，甘草6g，桔梗12g，射干10g，前胡12g，延胡索12g，礞石12g，天竺黄6g，胆南星9g。6剂。

二诊：服药有效，咳嗽减轻，咯痰减少，咳剧失去知觉次数减少。上方去礞石，加太子参30g，6剂。

三诊：1周前感冒后咳喘加重，咯吐脓痰。调整处方，增加化痰止咳之功。

方药：猫爪草20g，鱼腥草30g，金银花30g，浙贝母15g，杏仁10g，清半夏10g，厚朴6g，茯苓20g，橘红12g，炙紫菀10g，炙枇杷叶20g。6剂。

四诊：仍咳嗽，咯痰量多质稠，色黄白，纳食良好，舌质红，体大，边有齿痕，苔白。咳平汤加射干10g，川贝母12g，礞石12g，桔梗12g，胆南星9g，天竺黄6g，6剂。

五诊：服药有效，咳嗽明显好转，咯痰明显减少。上方加炒苏子9g，6剂。

六诊：咳嗽、咯痰基本消失，余无不适。上方加太子参30g，6剂。

【按语】患者感受外邪之后，失治误治，迁延日久，邪气渐深，正气亏耗，肺失宣肃，顽痰内伏，以致咳甚时气机逆乱，引发伏痰，痰浊上蒙清窍，则发为"痰厥"，人事不省。迁延不愈，遇感冒则易发，为肺卫不固之象；肺气虚易受邪，宣发肃降失职，则痰浊壅滞，咯吐白黏痰；肺气上逆，则发为咳嗽；脉沉、舌体大，均为痰湿阻肺之症。治疗以宣肺化痰，降逆止咳。方中姜半夏辛温滑利，能走能散，能润能燥，和胃健脾除湿，下逆气，发声音；茯苓甘淡而平，健脾扶正，利湿祛邪；陈皮辛散苦降，燥而不烈，既能行气健脾，又可燥湿化痰，止咳平喘。三药相伍即为二陈汤，为燥湿化痰、理气和中之常用方。脾气既健，使宿痰得消，新痰不生。杏仁辛苦甘温而利，除风散寒，降气行痰，润燥消积，下气止咳平喘；桔梗辛苦而平，清利咽喉，开胸膈之滞气；前胡降火消痰，推陈致新，善治咳嗽呕逆；延胡索辛苦温，活血理气，善行血中气滞；炙紫菀辛温润肺，善治寒热气结、咳逆上气；炙枇杷叶苦平，清肺和胃降逆。诸药合用，有升有降，肺气宣肃功能恢复，则正气得生，邪有出路，咳嗽自止。胆南星燥湿除痰，破结下气；礞石甘咸重坠，为治惊利痰之圣药；天竺黄甘寒，利窍豁痰，祛风热。以上诸药，祛痰开窍，善治顽痰，顽痰宿根既除，则怪症自愈。甘草调和诸药。三诊时痰浊蕴肺，入里化热，咯吐脓痰，故加猫爪草、鱼腥草、金银花清热解毒。四诊时内热渐退，再用咳平汤加减以化痰散结。五诊时加炒苏子降气化痰，止咳平喘。六诊症减，加太子参补气健脾，生津润肺。清化结合，最终治愈。

十一、喘平汤

【组成】生麻黄6g，生桑白皮15g，山茱萸20g，枸杞子20g，地龙15g，桃仁10g，杏仁10g，炙甘草5g。

【用法】水煎服，每日1剂，分2次温服。

【功效】宣肺平喘，补肾固精。

【主治】虚证哮喘。

【方解】方中山茱萸甘、酸、温，入肝、肾经，既能补肾之阴，又能温补肾阳，为一味平补阴阳的要药。枸杞子味甘，性平，入肝、肾经，功擅补阴壮水，滋水涵木。地龙味咸，性寒，入肝、脾、膀胱经，本品既能舒肺平喘，又能祛风解痉，清热利尿。现代药理研究证实，地龙中提取出的含氮物质对支气管有显著扩张作用。生麻黄味辛，性温，长于升散，宣通肺气，止咳定喘；杏仁味苦，性温，色白入肺，降气止咳。二者一宣一降，宣降合法，肺气通调，咳止喘平。桃仁味苦、甘，性平，能活血润肺止咳，长于活血祛瘀，可助平喘祛痰药以畅行气血，宣肺通络。生桑白皮味甘、辛，性寒，入肺经，擅走肺中气分，能清肺热，泻肺火，散瘀血，清痰止嗽，下气平喘，又能制麻黄之温。甘草味甘，性平，入心、肺、胃经，能泻火解毒，润肺祛痰止咳，且能调和诸药。全方共奏补肾平喘之功。

【加减】肺阴虚明显者，加五味子、生百合、南北沙参等；肾虚明显者，加蛤蚧粉、菟丝子、补骨脂；脾虚明显者，加焦白术、茯苓；痰多者，加天竺黄、姜半夏、胆南星、厚朴、白芥子等。

1. 喘平汤治疗喘证（慢性支气管炎、肺气肿）

汪某，女，66岁，退休工人，2008年11月28日初诊。

原有气管炎、肺气肿病史20年，近1个月来闷喘无痰，动则尤甚，小便频数，入夜尤甚，舌质淡红，苔薄白，脉沉弱。

证候：肺失宣肃，肾精不固。

治法：宣肺平喘，补肾纳气。

方药：喘平汤加减。生麻黄6g，生桑白皮15g，山茱萸20g，枸杞子20g，地龙15g，桃仁10g，杏仁10g，炙甘草5g，女贞子20g，菟丝子15g，覆盆子15g，半夏10g，橘红12g。6剂。

二诊：服药有效，小便次数减少，闷喘减轻，已能上楼，纳谷不馨。上方去菟丝子，山茱萸改为25g，枸杞子改为25g，加砂仁9g，10剂。

三诊：服药后闷喘缓解。用上方5倍剂量，颗粒剂装胶囊，每次5粒，巩固疗效。

【按语】喘证病因较复杂，治疗当分虚实、别寒热。一般认为，实喘治肺，虚喘治肾，但临床中往往虚实夹杂，寒热互见，治疗宜全面考虑。喘平汤虚实兼顾，寒热并用，较传统用药疗效明显。该患者喘证日久，肺气宣降失司，元气受损，故动则喘甚；小便入夜频数，为肾不摄纳所致。患者虚象明显，苔正常，脉偏弱，故用喘平汤原方加女贞子、菟丝子、覆盆子补肾益精，缩尿平喘，半夏、橘红健脾和胃，一诊即效，二诊病去大半，后以胶囊剂缓服收功。

2. 喘平汤治疗喘证（激素依赖性支气管哮喘）

李某，女，53岁，2009年4月10日来诊。

原有支气管哮喘病史18年，常年应用激素类西药治疗，已形成药物依赖。停用西药则哮喘发作，伴乏力、身困，腰膝酸软，有时咳痰，色白。断经5年。舌质淡暗，苔白稍厚，脉沉滑稍数。

证候：肺失宣肃，肾不纳气。

治法：宣肺平喘，补肾纳气。

方药：喘平汤加减。枸杞子25g，山茱萸25g，桃仁10g，杏仁10g，地龙25g，黄芪30g，川贝母10g，生麻黄3g，生桑白皮15g，炒苏子10g，半夏10g，橘红12g，炙枇杷叶20g，甘草6g。6剂。

嘱西药治喘药逐渐减量。

二诊：服药喘轻，阵发性燥汗。上方加生龙骨、生牡蛎、代赭石、川牛膝、怀牛膝引火归原。

方药：枸杞子30g，山茱萸30g，桃仁10g，杏仁10g，地龙30g，川贝母10g，生麻黄7g，生桑白皮15g，防风10g，生龙骨30g，生牡蛎30g，川牛膝30g，怀牛膝30g，代赭石15g，肉桂2g。10剂。

三诊：闷喘轻，激素已减半。眠、食差，头汗多。上方去防风、生龙骨、生牡蛎、代赭石、肉桂、川牛膝、怀牛膝，加炒酸枣仁40g，白蔻仁6g，砂仁6g，黄芪30g，半夏10g，陈皮10g，10剂。

四诊：哮喘减轻，出汗减少，下午烧心，彩超提示"重度脂肪肝"。

方药：当归15g，红花15g，怀牛膝30g，代赭石15g，肉桂3g，生龙骨30g，生牡蛎30g，山茱萸30g，地龙30g，生麻黄7g，生桑白皮15g，防风12g，炒酸枣仁40g。6剂。

五诊：服药出汗已止，激素已减三分之二，肝区胀，口干苦，舌质淡红。

方药：桃仁10g，杏仁10g，山茱萸30g，枸杞子30g，地龙30g，川贝母10g，生桑白皮15g，生麻黄7g，沉香9g，生龙骨30g，生牡蛎30g，防风10g，炒酸枣仁40g，砂仁9g。6剂。

六诊：闷喘大减。上方去防风，加大腹皮15g，6剂。另配胶囊。

胶囊方药：蛤蚧2对，西洋参15g，炒苏子20g，生麻黄20g，生桑白皮40g，地龙60g，山茱萸60g，枸杞子60g，沉香15g，砂仁10g。颗粒剂，装胶囊，分21天服完。

七诊：服药平稳。上方去炒酸枣仁，加焦远志12g，柏子仁14g，酸枣仁14g，12剂。

八诊：停用激素5天，哮喘无加重，自感乏力，头昏沉。

方药：黄芪50g，生麻黄7g，生桑白皮15g，川贝母10g，枸杞子30g，山茱萸30g，桃仁10g，杏仁10g，地龙30g，防风10g，柏子仁14g，酸枣仁14g，远志12g，生龙骨30g，生牡蛎30g，大腹皮15g。13剂。

【按语】慢性哮喘患者常用激素类药物治疗，长期、反复应用激素类药物治疗，易形成药物依赖，即用药则症状迅速缓解，停药则病情反复。刘老认为，此类患者在联合中医中药治疗期间，初期治疗时，西药不可骤停，以免哮喘症状因停药而加重。应逐渐减量应用，待中药充分发挥作用、肺肾之气得以调补后，方可酌情停用西药。此类患者往往需要更长的治疗疗程。

刘老常用蛤蚧研粉冲服或装胶囊口服治疗顽固性哮喘证属肾精亏虚，肾不纳气而喘者。蛤蚧具有温肾助阳、纳气平喘之功，对顽固性哮喘疗效较好。该患者应用激素控制哮喘多年，肾虚益甚，故初期中医治疗同时激素仍然应用，待肾虚缓解，激素逐渐减量，直至停服，改中医治疗，以绝其本。

3. 喘平汤治疗妊娠哮喘

武某，女，30岁，农民，1983年3月初诊。

4个月前怀孕后哮喘发作，日重一日，午夜喘甚，倚息短气，张口抬肩，咳吐白痰，食眠俱废，苦不堪言，多方求治，中西罔效。查脉沉细小滑，舌质淡红，苔薄白稍黄。

证候：肺失宣肃，肾不纳气。

治法：宣肺平喘，补肾纳气。

方药：喘平汤加减。山茱萸30g，枸杞子30g，五味子6g，生麻黄7g，生桑白皮15g，地龙24g，瓜蒌仁12g，杏仁9g，紫苏子9g，紫苏梗9g，葶苈子7g（包煎）。

另外，高丽参6g，蛤蚧1对（去头足）研末，分10次随药汁冲服。

上方1剂，诸症顿减。服完5剂，喘止气平。又进上方5剂并配服粉剂，巩固疗效。

【按语】叶天士曰，任主胞胎，隶属于肾。妇人怀孕，肾之精气聚于胞宫以养胎元。此案素来肾亏，妊后更甚，根气失纳，肺道壅塞，遂成下虚上盛，此喘呼之所由作也。据此，若执意补肾，恐其缓无近功；径予泻肺，虑其欲速不达，还恐伤及胞胎。故填下泻上，标本兼顾，斯为正治。盖肾为水火之宅，治有阴阳之辨。此案虽阴阳俱伤，若纯刚纯柔，偏执一方，皆非所治。取景岳"善补阳者，必于阴中求阳……善补阴者，必于阳中求阴……"之意，刚柔并济，填下开上，本末并求，四月顽疾，十剂而瘥。

十二、胸痹汤

【组成】瓜蒌15g，丹参20g，赤芍20g，当归10g，半夏10g，薤白6g，降香6g。

【用法】水煎服，每日1剂，分2次温服。

【功效】活血化痰，宽胸理气。

【主治】痰瘀互结之胸痹症，症见胸满而痛，甚至胸痛彻背，入夜痛甚，伴心悸、胸闷，舌质偏暗、舌体偏大，苔腻，脉滑或结代等。

【方解】方中瓜蒌味甘，性寒，入肺经，涤痰散结，宽胸通痹，《名医别录》言其主胸痹，成无己谓其可通胸中郁热。现代药理研究证实，其有扩张血管、提高冠脉血流量和耐缺氧能力、改善心肌缺血的作用，并且对药物诱发的心律失常有一定的抑制作用。丹参活血祛瘀止痛，养血安神，《本草纲目》言其活血、通心包络，《吴普本草》言其治心腹痛。药理研究证实，丹参具有清除氧自由基、改善心肌缺血再灌注损伤的作用。与瓜蒌共为君药。薤白辛温，通阳散结，理气宽胸，《本草纲目》言其可治少阴病厥逆泻痢及胸痹刺痛，化痰散寒，能散胸中凝滞之阴寒、化上焦结聚之痰浊、宣胸中阳气以宽胸，乃治胸痹之要药，其提取物对主动脉粥样硬化斑块形成有预防作用。赤芍活血通经，凉血散瘀；半夏解毒散结，化痰降逆；当归养血活血，兼可润肠通便，使血行络通痛止。共为臣药。降香化瘀止血，理气止痛。全方活血、化痰、行气，兼可通络止痛，使血活、痰消、气行、络通，则痛止，故可获佳效。

【加减】热象明显者，加黄连、生地黄；心烦躁扰者，加炒栀子、郁金；胸痛明显者，加延胡索、炒枳壳；便秘者，加生大黄、马齿苋。

1. 胸痹汤治疗胸痹（心绞痛）

李某，女，63岁，退休干部，1997年10月12日初诊。

患者3年前因劳累后出现胸痛彻背，胸闷气短，心悸乏力，即到开封市第四人民医院就诊。心电图示：广泛心肌供血不足。即住院治疗，症状缓解，但心电图无改善。嗣后每遇劳累、过饱或情志不舒，痼疾复发，均须服中西药或输液，症状时轻时重。3周前又因过度悲伤而致胸痛彻背，胸闷气短，心悸乏力，口苦，每日数发，发作时大汗淋漓，面色苍白，疼痛持续10分钟左右，夜多痛醒，服速效救心丸后缓解。心电图示：广泛心肌供血不足。舌质淡暗，边有齿痕，苔薄白，脉沉。

证候：痰瘀闭阻，气血不通。

治法：活血化痰，宽胸理气。

方药：胸痹汤加减。全瓜蒌20g，薤白8g，生黄芪30g，丹参30g，姜半夏10g，赤芍20g，川芎9g，郁金12g，全当归14g，沉香8g，怀牛膝20g，石菖蒲9g。

嘱心情舒畅，避免刺激，起居有常，寒温适宜，劳逸结合。

二诊：服药3剂后，发病次数减少，程度稍轻，舌质淡暗，边有齿痕，苔薄白，脉沉。上方去怀牛膝，赤芍改为30g，加炒枳壳12g，6剂。

三诊：疼痛止，口苦愈，但仍感乏力气短，舌质淡暗，边有齿痕，苔薄白，脉沉。上方生黄芪改为40g，6剂。

四诊：患者诉每遇劳累及情志不舒出现胸痛，但发作次数减少，时间缩短，程度递轻，舌质淡，边有齿痕，苔薄白，脉沉。

方药：生黄芪30g，姜半夏10g，石菖蒲10g，川芎9g，全瓜蒌20g，赤芍20g，全当归14g，炒枳壳12g，薤白8g，降香8g，郁金12g，丹参30g。6剂。

五诊：近1周胸痛未发，时有胸闷气短，余无特殊不适，舌质淡暗，边有齿痕，苔薄白，脉沉。上方赤芍改为30g，6剂。

六诊：服药期间因过劳犯病一次，但程度很轻，时间很短，胸闷气短、心悸乏力均轻，舌质淡暗，边有齿痕，苔薄白，脉沉。上方生黄芪改为35g，6剂。

七诊：自诉近未犯病，精神、饮食均好，舌质淡暗，边有齿痕，苔薄白，脉沉。复查心电图示：下壁心肌供血不足。上方生黄芪改为40g，加怀牛膝20g，6剂。

八诊：胸痛未犯，胸闷气短续轻，舌质淡，边有齿痕，苔白，脉沉。

方药：生黄芪30g，薤白8g，郁金14g，丹参30g，全瓜蒌24g，姜半夏10g，赤芍30g，降香7g，全当归14g，炒枳壳12g，石菖蒲10g，川芎9g。6剂。

九诊：无特殊不适，舌质淡，苔薄白，脉沉。上方生黄芪改为40g。6剂。

十诊：无特殊不适，舌质淡，边有齿痕，苔白，脉沉。上方6剂。

另配胶囊：红花25g，西洋参90g，当归90g，沉香15g，三七30g，丹参90g，川芎60g。共研细末，装胶囊，每日2次，每次2粒，温开水送服。

十一诊：无特殊不适，舌质淡，苔白，脉沉。复查心电图示：下壁心肌供血不足。但与前心电图比较明显改善。嘱继服胶囊。

十二诊：未诉特殊不适，精神、饮食均好，复查心电图示：心电图大致正常。配胶囊再服一料。

胶囊方药：红花15g，西洋参60g，沉香10g，川芎60g，三七30g，丹参60g。共研细末，装胶囊，每日2次，每次2粒，温开水送服。

半年后随访，诸症未犯，心电图检查正常。

【按语】胸痹心痛乃胸阳式微，血运失常和血脉痹阻所致。临床所见多为本虚标实，因虚致实，故多以补为通，通补兼施。刘老自拟胸痹汤治疗胸痹心痛，取得了理想效果。方中全瓜蒌能宣能泄，可宣通阳气；薤白辛温，不仅能通畅阳气，还能宽胸肺，破寒凝而止痛；姜半夏辛温，具有开泄滑利之能，故能运脾除湿；生黄芪补气通络；石菖蒲祛痰开窍；痰浊内停，必影响血液运行，故加用丹参、全当归、怀牛膝、赤芍、川芎以活血化瘀；郁金、沉香理气止痛。诸药合用，共起到通阳宣痹、益气活血的作用。最后以活血化瘀药装胶囊常服，巩固疗效，使胸痹心痛彻底治愈，心电图也恢复正常。

2. 胸痹汤治疗胸痹（心肌缺血、频发早搏）

张某，女，63岁，2012年7月20日初诊。

20年前开始无诱因出现心前区刺痛，伴心悸，间断发作，天冷、生气、劳累时发作频繁，持续3~5分钟可自行缓解。心电图提示"频发早搏、心肌缺血"。现心前区刺痛，伴心悸，周身肿胀疼痛，颈部以上汗出明显，入夜小便4~5次，多眠打鼾，骑车及说话时即可入睡，舌质淡，苔白湿面大、较厚，脉弦结代。高血压病史5年。

证候：痰瘀交阻，气血不通。

治法：宽胸理气，活血祛瘀。

方药：胸痹汤加减。瓜蒌15g，丹参20g，赤芍20g，当归10g，半夏10g，薤白6g，降香6g，川芎9g，炒枳壳12g，郁金16g，黄连9g，苦参20g，远志12g。6剂。

二诊：服药有效，胸闷疼痛及心悸明显减轻，身肿减轻，口干口苦。上方去远志，加香附16g，炮川楝子12g，6剂。

三诊：胸痛、早搏明显好转，精神改善，嗜睡消失，周身肿胀明显好转，但仍有疼痛。自诉服药后口干。上方苦参改为30g，12剂。

四诊：药后胸痛、身肿腿沉均大减，现口干、耳痒、口苦、苔白。上方去炮川楝子，加黄芩12g，12剂。

五诊：药后症减，停药后稍有反复，仍打鼾，夜间憋闷。现脉弦硬，舌质淡偏暗，苔白湿厚。

方药：瓜蒌15g，丹参20g，赤芍20g，当归10g，半夏10g，薤白6g，降香6g，川芎9g，郁金16g，黄连9g，苦参20g，苍术10g，白术10g。6剂。

六诊：症减，咽痒、咳嗽，口角烂。上方苦参改为30g，加莲子肉20g，6剂。

七诊：偶发心中不适，夜眠不安。胸痹汤加苍术30g，白术30g，川芎9g，远志12g，柏子仁15g，苦参30g，黄连9g，10剂。

【按语】患者平素情志不遂，经气不畅，气滞血瘀，心脉痹阻，故胸痛；气血运行不畅，气滞津阻，则周身肿胀疼痛；水湿不化，凝结成痰，痰浊蒙窍，则多眠喜寐。胸痹汤具有开胸理气、活血化瘀、化痰通络的作用，主治痰瘀互结之胸痹证，症见胸满而痛、甚或胸闷彻背，入夜痛甚，伴心悸，胸闷，舌暗脉涩或结代等。本案在此基础上更加川芎、炒枳壳、郁金等以增其行气活血之功。远志安神养心，黄连、苦参具有纠正心律失常的作用。

3. 胸痹汤治疗心悸（窦性心动过速）

宋某，男，36岁，2012年9月28日初诊。

1个月前无明显诱因出现胸闷、气短、乏力，无明显胸痛。心电图检查提示"窦性心动过速"，心率109次/分，纳、眠可，大便稍溏，舌质淡暗，体大，苔薄面大，脉小滑数。无发热、咳痰等症。

证候：痰瘀闭阻，心脉失养。

治法：宽胸理气，活血化瘀。

方药：胸痹汤加减。全瓜蒌15g，丹参20g，赤芍20g，全当归15g，清半夏10g，降香6g，沉香10g，薤白6g，炒枳壳12g，石菖蒲12g，白芷10g，延胡索15g，太子参30g。6剂。

二诊：服药有效，诉胸闷、气短等症状减轻过半，心率86次/分，夜眠欠佳。上方去延胡索，加郁金16g，焦远志12g，柏子仁15g，炒酸枣仁15g，太子参改为40g，7剂。

三诊：胸闷基本消失，气短明显好转，心率78次/分，大便不成形。上方去石菖蒲、白芷，加川芎9g，7剂。

四诊：仍觉气短，大便每日1行，仍不成形。上方去郁金，加焦白术10g，10剂。

五诊：大便正常，气短减轻，胸闷未发。上方加生黄芪30g，10剂，巩固疗效。3个月后随访，胸闷未犯，心率每分钟70次左右。

【按语】患者平素工作压力过大，疲劳乏力，宗气失濡，心神失养，则胸闷心悸；舌质淡暗，舌体大、脉小滑数均为气血亏虚之征。治以胸痹汤加减宽胸理气，活血化瘀，养心安神。方中全瓜蒌、薤白化痰散结；丹参、赤芍、全当归活血化瘀；清半夏理气化痰；降香理气镇痛，兼可化瘀；炒枳壳行气宽中；石菖蒲开窍宁神，化湿和胃；白芷除湿通窍；延胡索理气止痛；太子参补气养阴。本案患者气虚表现较为明显，尤其以脾气亏虚为著，故复诊中先后加焦白术、生黄芪等益气健脾，则便溏渐消，气短、乏力等症得以好转，心率恢复正常。

十三、胃平汤

【组成】太子参30g，清半夏10g，黄连6g，黄芩15g，炒枳壳12g，干姜3g，甘草6g。

【用法】水煎服，每日1剂，分2次温服。

【功效】和胃消痞。

【主治】虚实兼夹、寒热错杂之胃痞证。症见心下痞塞胀满，饮食难下，食少纳差，或干哕，呕吐，或肠鸣下利，或嘈杂、吐酸，嗳气，舌质淡，苔腻或微黄。

【方解】方中太子参具有补肺健脾、养胃生津之功。《江苏省植物药材志》云治胃弱消化不良。《中药志》云治肺虚咳嗽，脾虚泄泻。现代药理研究证实，本品对机体具有"适应原"样作用，能增强机体对各种有害刺激的防御能力，还可增强人体内的物质代谢，同时具有抗疲劳、抗应激的作用。清半夏辛开散结，苦降和胃，消痞止呕，现代药理研究证实可抑制呕吐中枢而止呕，并有显著的抑制胃液分泌、预防和治疗胃溃疡的作用。黄连清热燥湿，泻火解毒，现代药理研究证实其对胃肠平滑肌有兴奋与抑制双向调节的功效。其主要生物成分小檗碱有止泻作用，对胃黏膜有显著的保护作用。黄芩清热燥湿，泻火解毒。炒枳壳理气宽中，行滞消胀，用于胸胁气滞、胀满疼痛、食积不化、痰饮内停、胃下垂等病。现代药理研究证实其能使胃肠运动收缩节律增加，并有增强小肠平滑肌紧张程度和位相性收缩功能的作用。干姜温中散寒，回阳通脉，温肺化饮，其提取物有镇静、镇痛、抗炎、止呕的作用。甘草补中，缓急止痛，调和诸药。诸药合用，辛开苦降，寒热并用，攻补兼施，与慢性浅表性胃炎虚实兼夹、寒热错杂之病机相符。

【加减】脘腹胀满者，加佛手、香橼行气消痞；恶心、呕吐者，加砂仁、草豆蔻和胃止呕；纳呆、苔腻者，加藿香、佩兰化湿醒脾；腹胀、便秘者，加槟榔、酒大黄行气导滞；胃脘疼痛者，加川楝子、延胡索理气止痛；肝气郁滞者，加香附、郁金理气除胀，疏肝解郁。

1. 胃平汤治疗胃痞（功能性消化不良）

王某，女，56岁，家庭妇女，2012年6月12日初诊。

患者半年前出现胃脘部胀满不适，嗳气、食欲不振，在多家医院查电子胃镜：未见明显异常。给予多潘立酮等胃动力药，效差。现胃脘部滞塞不舒，纳呆食少，每餐进食1~2两，稍多食则胀增，嗳气频频，口苦心烦，舌红，苔薄黄，脉弦。

证候：寒热夹杂，胃气不和。

治法：辛开苦降，和胃消胀。

方药：胃平汤加减。姜半夏10g，黄连6g，黄芩16g，干姜3g，太子参30g，炒枳壳12g，炒莱菔子30g，炒白术6g，郁金16g，香附16g，槟榔6g，甘草6g。6剂，每日1剂，浓煎，分2次饭前1小时温服。

服6剂后，患者症状明显减轻，纳食稍增。宗前方稍事加减，共服24剂。诸症消失，饮食恢复正常。随访至今，未再复作。

【按语】胃脘痞满是脾胃失和、升降无序，寒热错杂所致。故治疗必须正邪兼顾，虚实同调。辛开苦降法正体现了这一原则，因此治疗该病刘老多以自拟胃平汤加减治疗，该方为半夏泻心汤的变方，有调和脾胃、消痞除胀、燮理升降的作用，临床如应用准确多有"一剂知、两剂愈"的良好疗效。方中姜半夏、干姜性味辛甘，能升能散；黄芩、黄连性味苦寒，能降能泻。四药并用，苦辛并进以利升降，寒热互用以调阴阳。炒枳壳、槟榔消胀除满，佐以太子参、炒白术、甘草补脾益气和中，加郁金、香附、炒莱菔子疏肝理气，和胃消胀。如此辛开苦降与甘温补虚并用，辛甘化阳而不凝，开塞通闭而不滞，诸药合用，效果明显。

2. 胃平汤治疗胃痞（胆囊癌肝转移伴右腋下淋巴结转移）

郭某，女，65岁，农民，2012年5月21日初诊。

半年前无明显诱因出现胃痞纳呆，右胁疼痛，夜眠及二便均正常，先后在开封市淮河医院、中国人民解放军总医院、上海长虹医院诊为"胆囊癌并侵及肝脏，伴右腋下淋巴结转移"。现胃痞纳呆、右胁疼痛、腹胀乏力，心烦易怒，舌质淡，苔白湿，脉弦硬。

证候：寒热错杂，胃气不和。

治法：辛开苦降，理气和胃。

方药：胃平汤加减。清半夏10g，黄连6g，黄芩15g，太子参30g，炒枳壳12g，干姜3g，甘草6g，焦槟榔6g，郁金16g，制香附16g，川楝子12g，白蔻仁、砂仁各6g（后下）。6剂。

二诊： 服上药后饮食有所好转，右胁疼痛稍轻。上方加金银花20g，9剂。

三诊： 胃痞纳呆、胁痛均好转。5天前因与家人生气，再次出现胁肋部疼痛不适，数小时后自行缓解，舌质淡，苔薄白、厚腻，舌体胖大，边有齿痕，脉弦滑。上方加藿香、佩兰各15g。

四诊： 诉服上药12剂，纳呆、胁痛症状基本消失。1周前进食生冷后出现腹痛，后自行缓解。近3天再次出现胃痞纳呆，腹胀，右胁疼痛，脉弦细稍数，舌淡，苔白面大、稍厚。治宗上意，仍以胃平汤为基本方加减。

方药：清半夏10g，黄连6g，黄芩15g，太子参30g，炒枳壳12g，干姜3g，甘草6g，郁金16g，制香附16g，砂仁9g（后下），大腹皮15g，佛手12g。6剂。

五诊： 服药有效，纳食改善，腹胀、腹痛均减轻，厚苔渐退。上方去佛手，加龟板、鳖甲各20g以软坚散结，10剂。

2个月后电话随访，患者健在，无明显症状，生活如常人。

【按语】本案患者由于年事已高，且属癌病晚期，患者及其家属均要求内科保守治疗。该案虽属中医"癌病"范畴，但主要症状表现为"胃痞胁痛"，病由胃气不和，气滞痰阻、肝木克土而起。刘老治以自拟方胃平汤辛开苦降，消痞散结。因为脾胃肝胆相连，抑木即可培土，疏肝即可利胆，应用疏肝理气、化湿和胃法同样可治疗胆腑疾患，这就是刘老"胆胃同治"的独特思路。不但最终顺利消除了患者的临床症状，而且提高了患者的生活质量，实现了"带瘤生存"的治疗目的。

十四、活血归元汤

【组成】全当归10~15g，代赭石10~20g，红花10~15g，川牛膝10~20g，肉桂2~3g。

【用法】水煎服，每日1剂，分2次温服。

【功效】养血化瘀，引火归原。

【主治】阴血不足，相火上冲所致轰热阵汗、气从少腹上冲心、胸痹刺痛、惊悸欲死等属西医自主神经功能紊乱者。

【方解】方中全当归为生血、活血之主药，能生血即能滋阴，能滋阴即能退热，故血虚有热者用之颇佳；代赭石生血兼能凉血，善镇逆气，降痰涎，止呕吐，通燥结，且降逆气而不伤正气；红花养血活血，能行血散瘀，为妇科要药；川牛膝善引气血下注，并能引浮越之火下行，若伍以代赭石、龙骨、牡蛎诸重坠收敛之品治脑充血证，以之为引经，莫不随手奏效；肉桂性能下达，暖丹田，壮元阳，补相火，善平肝木，治肝气横恣多怒，《神农本草经》谓其为诸药之先聘通使，诸药不能透达之处，由肉桂引之，则莫不透达也，用在这里起到引火归原的作用。诸药合用，有较好的活血化瘀、平肝益肾、潜阳降逆、活血归原的作用，临床屡用屡效。

【加减】若情志不畅，善悲欲哭，则酌加郁金10~20g，制香附10~15g，炒枳实10~15g；若烦躁欲死，彻夜不眠，则可酌加炒栀子12~15g，首乌藤20~30g，炒酸枣仁20~30g，重则琥珀粉6~10g；若阵汗频频，如水洗一样，汗流不止，则酌加生龙骨、生牡蛎各20~30g，山茱萸15~30g，清半夏6~10g；若肾阴不足，舌质红、苔少者，则酌加女贞子15~30g，旱莲草15~30g，黄精15~20g，枸杞子15~30g；若胸前胀闷刺痛，心悸气短，痰多，可酌加全瓜蒌15~20g、薤白6~8g、丹参2~30g、焦远志10~15g等宽胸解郁，养心止痛。

1. 活血归元汤治疗胸痹（窦性心动过缓、慢性冠状动脉供血不足）

李某，女，48岁，工人，1975年7月7日初诊。

阵发性怔忡，胸部憋闷，自觉热气从胸腹上攻头面，麻木走窜，咽喉辣胀，眩晕旋转，烦躁欲死，一日数发，发则欲绝，面色微白、语声低微，闭目平卧，难以辗转，口服硝酸甘油片可缓解，平日眠差多梦，血压多徘徊在（180~220）/（90~110）mmHg，舌质暗红，舌体较瘦，苔微薄，脉弦细而迟。心电图示：心率50次/分，Ⅰ、Ⅱ、V$_3$、V$_5$导联ST段水平压低大于0.05mV，提示为窦性心动过缓，慢性冠状动脉供血不足。

证候：阴血不足，心肾不交，相火妄动。

治法：养血化瘀，交通心肾，引火归原。

方药：当归12g，红花9g，焦远志9g，柏子仁12g，荷叶12g，黄连6g，肉桂3g

（后下），熟地黄18g，怀牛膝12g，丹参18g，川芎9g，炙甘草9g。

二诊：服1剂，仅犯病一次。又服2剂，未再发作，且食增晕轻，舌质暗红稍有转机，脉仍弦细而缓，夜梦较多。上方去荷叶，加生龙骨24g，生牡蛎24g。龙骨入肝安魂，牡蛎入肺定魄，两者同用，可收敛心气，安定魂魄。

三诊：服3剂，诸症基本消失，脉弦象已见缓解，仍细，舌质稍红，苔薄白，血压135/90mmHg。方宗上意，稍有出入，以增强解郁宽胸之力。

方药：当归12g，红花9g，肉桂0.2g（后下），柏子仁12g，丹参18g，生地黄12g，熟地黄12g，炙甘草9g，怀牛膝12g，川芎9g，郁金9g，紫苏梗9g，防己18g。

四诊：上方服10剂，症状全消失，脉稍弦，苔趋平，疗效明显。复查心电图示：心率55次/分，Ⅰ、V$_3$导联ST段水平压低>0.05mV变为小于0.05mV，Ⅱ、V$_5$导联ST段水平压低>0.05mV变为≥0.05mV。续服上方6剂，2日1剂。

五诊：临床症状全部消失后，未再复发。嘱上方3日1剂，继服3剂，停药观察。

9月12日，心电图提示正常。1年后（1976年10月）随访，患者精神饱满，正常工作。4年后家访，疗效巩固，身体健康，全日工作。1979年7月28日复查心电图仍正常。

【按语】慢性冠状动脉供血不足大致属于中医学"胸痹""真心痛""厥心痛"范围，《灵枢·厥病》云："真心痛，手足青至节，心痛甚，旦发夕死，夕发旦死。""厥心痛，痛如以锥针刺其心。"《素问·脏气法时论》云："心病者，胸中痛……膺背肩胛间痛，两臂内痛。"《金匮要略》云："胸痹不得卧，心痛彻背""胸中气塞，短气"。本案怔忡胸憋，热气上冲，眩晕烦躁，发作欲死，一日数发，舌瘦暗红，脉弦细而迟，当属阴血不足，心肾不交，肝失所养，相火妄动之候。治宜交通心肾，引火归原为先。方以当归、川芎、红花、丹参、怀牛膝活血养血；更选肉桂一味因势利导，协同诸药而入阴分，以期引火归原；桂连相合，交通心肾，兼清上焦浮游之火；合怀牛膝以助引火归原之力，使相火复位，难以轻动，心悸、怔忡、胸部憋闷等症顿然消失，余症亦较快痊愈。心电图在较短时间内恢复正常，远期疗效巩固。刘老还特别提示：此案高血压、冠心病、心电图异常，虽能较快恢复正常，恐与"相火妄动""妇女更年期"有关，未必属于真正的高血压病和冠心病，按照中医辨证施治，相火一经复源，临床症状顿时好转，且很快痊愈。犹如阳光普照之上，阴霾瞬间消散。临床所见，凡更年期妇女患此症者，绝非个案，常可遇到。也有一些患者，常服降压西药和扩张冠状动脉血管的药物，症状虽能暂时缓解，但往往缠绵不愈，少则数月，甚至数年。医者当细究其因。

2. 活血归元汤治疗头汗

张某，女，43岁，工人，1998年10月6日初诊。

1年前不明诱因出现头部汗出，遇情志紧张或劳累后汗出加重，心情烦躁，入夜尤甚。1周前因连续加班，出现头部汗出如洗，逐渐加重，服用六味地黄丸症状不减。现头部昏沉，急躁易怒，自觉有热气上冲至头巅顶部，时畏寒肢冷，腰部酸软，食少便溏，睡眠欠佳，时有多梦。舌质淡红略暗，有散在瘀斑，苔薄白，脉小滑。

证候：阴血不足，相火上冲。

治法：养血化瘀，引火归原。

方药：活血归元汤加减。全当归12g，红花12g，怀牛膝15g，代赭石12g，炒栀子12g，肉桂2g，山茱萸20g，生龙骨20g，生牡蛎20g，防风10g，琥珀粉10g，甘草6g。

二诊：服上药5剂后，自觉头部汗出大减，烦躁有所好转，情绪不易激动，睡眠较前好转，舌质稍红淡暗，瘀斑减少，苔略黄。上方加生龙骨10g，生牡蛎10g，续服6剂。

三诊：患者来诊非常高兴，诉头部汗出已消失，心情舒畅，精神可。舌质淡红，散在片状瘀斑已消失，苔薄，脉滑稍数。上方加山茱萸10g，肉桂1g，以巩固其疗效。继服6剂，诸症皆消，病告痊愈。

【按语】本案是以阴血不足，相火上冲而引起的自觉有热气上冲至头巅顶部所致的头汗症，兼有气血瘀滞上焦，郁滞日久而化火，则胸中烦热、心悸不眠、急躁易怒。方中全当归、红花、怀牛膝均为活血化瘀药，又入阴分，具有养血滋阴作用。怀牛膝苦酸平，归肝、肾经，能引血下行，以降上炎之火，和生龙骨、生牡蛎相配可起到潜阳摄阴、镇肝熄风作用。代赭石苦寒，归肝、心经，能平肝潜阳，降逆。炒栀子苦寒，泻火除烦。琥珀粉甘平，定惊安神，活血散瘀。山茱萸滋养肝肾，收敛止汗以固本。肉桂辛甘热，归肾、脾、心、肝经，该药用量较轻是取少火生气之意，以温肾阳补下焦命门之火，达到引火归原的目的。全方共奏化瘀降逆、止汗潜阳、清心除烦、引火归原之效。

3. 活血归元汤治疗胸痹、奔豚

林某，女，51岁，2009年1月16日初诊。

5年来胸前胀闷刺痛，阵发性热气自少腹上冲，心悸气短，痰多，阵汗，腰膝酸软，大便干结，舌质暗红，苔黄稍腻，脉滑数。

证候：阴血不足，相火上冲。

治法：养血化瘀，引火归原。

方药：活血归元汤加减。当归15g，红花15g，怀牛膝30g，代赭石15g，肉桂3g，炒栀子12g，生龙骨30g，生牡蛎30g，丹参30g，全瓜蒌20g，薤白8g，半夏10g，炒枳壳12g。6剂。

二诊：服药症减，舌尖红。上方加炒栀子3g，6剂。

三诊：服药后阵发性热气自少腹上冲已消，胸闷气短已轻，乏力身困，心烦易怒，口苦纳差，舌质淡胖，苔白腻。上方去怀牛膝、肉桂，加川芎10g，藿香12g，佩兰12g，郁金15g，黄芪30g，黄芩15g，三七8g，6剂。

四诊：心慌胸闷已大轻，燥汗已少，口苦已轻。上方三七改为10g，6剂。

【按语】本案中医诊为胸痹，辨证为阴血亏于下，不能涵养火，致相火冲于上。活血归元汤养血化瘀，引火归原，加丹参以宁心安神，活血化瘀；合瓜蒌薤白半夏汤通阳散结，祛痰宽胸；生龙骨、生牡蛎能收敛元气、镇惊安神、固涩滑脱。二诊症减，效不更方，加量应用炒栀子清心除烦。三诊热去湿恋，则加川芎、藿香、佩兰等行气活血，燥湿化痰；黄芪补中益气，扶正祛邪。5年之病，20余日即治愈，不可谓不速效。

4. 活血归元汤治疗惊悸（自主神经功能紊乱）

李某，男，48岁，2009年3月2日初诊。

近2个月来工作繁忙，精神压力大，阵发性心悸不宁，胸闷气短，有濒死感，发作7~8次，发病时双下肢酸软无力，全身出汗，舌质边尖红，苔中白，脉滑稍弦。曾做各种检查，除心电图有轻微供血不足，余无异常。

证候：阴血不足，相火上冲。

治法：养血化瘀，引火归原。

方药：活血归元汤加减。当归20g，红花15g，生龙骨30g，生牡蛎30g，代赭石20g，怀牛膝30g，炒栀子12g，制鳖甲30g（先煎），制龟板30g（先煎），肉桂2g，全瓜蒌20g，薤白7g，半夏10g，炒枳壳12g。10剂。

二诊： 服药效佳，濒死感未再出现，有时头晕，舌边尖嫩红，苔白。上方怀牛膝改为25g，加川牛膝25g，钩藤30g，继服6剂。

三诊： 近几日出差熬夜，濒死感欲犯未犯一瞬间即逝，全身较前有力，舌边尖红，苔黄。

方药：生龙骨30g，生牡蛎30g，代赭石30g，郁金10g，川牛膝20g，怀牛膝20g，制鳖甲30g（先煎），制龟板30g（先煎），当归20g，炒枳壳12g，红花15g，肉桂3g，炒栀子15g，远志12g。6剂。

四诊： 药效巩固，濒死感一直未犯，舌质红，苔白稍黄腻。方用活血归元汤合温胆汤加减。

方药：炒栀子15g，丹参30g，代赭石15g，红花15g，肉桂3g，茯神30g，陈皮10g，竹茹10g，枳壳12g，半夏10g，甘草6g。6剂。

【按语】 心悸与现代医学之自主神经功能紊乱相似，脉证合参，病机为劳累耗神，损伤阴血，阴血亏虚，不能涵养相火，致相火冲心，发则心中难受欲死。治疗当养血化瘀，引火归原。患者下肢酸软症状明显，故重用制龟板、制鳖甲养肝肾之阴。后舌苔黄腻，合温胆汤化痰安神善后。刘老以此方加减治疗此类患者不下百人，均取得理想的效果。

十五、平肝祛风汤

【组成】 柴胡6g，白芷10g，细辛1.5g，川芎8g，姜半夏8g，炒白蒺藜10g，炒苍耳子8g，炒白芍8g，全当归9g，夏枯草12g。

【用法】 以上诸药，先冷水浸泡40分钟，大火煎开，小火煎20分钟，每次服用80~100mL，每日2次温服。

【功效】 平肝祛风，通络祛瘀。

【主治】 顽固性头痛。症见头痛日久不愈，时轻时重，反复发作，发作时头痛如劈，甚则恶心欲吐，心烦易怒，眠差多梦，舌质淡暗或边有瘀斑，苔白滑，脉弦滑。

【方解】方中柴胡、白芷、细辛辛散理气，一走少阳，一走阳明，一走少阴，且柴胡可载药上浮，直达头面；白芷性善上行而散风邪；细辛祛风散寒，现代药理研究证实，小剂量水煎有镇痛作用。川芎辛温味薄而气雄，功善疏通，能行血中之气，祛血中之风，上行头目之巅而通络，《神农本草经》云其主中风入阴脑头痛，为治疗头痛之要药。姜半夏燥湿化痰，降逆止呕，《医学启源》云治太阳痰厥头痛病，非此不能除。夏枯草，《滇南本草》云其祛肝风，行经络，行肝气，开肝郁，止筋骨疼痛，目珠痛。炒白蒺藜、炒苍耳子平肝祛风，《本草蒙筌》谓苍耳子止头痛善通顶门，追风毒任在骨髓。炒白芍敛阴以防辛散太过，又有缓急止痛之长。全当归养血活血，通络止痛，此乃"治风先治血，血行风自灭"之理。全方疏散风寒之中兼有通络祛瘀之长，通达气血之内又寓通窍之功，且发中藏收，通中寓敛，直为其用，各尽其长。

【加减】若疼痛剧烈者，加全蝎、蜈蚣；前额及眉棱骨痛者，加葛根；两太阳穴痛者，加黄芩，重用柴胡；巅顶痛者，加吴茱萸；头痛如裹者，加苍术、独活；失眠者，加炒酸枣仁、首乌藤；痰湿者，加陈皮、天竺黄、胆南星；瘀血者，加丹参、桃仁、红花；肝阳亢盛者，加天麻、杭菊花、钩藤、生石决明；口苦心烦者，加炒栀子、黄芩；气虚者，加生黄芪、太子参；血虚者，加生地黄，重用当归。

平肝祛风汤治疗头痛

许某，女，31岁，干部，1997年9月15日初诊。

4年前因产后受风致左侧偏头痛，发作时头痛如锥，伴恶心欲吐，每月发作2~3次，曾在武汉市某院查脑电图，头颅CT均正常，西医诊断为"血管神经性头痛"，遍服中西药物疗效不佳，需服去痛片，可暂时缓解。1周前无明显诱因痛疾复发，头痛如锥，恶心欲吐，失眠多梦，靠服去痛片维持，痛苦面容，舌质淡暗，苔黄，脉弦细。

证候：血虚阳亢，风痰阻络。

治法：平肝祛风，通络止痛。

方药：平肝祛风汤加减。全当归12g，炒白芍12g，姜半夏10g，细辛2g，全蝎10g，川芎8g，炒白蒺藜12g，炒苍耳子9g，夏枯草12g，钩藤12g，柴胡8g，蜈蚣3

条，炒酸枣仁30g。

服药3剂，痛去大半，头痛发作时已不服去痛片。上方稍加出入，又进10剂，病告痊愈，嘱其再进6剂，以资巩固，追访2年，头痛未再发作。

【按语】刘老认为头痛久治不愈者，内因多为七情所伤或大病久病之后脏腑功能失调，尤其是肝血亏虚，脑络失养，最易引起头痛且日久不愈。外因多为外感风寒治疗不当或治未彻底，致使风邪留恋，潜伏机体，阻滞经络，迁延日久所致。头痛特别是顽固性头痛病机多为肝虚风袭。因高巅之上唯风可到，风气内通于肝，《素问·阴阳应象大论》谓"在天为风，在地为木……在脏为肝"，《素问·至真要大论》谓"诸风掉眩，皆属于肝"。从经络上来看，三阴经唯足厥阴肝经上达头部。在此理论指导下，刘老用自拟平肝祛风汤治疗头痛特别是顽固性头痛取得了显著效果。此例产后头痛4年，久治不愈。血虚阳亢为本，风邪袭虚，经络阻滞是标，治疗当标本兼顾，用平肝祛风汤养血平肝，祛风止痛。加柴胡疏肝解郁，宣透疏达；全蝎、蜈蚣祛风解痉，通络止痛。前后共服药10余剂，头痛即愈。

十六、芪蛭地黄汤

【组成】生黄芪30g，水蛭8g，生山药20g，苍术15g，玄参15g，茯苓15g，泽泻15g，生地黄20g，天花粉15g，枸杞子20g，山茱萸20g，牡丹皮10g。

【用法】水煎服，每日1剂，分2次温服。

【功效】滋补肝肾，益气化瘀。

【主治】2型糖尿病。

【方解】方中生黄芪甘温，补气升阳，利水消肿，而偏于补脾阳；生山药甘平，补脾养肺，养阴生津，益肾固精，而侧重于补脾阴。二药合用，一阴一阳，阴阳相合，相互促进，相互转化，共收健脾胃、促运化、敛脾精、止漏浊、消尿糖之功。苍术苦温燥湿，辛香发散，功专健脾燥湿；玄参咸寒，质润多汁，功善滋阴降火，泻火解毒。二者伍用，以玄参之润制苍术之燥，又以苍术之温燥制蒸玄参之滞腻。茯苓健脾益气，培后天之本；天花粉性凉而润，能生津止渴，清肺润燥；生地黄味厚气薄，滋阴清热，养血润燥，生津止渴；山茱萸补益肝肾，收敛元气，固涩滑脱；枸杞子善补肾益精，养肝明目；牡丹皮凉血活血，既能泻血中伏火，又能散热壅血瘀；泽泻清热利湿；水蛭活血化瘀。全方补而不腻，清而不燥，活血而无峻猛伤正之虞。

【加减】若兼心悸、气短者，加焦远志、柏子仁、石菖蒲等；兼腰痛者，加桑寄生、续断、金狗脊等；失眠者，加炒酸枣仁、蒸何首乌等；大便干结者，加瓜蒌仁、麻子仁、肉苁蓉等；胸闷痛者，加全瓜蒌、薤白、郁金、丹参等；阴阳两虚者，加炮附子、肉桂；皮肤瘙痒者，加地肤子、白鲜皮；兼痰湿者，减滋阴之品，加陈皮、姜半夏等。一旦兼证控制，血糖亦会同时下降。

芪蛭地黄汤治疗消渴（2型糖尿病）

袁某，男，53岁，医务工作者，1985年4月9日初诊。

2年前患者出现多食，口干多饮，腰酸乏力，面色萎黄，精神倦怠，便溏尿频，舌质稍红，脉小滑偏弱。尿常规：尿糖（+++）。尿液镜检：黏液丝。空腹血糖10.5mmol/L。

证候：肝肾亏虚，脾失健运。

治法：滋肾健脾，生津止渴。

方药：生黄芪30g，水蛭8g，苍术30g，天花粉30g，天冬20g，麦冬20g，葛根15g，玄参30g，生山药30g，生地黄20g，茯苓15g，菟丝子14g，枸杞子14g。

二诊：服上药6剂后，患者诉口干多饮稍减轻，精神明显好转，小便次数仍然较多，舌质淡红，苔薄白，脉弦稍滑。以益气养阴，补肾缩尿，生津止渴。

方药：苍术30g，生黄芪40g，天花粉30g，麦冬30g，玄参30g，生山药30g，生地黄30g，枸杞子20g，益智仁15g，泽泻30g，黄连5g，水蛭8g。

三诊：服上药20剂，口干尿频消失，脉滑，舌平。空腹血糖5.6mmol/L。继用上方原意合二至丸加减。

方药：苍术30g，生黄芪40g，天花粉30g，麦冬30g，玄参30g，生山药30g，生地黄30g，益智仁15g，泽泻20g，黄连5g，女贞子15g，水蛭8g，旱莲草15g。

四诊：上药又进12剂，自诉所有症状均消失，未感明显不适，舌脉平。空腹血糖5.0mmol/L。仍以益气养阴、生津止渴以资巩固疗效。

方药：生黄芪20g，水蛭8g，天花粉20g，泽泻20g，玄参20g，生牡蛎20g，黄连4g，生地黄20g，苍术20g。

　　续服6剂，间日1剂，分2次温服。另外，按照四诊方加菟丝子15g，益智仁15g，取6剂，共研细粉，水泛为丸，如梧桐子大小，每次9g，每日2~3次，继续服用2~3个月，每半个月复查1次血糖和尿常规，嘱咐患者控制饮食，适当运动。其间多次复查血糖，均在正常范围。

　　【按语】《素问·奇病论》言："此肥美之所发也，此人必数食甘美而多肥也，肥者令人内热，甘者令人中满，故其气上溢，转而消渴。"《圣泽总录·消渴》谓："渴而饮水多，小便中有脂，似麸而甘。""原其本则一，推其标有三。"本案患者肝肾阴虚为本，终至肺燥、胃热、肾虚，故见多饮、多食、多尿等症。久病阴伤气耗，脾虚不能化气行津，故治宜滋肾健脾，清热生津。生黄芪甘温，补中益气升阳而止渴，生山药甘平，益脾阴固肾精，生地黄滋阴凉血、补肾固精，三药相配，滋肾健脾，益气生津，补肾涩精止遗，漏泄自止而尿糖减少。玄参滋阴润燥。苍术敛脾精，止漏泄。杨士瀛称苍术敛脾精不禁，治小便漏浊不止，苍术虽燥，配伍玄参之润。葛根生津止渴。菟丝子、枸杞子补肾固精。天花粉生津清热。茯苓防滋阴太过而生湿。药证相符，疗效满意。

第四节　单验方选

1. 苍术治夜盲

　　每次用苍术10 ~ 15g加水300 ~ 500mL，文火煎煮至70 ~ 100mL，于上午1次或2次服用。1次即可见效，2 ~ 3次可治愈。现代药理研究表明，苍术的化学成分含有以苍术醇和苍术酮为主的挥发油、胡萝卜素、维生素B等。苍术中富含的胡萝卜素，在人体肠内经胆汁酸盐的帮助，可转化为维生素A，据此将其应用于治疗由于缺乏维生素A而导致的夜盲症，效果颇佳。刘老曾治疗中牟县白沙公社袁庄大队曹某，男，8岁，每到天黑即出现两眼视物不清，已2年余，于1965年4月18日巡回医疗至该村时来诊，给予上方一剂，当晚即效。

2. 煅乌贼骨治中耳炎

　　取煅乌贼骨（海螵蛸）少许，研极细末，入少量芝麻油调成稀糊状，每次治疗前用药棉拭净耳内脓液，再将油糊滴入耳内1 ~ 3滴，每日2次，一般3 ~ 7天可愈。海螵蛸除湿、制酸、止血、敛疮,《名医别录》云:海螵蛸止疮多脓汁不燥。刘老曾治疗农民路某,女,45岁,患慢性中耳炎数年,流脓腥臭,听力减弱,用乌贼骨油糊治疗,竟获痊愈,1个月后随访,患耳未再流脓,听力亦有改善。

3. 食盐芝麻油治鹅口疮

食盐少许用开水冲化,取10mL左右,再放入芝麻油10滴左右,搅拌混合,在每次哺乳、饮水及睡觉前后滴入口腔内2~4滴,每天滴7~8次。有些病情严重患儿甚至不能进食,滴入1~2次后即有明显疗效。鹅口疮多因心脾积热、虚火上浮所致,食盐咸微辛,寒,无毒,具有解毒、凉血润燥、定痛止痒等作用。故可以食盐治之。刘老曾治疗中牟林场一2个月大男婴,患鹅口疮,满口白屑,不时啼哭,烦躁不安,用上法每日滴10余次,当日症状即有减轻,又连续治疗几日即痊愈。

4. 蚕茧灰治黄水疮

蚕茧适量(破旧绸布或旧丝绵亦可),烧灰存性,研细末,芝麻油调成稀糊,涂搽患处,每日1次,一般1~6次即可痊愈。《本草纲目》云:疗诸疳疮。刘老曾治杨某,女,32岁,患黄水疮,初起小片黄痂,瘙痒不止,破流黄水,迅速蔓延,几至全身,烦躁不安,用上法治疗3次即愈。

5. 热尿布敷囟门治婴儿外感咳嗽

将患儿刚尿过的热尿布叠成手掌大小,趁热敷在患儿囟门处,如果尿布已凉,也可将湿尿布放在火上烘烤片刻(注意勿太热,防止烫伤皮肤),效果理想。《本草纲目》云:"童子尿,气味咸,寒,无毒,主治寒热头痛,温气。童男者尤良。"刘老曾治刘姓婴儿,5个月,1965年3月因感冒咳嗽不止来诊。当时考虑患儿内服药物不适宜,即嘱用此法治疗,2次咳止而愈。

6. 针点上下唇治小儿吐奶

小儿吐奶不止,吃一口吐一口,灌水亦吐,可取消毒毫针在上下唇正中点点刺挤血如米粒大,一般一次即愈。若不愈,可将两嘴角内侧近地仓穴处各刺一针必愈。人中穴为手、足阳明经及督脉之会，承浆穴为足阳明、任脉之会，针刺二穴可以治疗口周及脾胃诸病。刘老曾治一4个月大婴儿，吐奶不止，时时哭闹，取上法点刺一次即愈。

7. 胡椒粉敷肚脐治腹泻

寒泄及伤食泄，泄泻不止，不论成人或小儿均可用胡椒粉（或加白芷少许），放在肚脐内，以装满肚脐为度，然后用一长、宽为4~6cm的胶布贴在肚脐上，用手掌按肚脐2~5分钟，隔日或隔2日换一次，每获良效。《本草纲目》云：胡椒大辛热，纯阳之物，肠胃寒湿者宜之。胡椒功能健胃进食，温中散寒，止痛，主治脾胃虚寒，呕吐，腹泻。刘老曾治一陈姓女孩，5岁，腹泻不止，日泻10余次，或稀或溏，已5天，面黄无华，神疲倦怠，饮食减退，时时哭闹，舌淡，苔薄白，诊为脾虚受寒。单用胡椒粉敷贴肚脐，一次减轻，两次治愈。

8. 椿根皮煮绿豆芽治便血

椿根白皮、绿豆芽、红糖各200g，加水800mL，煎煮至50~200mL，早晚分服，每日1剂，连服3剂，便血即止。椿根皮苦寒，为凉血止血之佳品。绿豆芽，《本草纲目》记载：解酒毒、热毒，利三焦。刘老曾治谭某，男，35岁，便时带血，点滴不断，少者十余滴，多者数十滴，日三五次，小腹时感下坠且痛，已病半年多，久治不愈，面色萎黄，神疲乏力，饮食正常。照上方煎服，1剂减轻，3剂血止。服此方后饮食会稍减，不必担心，停药数日即愈。

9. 白鸭治咳喘

取白鸭子1只，豆腐、白菜、白萝卜各适量。白鸭子去毛杂，与其他几味共入砂锅内煲之，加调味品，汤菜皆可食用，每日2次。用于治疗肺肾阴虚，虚劳咳喘、久咳、干咳者。白鸭子味咸，性平，微寒，入肺、肾二经。鸭肉是虚劳患者的"圣药"。豆腐味甘，性平，入脾、胃、大肠经，能清肺热，止咳消痰。大白菜性味甘温无毒，有和胃润肠、清肺止咳、泻热除烦、清利小便之效，且营养丰富，含多种维生素、矿物质等。白萝卜能理气化痰，平喘解毒。诸药相伍，可补虚劳，安五脏，治虚劳咳嗽。刘老曾治患者万某，男，12岁，学生，1975年10月6日初诊，感凉即咳已5年余，多方治疗不效。服本方治疗，共食2只鸭，咳嗽止，至不惑之年，咳嗽仍未复发，此法每用必效。

10. 蜜桃膏治哮喘

选蜂蜜、核桃肉各等份。先将核桃肉捣碎如泥，再加入蜂蜜拌匀，存放在瓷缸内，隔水蒸熟，装瓶密闭备用，每次服一汤匙，白开水冲服，每日服2～3次。蜜桃膏不仅对肺肾双虚之哮喘有巩固疗效、防止复发的作用，对于各类虚证哮喘均有良好的效果，特别是老年性虚喘患者服用此膏，既治喘又润喉，既补肾又润肺。

11. 核桃肉治哮喘

凡肾虚哮喘临床治愈后，当防止每年秋冬季节复发，均应于农历八月十五日以后开始食服焦核桃肉（制法：将带皮核桃放置木炭火旁，缓缓烧烤，至核桃外皮烧黑，核桃肉烧焦，去皮取肉备用）。每晚睡前吃1～3个，最多5个，一定要细嚼慢咽，最好至来年农历二月十五日。刘老数十年验证，此法疗效肯定，多能达到巩固疗效的预期目的。

12. 核桃治寒咳

核桃连皮捣烂，加冰糖少许，开水冲入，蒸服数次。《本草纲目》云：核桃仁味甘气热，皮涩，肉润。能入肾、肺，虚寒者宜之。通命门，利三焦，益气养血。命门气与肾通，藏精血而恶燥，若肾与命门精气内充，则饮食自健，肌肤光泽，肠腑润而血脉通，核桃佐补药，有令人肥健、能食、润肌、黑发、固精、治燥、调血之功。命门既通，则三焦利，故上通于肺而虚寒喘嗽者宜之。刘老曾于1972年冬治赵某，男，66岁，5年前冬季感冒受寒之后出现咳嗽一症，咳嗽受凉即反复发作，入冬尤甚，以此法连服1周后即愈。

13. 侧柏叶煮豆腐治热咳

侧柏叶煮豆腐食用，不可加盐，治疗咳嗽咯黄痰轻者。《本草求真》云：侧柏叶仗金气以制木。具有化痰止咳作用，可治肺热咳嗽。豆腐，味甘，性寒，宽中益气，调和脾胃，消除胀满，通大肠浊气，清热散血。侧柏叶和豆腐同用，清泻肺热，消胀除满，使浊气下行，清气得升，咳嗽自止。刘老曾于1970年冬治咳嗽患者李某，男，60余岁，反复咳嗽，咯少量黄白痰，以此法一次治愈。

14. 柿蒂治胃热呃逆

柿蒂煎水服，治疗呃逆属胃热者。柿蒂，味苦涩，性平，入手太阴肺经、足阳明胃经，除胃热呃逆。刘老曾于1964年至中牟县巡回医疗时治王某女性患者，20余岁，呃逆不止，泛酸，以柿蒂五六枚煎水一碗，顿服，即愈。

15. 刀豆子治阴寒呃逆

刀豆子烧灰存性（将表皮烧至炭状，内里焦黄，或用铁锅沙子炒至焦黄）研末，开水调服，治疗呃逆属寒者。刀豆子，味甘，性温、无毒，入脾、胃、大肠、肾经。《本草纲目》云其温中下气，利肠胃，止呃逆，益肾补元。刘老曾于1979年治一郝姓患者，女，75岁，患者晚餐后进食中午剩菜，半夜即腹痛、腹泻，腹痛、腹泻治愈后渐渐出现呃逆症状，呃逆频频发作，难以自制，用刀豆子15g烧灰存性，小米粥调服，一次即愈。

16. 五倍子散治自汗

五倍子、枯矾等份为末，水调匀，填肚脐中，用布固定，数次可愈。五倍子，味酸涩，性寒，归肺、大肠、肾经。《本草纲目》云其敛肺降火，化痰饮，止咳嗽，消渴，盗汗，呕吐，失血，久痢。枯矾味涩，性寒，归手足太阴、阳明经，燥湿、止泻、除热、敛汗。二药相伍，清肺脾经湿热，且能收敛止汗。刘老于1980年左右曾治一男性患者，40余岁，身体健壮，唯易出汗，每年一过立夏节气，即动则汗出，吃饭时更是汗流浃背，过罢立秋出汗就会明显减轻，十余年来年年如此，每到夏天即十分烦躁。以此法连续贴敷1周左右，症状大减，汗出和正常人无异。

17. 桑叶治盗汗

桑叶瓦上焙干为末，米汤调服，数次可愈。在辨证治疗自汗和盗汗时加入桑叶均有很好的疗效，尤其是治疗盗汗，独用即可见效。桑叶味苦、甘，性寒，归肺、肝经。《神农本草经》云其能除寒热出汗。《丹溪心法》云其焙干为末，空心米饮调服，最止盗汗。刘老曾于1992年治疗一16岁男性患者，患者夜夜盗汗，汗湿枕巾，其母带患者前来就诊，但患者不愿服用中药，即以桑叶60g，煎汤服用，连服1周，盗汗痊愈。

18. 热豆腐治鹅掌风

手掌脱皮，血肉外露，用豆腐热沫洗之，洗后擦干，涂以香油。鹅掌风是发生于手掌、指间皮肤的浅部真菌感染，在20世纪六七十年代，抗真菌的西药在基层医院非常罕见，主要依靠中药治疗。刘老曾于1974年夏初治疗一鹅掌风患者，男性，30余岁，患者手掌脱皮，肌肉外露，局部皮肤破溃有渗血，不敢触物，甚至接触温水即疼痛异常，以上法治疗3次即逐渐痊愈。

19. 冬瓜皮汤治手足冻裂

将冬瓜皮、茄根用水浸泡2~4小时后，在火上加热至50℃左右，用其熏洗患处，具有止痒，加速血液循环的作用，对治疗冻疮效果甚佳。或用深秋自然成熟落下的川楝子煎水外洗，以川楝子肉涂抹患处，水泡足，连泡数次即有明显效果。此二方为民间偏方，刘老于20世纪六七十年代以此方治手足冻裂冻肿患者无数，疗效极佳。

20. 丝瓜烧灰治乳汁不通

丝瓜带籽烧灰存性，黄酒冲服3~6g，盖被取汗，即通。丝瓜味甘，性寒，归肝、胃经，能除热利肠，主治乳汁不下。刘老曾于2000年年初治一周姓女患者，产后一月突然出现左侧乳房积乳，乳汁不出，患者乳房内有一小儿拳头大小的包块，触之疼痛明显，且包块逐渐增大，患者十分恐惧。用老丝瓜一个，烧灰存性，黄酒调服，服一天乳汁即下，哺乳后积乳逐渐消失。

21. 蒲公英治乳痈

鲜蒲公英连根捣烂，取汁冲酒服，以渣外敷患处即愈合。如无鲜者，也可以干蒲公英用酒煎服。蒲公英味甘、微苦，性寒，清热解毒，消肿散结。《本草求真》云：蒲公英，入阳明胃、厥阴肝，凉血解热，故乳痈、乳岩为首重。因乳头属肝，乳房属胃，乳痈、乳岩多因热盛血滞，用此直入二经，外敷散肿臻效，内消须同夏枯草、贝母、连翘、白芷等药同治。刘老曾于1970年夏治一杞县王姓初产女患者，积乳后逐渐出现左侧乳房发胀、发热，乳房皮肤温度偏高。即采摘新鲜蒲公英，连根捣烂取汁，兑黄酒冲服，同时用蒲公英捣烂后外敷患处，每隔3~4小时即换药1次，1天即明显好转，4天即愈。

22. 通草猪蹄汤治乳汁不下

通草，炖猪蹄连汤服。《本草纲目》记载：通草，色白而气寒，味淡而体轻，故入太阴肺经，引热下降而利小便；入阳明胃经，通气上达而下乳汁；其气寒，降也，其味淡，升也。猪蹄性平，味甘咸，《名医别录》载其下乳汁。《本草图经》谓其行妇人乳脉，滑肌肤。《随息居饮食谱》云其填肾精而健腰脚，滋胃液以滑皮肤，长肌肉可愈漏疡，助血脉能充乳汁，较肉尤补。刘老在过去60年里以此法治愈乳汁不下新产妇女不下百例。如加穿山甲粉5~10g，王不留行10~20g，效果更佳。

23. 秋茄子治乳头皲裂

秋后茄子裂开者，阴干烧灰存性研末水调服。刘老于1972年秋曾治张姓新产患者，患者初产，哺乳后乳头开裂流血，疼痛难忍。以老茄子烧灰存性开水冲服，同时外敷乳头，2天即愈。

24. 车前子治肚腹暴泻

车前子炒为末，米汤调服6g，治秋夏间暴泻，清浊不分者颇效。刘老于1980年曾治王姓男性患儿，7岁，进食瓜果后腹泻，一天泄下20余次，精神困顿。以车前子炒末，一天3次米汤调服，当天腹泻即止，两天即完全恢复正常。

25. 车前草治腰痛

车前草连根，葱白连须，各7棵，枣7枚，捣烂酒煮外敷，治疗腰痛。《神农本草经》云车前草主气癃、止痛，利水道小便，除湿痹。葱白，《本草纲目》记载：除风湿、身痛麻痹。故二味合用，可治疗寒湿腰痛。刘老于1992年曾治患者高某，男，57岁，石油勘探工人，腰痛数年，腰痛难以仰俯，夜间为甚。以上方治疗1个月余，腰痛痊愈。

26. 灯心草灰治小儿夜啼

灯心草灰1.5g，薄荷煎汤调服，治疗小儿夜啼。刘老于1974年间曾治孙姓患儿，4个月大，夜间啼哭不止。以鲜薄荷煎汤冲服灯心草灰1.5g，数次而愈。

27. 珍珠母治失眠

珍珠母、炒酸枣仁等份，打粉装0号胶囊，一天3次，每次4粒，可改善失眠症状。珍珠母味咸，性寒，归肝、心经。功效平肝潜阳，定惊止血。主治头眩，耳鸣，心悸，失眠，癫狂，惊痫等。炒酸枣仁，甘而润，《本草纲目》云："熟用疗胆虚不得眠、烦渴虚汗之证，生用疗胆热好眠，皆足厥阴、少阳药也，今人专以为心家药，殊昧此理。"刘老曾以该法治愈肝血不足失眠患者多例，并且有减少夜间做梦的效果，一般服用半月后即可见效。

28. 柴胡方治口苦

柴胡10g，黄芩6g，龙胆草3g，水煎服，1～2次即有明显的治疗口苦的效果。柴胡、黄芩为小柴胡汤的主药，小柴胡汤善治口苦、咽干、目眩，龙胆草清肝胆湿热，三药合用，治疗肝胆湿热所致的口苦效果更佳。刘老曾于1998年治周姓患者，男，40岁，口苦、口臭，其余无明显不适，口苦以晨起及夜间为甚。以上方水煎服，1周口苦消失，口臭也有明显减轻。

29. 面瘫膏治面瘫

白芷6g，三七粉6g，猪牙皂30g，香醋适量，将药共研细末，混合均匀，每次将10～15g药末放在铁制大饭勺内，加入适量香醋，调成糊状，以免过稀或过稠，用文火逐渐加温，不断搅拌，最后呈乌黑发亮黏糊膏状，透出香窜扑鼻的味道。此时根据患者面部大小，用白布剪成一方块状，立即将药膏摊伏在白布上，趁热（注意：万不可烫伤皮肤）贴敷患侧，每日或隔日贴敷1次，根据病情贴敷3～10次，陈旧性面瘫还可增贴次数。临床所见，个别患者贴敷时间较长，贴敷部位有溃烂或起红疹者，可暂时停药，待恢复后，仍可继续贴敷。适用于面瘫发病的第3天后，以及亚急性期或陈旧期的治疗。

本方三七粉，味甘、微苦，性温，归肝、肾经，具有化瘀止血、活血定痛的功效，对于瘀滞肿痛，有活血祛瘀、消肿止痛之功；猪牙皂味辛咸，性温，有开关利窍、导滞祛风、涤垢行痰之功效，周志林《本草用法研究》谓其有"无邪不散，无坚不破"之大功；醋味酸，性温收敛，"欲攻欲散，必先敛之，使邪聚而攻散得力"，内服破癥瘕，化积聚，外敷消痈肿。三味成膏，趁热贴敷于面部患侧，具有极好的牵正作用。

30. 斑蝥酒治斑秃

斑蝥1只，红花2g，以75%酒精100mL浸泡半月，棉签外涂脱发处，1个月可见效。刘老曾于2001年3月治疗患者李某，男，45岁，患者晨起睡醒后发现右侧颞顶叶有一直径1cm大小的斑秃。以此法治疗半月，新发渐生，后逐渐长至正常。

31. 菟丝子郁金汤治蛋白尿

菟丝子20g，郁金20g，辨证基础上加入方中水煎服，此为刘老个人临床观察所得。2014年9月治疗患者王某，女，28岁，尿常规蛋白（+），反反复复1年余，将上药加入清热凉血方中治疗，服药半月蛋白降至（±），1个月后蛋白消失。

32. 海蛤壳汤治泛酸

海蛤壳30g，白头翁30g，水煎服，治疗胃热、烧心泛酸或胃痛，轻者单用即可，重者可加入复方之中。《神农本草经》云海蛤壳"主咳逆上气，喘息，烦满，胸痛寒热"。《药性论》云白头翁"止腹痛及赤毒痢"。刘老曾以此法治愈烧心泛酸属胃热患者无数，疗效确切。

第四章

方药心悟

临床中，刘老对中药的性能与配伍应用进行了深入思考和探索，并积累了丰富的经验，效果卓著。现对其部分药对和药物组合介绍如下，供同道参考。

1. 巴戟天、女贞子

【功效】补阳滋阴，扶正抗毒。

【主治】乙型病毒性肝炎HBV-DNA偏高、e抗原阳性者。

【常用量】巴戟天6～9g，女贞子10～20g。

【心悟】巴戟天味辛、甘，性微温，归肾经，具有补肾助阳的作用；女贞子味甘、苦，性凉，归肝、肾经，具有滋补肝肾的作用。现代药理研究表明，巴戟天具有增加血中白细胞数量的功能及抗炎作用；女贞子具有显著的免疫增强作用，对细胞免疫和体液免疫都有促进作用，同时还具有抗炎作用。巴戟天、女贞子伍用，可起到阴阳双补、补益肝肾的作用，并且能降低乙肝病毒DNA载量及e抗原滴度，达到抗乙肝病毒的疗效。

【治验】张某，男，36岁，患乙肝"大三阳"10年余，肝功能正常，HBV-DNA 5.46×10^6 copies/mL。右胁不适，腰膝酸软，两目酸困。舌质淡红，舌边尖红，苔薄，脉弦细。证属肝肾阴虚，邪毒留恋。治以逍遥散合六味地黄汤加巴戟天8g，女贞子20g。以此方为主增损调理半年，诸症消失，复查乙肝五项e抗原转阴，HBV-DNA 8.02×10^3 copies/mL。后将上方加工为水丸继服年余，复查HBV-DNA<500copies/mL，临床治愈。

2. 全当归、赤芍

【功效】滋补肝血，活血止痛。

【主治】肝病患者伴转氨酶偏高、胁肋疼痛者。

【常用量】全当归6～15g，赤芍10～30g。

【心悟】全当归味甘、辛，性温，归肝、心、脾经，具有活血止痛、滋补肝血之功效，为"血病之要药"，既长于补血活血，又善止痛；赤芍味苦，性凉，归肝经，具有化瘀、止痛、凉血、消肿的功效，对胁肋疼痛等症有较好的治疗效果。现代药理研究表明，全当归能促进肝细胞合成蛋白质，能显著提高血红蛋白、红细胞数量，同时具有保护肝细胞、修复肝损伤、降低转氨酶、促进肝细胞再生、抗肝纤维化等作用。全当归配赤芍相须为用治疗各类肝病，常能起到滋补肝血、活血止痛的作用。

【治验】贾某，女，36岁，2011年9月23日以"右胁疼痛不适半年"为主诉就诊。症见：每遇情志不畅而加重。查肝功能：TBIL 36.7μmol/L，ALT 97U/L，AST 92U/L，余正常。舌质淡红，苔白薄，脉弦。治以疏肝理气。方药：全当归15g，赤芍30g，柴胡10g，茯苓15g，焦白术10g，薄荷6g，延胡索12g，甘草6g。服用10剂，患者右胁疼痛消失，复查肝功能正常。

3. 茵陈、炒栀子

【功效】清热利湿，解毒退黄。

【主治】肝病患者伴身、目、小便黄染，转氨酶偏高者。

【常用量】茵陈10~30g，炒栀子6~12g。

【心悟】茵陈有利湿、清热、退黄之功；炒栀子味苦，性微寒，归心、肝、肺、胃、三焦经，有清利湿热、凉血解毒的作用。现代药理研究表明，茵陈具有促进胆汁分泌和排泄胆红素作用，可使血清胆红素降低，同时还具有保肝作用。栀子水提液可促进胆汁分泌、胆囊收缩，促使血液中胆红素迅速排泄，减少血中和末梢淋巴液中的胆红素含量，起到良好的退黄作用。刘老特别指出，茵陈味苦，性微寒，苦能燥湿，寒能清热，故其既能发汗，使湿热从汗而出；又能利水，使湿热从小便而去，是治疗黄疸的要药。刘老尤其强调，由于茵陈中含大量挥发油，如高温煮沸时间过久，其挥发油被挥发，即降低或失去其利湿退黄之药效，故宜轻煎，不宜久煎，一般煎药时应"后下"。它与苦寒泻火、通利小便的炒栀子同用，则能直引肝胆湿热自小便而出。

【治验】李某，男，46岁，于2008年4月13日以"小便黄染10天"为主诉就诊。10天前饮酒后出现小便黄染，周身乏力。查肝功能：TBIL 87.9μmol/L，ALT 213U/L，AST 189U/L，余正常。原有大量饮酒史15年。舌质红，苔黄腻，脉弦滑。方药：茵陈30g，炒栀子12g，赤芍30g，丹参30g，板蓝根30g，白花蛇舌草30g，甘草6g。上方加减服用20天，患者症状消失，肝功能恢复正常。

4. 金银花、连翘

【功效】清热解毒，凉血退黄。

【主治】肝病患者伴转氨酶偏高，身、目、小便黄染者。

【常用量】金银花10～30g，连翘10～30g。

【心悟】金银花味甘，性寒，归肺、胃、大肠经，善清热解毒；连翘味苦，性微寒，善清心经火热，凉血清热，散结解毒。现代药理研究表明，金银花具有抗内毒素、消炎、解热、增强机体防御功能的作用；连翘具有抗菌、消炎、抗肝损伤及治疗肝炎的作用。二者配伍，具有清热凉血、解毒止痛的作用。二者配伍，治疗急性肝炎、胆囊炎，或乙肝、丙肝病毒载量高者，取其清热解毒、凉血消痈之功，可起到良好的抑制肝炎病毒复制的作用。

【治验】李某，男，48岁，于2009年5月27日以"小便黄染1个月，加重1周"为主诉就诊。1个月前出现小便黄染，周身乏力，未治疗，近1周上述症状加重。查肝功能：TBIL 46.2μmol/L，ALT 153U/L，AST 127U/L，余正常。舌质红，苔黄腻，脉弦滑。方药：金银花30g，连翘30g，茵陈30g，炒栀子12g，赤芍30g，丹参30g，板蓝根30g，白花蛇舌草30g，甘草6g。上方加减服用15天，患者症状消失，肝功能恢复正常。

5. 生黄芪、葶苈子

【功效】健脾益气，利水消肿。

【主治】肝硬化伴有胸腔积液、腹水者。

【常用量】生黄芪10～30g，葶苈子6～15g。

【心悟】黄芪味甘，性微温，能补脾益气，补肺固表，利尿消肿；葶苈子味苦、辛，性大寒，归肺、膀胱经，能下气行水。现代药理研究表明，黄芪有增强机体免疫功能、保肝、利尿的作用。黄芪补气利水，气行则水行，和葶苈子同用，能大大增强葶苈子的利水作用。二者配伍治疗肝腹水合并胸腔积液者，效果显著。

【治验】魏某，男，52岁，2007年8月26日以"胸闷、腹胀10天"为主诉就诊。既往有乙肝肝硬化6年余，近日彩超提示肝硬化、腹水，胸部X线平片示右侧胸腔积液。舌质淡红，苔白薄，脉弦。治以化湿利水。方药：猪苓30g，茯苓30g，苍术30g，炒白术30g，泽泻15g，川牛膝15g，怀牛膝15g，甘草6g。服用1周，患者腹胀症状好转，仍胸闷。上方加黄芪30g，葶苈子10g，服用10剂，症状明显好转。

6. 柴胡、薄荷

【功效】疏肝解郁，理气止痛。

【主治】肝病伴胁肋疼痛者。

【常用量】柴胡6 ~ 9g，薄荷6 ~ 12g。

【心悟】柴胡味苦、辛，性微寒，归肝、胆经，具有疏肝解郁、理气止痛的作用；薄荷味辛，性凉，归肺、肝经，具有疏肝解郁的作用。现代药理研究表明，柴胡具有保肝、利胆的作用，其有效成分能降低转氨酶，使胆汁排出量增加，降低胆汁中胆汁酸、胆色素含量，减轻黄疸，促进肝功能恢复；薄荷具有利胆作用。柴胡和薄荷同用，可使疏肝解郁、理气止痛的功效显著加强。

【治验】张某，女，27岁，于2011年9月23日以"右胁疼痛不适2个月"为主诉就诊。患者2个月前生气后出现右胁疼痛不适，每遇情志不畅而加重。查肝功能：TBIL 25.2μmol/L，ALT 78U/L，AST 82U/L，余正常。舌质淡红，苔白薄，脉弦。治以疏肝理气。方药：柴胡10g，薄荷6g，全当归10g，赤芍20g，茯苓15g，焦白术10g，延胡索12g，甘草6g。服用15剂，患者右胁疼痛消失，复查肝功能恢复正常。

7. 土茯苓、重楼

【功效】清热利湿解毒。

【主治】肝病患者肝炎病毒含量较高者。

【常用量】土茯苓10 ~ 30g，重楼10 ~ 30g。

【心悟】土茯苓味甘、淡，性平，归肝、胃经，具有清热、利湿、解毒的作用；重楼味苦，性微寒，有小毒，归肝经，能入肝经血分，清热解毒之力较强。现代药理研究表明，土茯苓对肝脏损伤有一定的保护作用；重楼具有抗炎杀菌、抗肝炎病毒的作用。刘老认为，肝炎患者多有湿热郁邪，联合应用二药治疗病毒性肝炎，清热解毒利湿，使抗病毒之力大增，可降低乙型病毒性肝炎HBV-DNA及丙型病毒性肝炎HCV-RNA含量。

【治验】张某，男，62岁，2008年11月8日"以右胁疼痛不适6天"为主诉就诊。症见：右胁疼痛不适，口干、口苦，周身乏力。查肝功能：TBIL 34μmol/L，ALT 128U/L，AST 74U/L。舌质红，苔黄腻，脉弦滑。方药：土茯苓30g，重楼20g，茵陈20g，炒栀子12g，赤芍30g，丹参30g，金银花30g，白花蛇舌草30g，甘草6g。上方加减服用20天，患者症状消失，肝功能恢复正常。

8. 紫草、板蓝根

【功效】清热解毒，凉血消肿。

【主治】肝病患者肝炎病毒含量较高、转氨酶较高者。

【常用量】紫草6～10g，板蓝根10～30g。

【心悟】紫草味咸、甘，性寒，归心、肝经，具有凉血活血、清热解毒的作用；板蓝根味苦，性寒，归心、胃经，具有清热解毒、凉血消肿的作用。现代药理研究表明，紫草具有较强的抗肝炎病毒、抗菌消炎、降低转氨酶的作用；板蓝根具有较好的防治病毒性肝炎的作用。二药合用，治疗病毒性肝炎，具有明显的降酶、抑制乙肝病毒的效果。

刘学勤

【治验】刘某，男，47岁，2012年3月11日以"右胁疼痛不适半月"为主诉就诊。症见：右胁疼痛不适，口干，口苦。查肝功能：TBIL 27μmol/L，ALT 45U/L，AST 42U/L。舌质红，苔黄腻，脉弦滑。方药：紫草9g，板蓝根30g，土茯苓30g，重楼20g，赤芍30g，丹参30g，金银花30g，白花蛇舌草30g，甘草6g。上方加减服用1个月，患者症状消失，肝功能恢复正常。

9. 丹参、红花

【功效】活血化瘀，凉血解毒。

【主治】肝病患者黄疸较高，或已进入肝硬化阶段者。

【常用量】丹参10～30g，红花5～15g。

【心悟】丹参味苦，性微寒，归心、心包、肝经，具有活血化瘀、凉血止痛的作用；红花味苦、辛，性微寒，归心、肝、肾经，具有活血化瘀、凉血解毒的作用。刘老认为，丹参、红花一方面能活血化瘀，另一方面能清肝经血分郁毒，刘老在"退黄八法"中活血退黄法即选用红花。二药合用以清血分之毒，不但有利于黄疸的清除，而且具有抗肝纤维化的作用。

【治验】付某，男，47岁，右胁刺痛不适1个月。在县医院检查彩超示肝硬化、脾大，查肝功能提示正常。舌质暗红，苔白薄，脉弦涩。治以活血化瘀，软坚散结。方药：丹参20g，红花15g，龟板20g，制鳖甲20g，穿山甲粉6g，延胡索16g，甘草6g。上方加减服用15剂，患者右胁刺痛症状消失。

10. 龟板、制鳖甲

【功效】滋养肝阴，软坚散结。

【主治】肝硬化、肝脾大者。

【常用量】龟板10～30g，制鳖甲10～30g。

【心悟】龟板味甘、咸，性寒，归肾、心经，具有滋阴潜阳、益肾养血的作用；制鳖甲，味咸，性寒，归肝、肾经，具有滋阴潜阳、软坚散结的作用。刘老认为，肝肾同源，龟板滋肾阴而养肝血，有利于肝脏疾病的恢复；而鳖甲醋制能增强药物入肝消积、软坚散结的作用。二药同用，软坚散结作用更强。二药伍用，治疗肝硬化、肝脾大，常可收到较好的临床疗效。

【治验】刘某，男，58岁，于2008年11月19日以"右胁刺痛不适2个月"为主诉就诊。在当地县医院检查彩超：肝硬化，脾大。查肝功能：TBIL 36.7μmol/L，ALT 78U/L，AST 65U/L。舌质暗红，苔白薄，脉弦涩。治以活血化瘀，软坚散结。方药：龟板30g，制鳖甲30g，丹参20g，京赤芍20g，穿山甲粉6g，延胡索16g，甘草6g。上方加减服用30剂，患者右胁刺痛症状消失，复查肝功能：TBIL 23.4μmol/L，ALT 43U/L，AST 26U/L。

11. 女贞子、旱莲草

【功效】滋养肝阴，软坚散结。

【主治】肝硬化、肝癌患者。

【常用量】女贞子10～30g，旱莲草10～30g。

【心悟】女贞子味甘，性平，归肝、肾经，具有滋补肝肾、养肝明目的作用，《神农本草经》谓其"主补中，安五脏，养精神"；墨旱莲味甘、酸，性凉，入肝、肾经，具有凉血止血、补肾益阴的作用。《医宗必读》曰："东方之木，无虚不可补，补肾即所以补肝。"而女贞子、旱莲草即是补肾以养肝之要药。肝藏血，肾藏精，精血同生，故肝阴和肾阴相互滋养，肝肾相生，刘老在治疗上多兼顾二脏，临床常用二药配合治疗肝肾阴虚型肝炎、肝硬化、肝癌等慢性肝病。

【治验】王某，女，45岁，于2005年8月9日以"右胁疼痛不适半个月"为主诉就诊。查肝功能：ALT 57U/L，AST 46U/L，余正常。既往有乙肝病史5年余，未正规治疗。舌质红，少苔，脉弦细。治以养阴柔肝。方药：女贞子20g，旱莲草

20g，生地黄10g，南沙参20g，北沙参20g，天冬15g，麦冬15g，甘草6g。守上方加减调理4周，患者右胁疼痛不适症状消失，肝功能恢复正常。

12. 五味子、山茱萸

【功效】滋补肝肾，益气生津。

【主治】肝病患者伴转氨酶升高者。

【常用量】五味子6～10g，山茱萸10～30g。

【心悟】五味子味酸、甘，性温，归肺、心、肾经，具有收敛固涩、益气生津的作用；山茱萸味酸、涩，性微温，归肝、肾经，具有补益肝肾的作用。刘老认为，二药味均酸敛，长于补肝，此即《内经》所云"肝欲酸"和《金匮要略》所说"夫肝之病，补用酸"。现代药理研究表明，二者均能促进胆汁分泌，加速肝内酒精等有毒物质的排泄，并能促进损伤的肝细胞的修复，以及新生肝细胞的再生，抑制肝细胞进一步损伤。刘老临床中合用二药，能显著降低转氨酶。

【治验】魏某，男，27岁，于2007年12月26日以"周身乏力10天"为主诉就诊。症见：周身乏力，口干口苦。查肝功能：ALT 127U/L，AST 112U/L，余正常。既往有乙肝病史10年余，未正规治疗。舌质红，苔黄腻，脉弦滑。治以清热补肝。方药：板蓝根20g，连翘20g，金银花20g，赤芍20g，丹参20g，五味子6g，山茱萸20g，重楼20g，甘草6g。服用1周，周身乏力、口干、口苦症状消失。再服1周，查肝功能恢复正常。

13. 生地黄、牡丹皮

【功效】清热凉血，活血祛瘀。

【主治】肝炎、肝硬化、肝癌伴发热、黄疸较高者。

【常用量】生地黄10～30g，牡丹皮6～15g。

【心悟】生地黄味甘、苦，性寒，归心、肝、肾经，具有滋阴清热、凉血止血的作用；牡丹皮味苦、辛，性微寒，归心、肝、肾经，具有清热凉血、活血散瘀的作用。二药合用，凉血活血，祛瘀生新，清透肝经郁热，在治疗肝炎、肝硬化、肝癌引起的肝源性发热方面疗效尤为显著。

【治验】马某，男，36岁，于2011年4月6日以"右胁疼痛不适1个月"为主诉就诊。症见：右胁疼痛不适，口干，周身乏力。查肝功能正常。既往有乙肝病史

10年余。舌质红，苔少，脉弦数。方药：生地黄15g，牡丹皮15g，南沙参20g，北沙参20g，天冬15g，麦冬15g，当归15g，川楝子12g，甘草6g。服用1周，患者右胁疼痛不适、口干症状消失。

14. 青皮、陈皮

【功效】疏肝理气，散结止痛。

【主治】肝病患者伴胁肋疼痛者。

【常用量】青皮6～10g，陈皮6～10g。

【心悟】青皮味苦、辛，性微温，归肝、胆经，具有疏肝破气、散结止痛的作用，李杲曰："青皮，有滞气则破滞气，无滞气则损真气。又破滞削坚积，皆治在下者效。引药至厥阴之分，下食入太阴之仓。"陈皮味苦、辛，性温，归肺、脾经，具有理气健脾、调中燥湿的作用。刘老运用二药治疗肝病引起的胁肋胀痛，特别是左肋胀痛时必用青皮。

【治验】陶某，女，26岁，2004年9月26日以"右胁胀痛不适1个月"为主诉就诊。患者胁痛每遇情志不畅而加重。查肝功能：ALT 67U/L，AST 45U/L，余正常。舌质淡红，苔白薄，脉弦。治以疏肝理气。方药：柴胡10g，炒白芍30g，炒枳壳12g，陈皮6g，青皮6g，制香附16g，郁金16g，甘草6g。服用1周，患者症状大为好转。又服1周，症状消失，肝功能恢复正常。

15. 猪苓、茯苓

【功效】健脾利湿，利水消肿。

【主治】肝硬化、肝癌伴腹水者。

【常用量】猪苓10～30g，茯苓10～30g。

【心悟】猪苓味甘、淡，性平，归脾、肾、膀胱经，具有利尿渗湿的作用；茯苓味甘、淡，性平，归心、肺、脾经，具有渗湿利水、健脾和胃的作用。黄元御认为猪苓"渗利泄水，较之茯苓更捷"。渗泄能力强，则升阳作用相对茯苓来说就略显不足。刘老认为，茯苓属阳，猪苓属阴，二药合用，既能增强渗泄能力，又能增强升阳化气利水的作用。现代药理研究表明，猪苓还有抗乙肝病毒的作用。

【治验】吕某，男，43岁，2009年7月12日以"腹胀10天"为主诉就诊。既往有乙肝肝硬化7年余，来我院查彩超示：肝硬化，腹水。舌质淡红，苔白薄，脉弦。治以化湿利水。方药：猪苓30g，茯苓30g，苍术30g，炒白术30g，泽泻15g，川牛膝15g，怀牛膝15g，甘草6g，服用1周，患者腹胀症状好转。守上方加减服用1个月，患者腹胀消失，查彩超示腹水消失。

16. 焦白术、苍术

【功效】健脾益气，燥湿利水。

【主治】臌胀、肝癌伴腹水者。

【常用量】焦白术10～20g，苍术10～20g。

【心悟】焦白术味苦、甘，性温，归脾、胃经，具有健脾益气、燥湿利水的作用；苍术味辛、苦，性温，归脾、胃、肝经，具有燥湿健脾、祛风散寒的作用。刘老认为，脾为运化水湿之脏，二药合用，既健脾又化瘀，且取二药明显的排钠作用，以改善水钠潴留。此外，现代药理研究表明，二药能够减轻肝细胞变性坏死，促进肝细胞新生，具有使升高的ALT下降的作用，可防治肝损伤。

【治验】周某，男，33岁，肝硬化1年余，腹部膨胀，青筋暴露，鼓之如鼓，形似青蛙（腹围110cm）。步履艰难，短气喘息，动则更甚，纳少便溏，每日2～3次，尿短而黄。舌淡苔白，脉弦而缓。证属脾虚湿困。方药：党参20g，苍术30g，焦白术30g，猪苓30g，茯苓30g，大腹皮30g，葶苈子20g（包煎），川牛膝30g，怀牛膝30g，防己30g，肉桂2g（后下），沉香7g（后下），路路通12g。每日1剂，浓煎，分2次温服。连进9剂，臌胀渐消（腹围92cm），纳食增加。

17. 川牛膝、怀牛膝

【功效】补益肝肾，活血利水。

【主治】肝硬化、肝癌伴腹水者。

【常用量】川牛膝10～30g，怀牛膝10～30g。

【心悟】川牛膝味甘、微苦，性平，归肝、肾经，具逐瘀通经、利尿通淋的作用；怀牛膝味苦、酸，性平，归心、肝、大肠三经，具有补益肝肾的作用。刘老运用二药，一方面补益肝肾，另一方面可活血化瘀，引水下行，增加利水消肿作用。在利尿时容易丢钾，而牛膝中含钾，故牛膝既防止钾的丢失，又能补钾。所以二药合用，具有利尿而又保钾、补钾的作用。

【治验】黎某，男，52岁，腹大胀满半个月，撑胀不甚，朝宽暮急，面色苍黄，胸闷纳呆，小便不利，大便稀溏。舌质淡，舌体胖，边有齿痕，苔厚腻滑，脉沉弱。查肝功能重度损伤，白蛋白/球蛋白比倒置，白蛋白2.4g/L，球蛋白3.5g/L。证属肝郁脾虚。方药：党参30g，生黄芪30g，川牛膝30g，怀牛膝30g，苍术30g，焦白术30g，郁金12g，全当归15g，丹参24g。连服40剂，肝功能好转，白蛋白/球蛋白比值正常，白蛋白3.7g/L，球蛋白2.7g/L。继续调治月余，肝功能正常，改用丸剂，以收全功。

18. 薏苡仁、土茯苓

【功效】健脾渗湿、清热利水。

【主治】肝病患者肝炎病毒含量较高、转氨酶较高者。

【常用量】薏苡仁10～30g，土茯苓15～30g。

【心悟】薏苡仁味甘、淡，性凉，归脾、胃、肺经，具有健脾渗湿、清热利水的功能；土茯苓味甘、淡，性平，归肝、胃经，具有清热利湿、解毒的作用。刘老认为肝胆病多有湿郁作热，薏苡仁性偏寒凉，长于利水渗湿，清热，配伍土茯苓可增强利湿、清热解毒的作用。薏苡仁、土茯苓合用，可健脾清热祛湿，使运化有权，气血化生有源。现代药理研究表明，二药具有抗乙肝病毒、降低乙肝表面抗原、利水消肿的作用。

【治验】哈某，2.5岁，恶心呕吐3天，烦乱不止，小便黄赤、短少，状如浓茶，大便灰白。查体：巩膜黄染，皮肤稍黄，色泽鲜明，肝大肋下二指，质软，叩击痛和触痛明显。舌质偏红，舌苔黄白、根厚，指纹暗红。尿三胆（尿胆素、尿胆原、尿胆红素）全阳性。证属肝胆湿热，热重于湿。方药：薏苡仁10g，土茯苓10g，陈皮2g，郁金3g，茵陈10g（后下），牡丹皮2g，赤芍6g，炒栀子2g，板蓝根9g，甘草1.5g。每日1剂，坚持月余，病告痊愈。随访多次，现身体健康。

19. 青黛、儿茶

【功效】清热解毒，凉血清肝。

【主治】肝病患者转氨酶较高，或伴有口腔溃疡或消化道出血者。

【常用量】青黛6～12g，儿茶6～12g。

【心悟】青黛味咸，性寒，归肝、肺、胃经，具有清热解毒、凉血清肝的作用；儿茶味苦、涩，性凉，归心、肺经，具有活血止血的作用。现代药理研究表明，二药具有保肝降酶、利胆止血的作用。

【治验】陈某，女，83岁。口腔溃烂近半年，食量减少，时感胃酸，牙龈溃烂，肿痛，夜眠4~5小时，早醒。便秘，3~5天一次，排便困难，质干。脉弦，舌质淡红，舌尖明显。方药：青黛8g，儿茶8g，马齿苋30g，炒莱菔子30g，炒栀子10g，莲子心9g，黄连6g，牡丹皮10g，生地黄20g，金银花30g，太子参40g，炒枳壳12g。上方加减服用18剂，诸症皆除。

20. 丹参、赤芍

【功效】活血化瘀，通络清热。

【主治】肝病患者黄疸较高者。

【常用量】丹参10~30g，赤芍10~30g。

【心悟】丹参味苦，性微寒，归心、心包、肝经，具有活血化瘀、凉血养血的作用，刘老认为一味丹参能代替四物汤的作用；赤芍味苦，性凉，具有化瘀、止痛、凉血、消肿的功效，对胁肋疼痛等症有较好的治疗效果。现代药理研究表明，赤芍具有保护肝细胞、促进肝细胞新生、抗肝纤维化等作用。刘老认为二药具有降低e抗原及乙肝病毒DNA的作用。二者合用，活血化瘀、软坚散结，在治疗淤胆型肝炎方面尤其具明显疗效。

【治验】刘某，男，53岁，腹部胀大1个月余，按之稍硬，青筋外露，面色晦暗，头颈、胸臂等处可见红点赤缕，唇色偏暗，口干不欲饮，小便量少，大便色黑。舌质紫暗，边有瘀斑，脉细涩。查：白蛋白/球蛋白比倒置，白蛋白25g/L，球蛋白33g/L。证属肝脾瘀血。方药：全当归15g，炒白芍15g，炒枳壳12g，川牛膝15g，鸡血藤15g，丹参24g，赤芍18g，党参24g，生黄芪24g，郁金18g，焦白术18g。加减服用100余剂，复查白蛋白/球蛋白比值正常，白蛋白39g/L，球蛋白27g/L。临床治愈，远期疗效巩固。随访数年，肝病未复发。

21. 郁金、冬葵子

【功效】疏肝理气，利胆退黄。

【主治】肝病患者黄疸较高者。

【常用量】郁金10~20g，冬葵子6~15g。

【心悟】郁金味辛、苦，性寒，归肝、心、肺经，具有行气化瘀、清心解郁、利胆退黄的作用，在保肝利胆方面有着突出的作用；冬葵子味甘，性寒，归大肠、小肠、膀胱经，具有利水消肿、润肠退黄的作用。刘老以二药配伍，一方面疏肝利胆，另一方面使黄疸从大便排出，给黄疸以出路。刘老以此法治疗肝病引起的黄疸，每用每效。

【治验】吴某，男，56岁，身目俱黄3天，其色鲜明，胁痛腹胀，恶心呕吐，发热口渴，小便短黄，状如浓茶，大便干结，色灰白。舌质淡暗，舌苔黄白厚腻，脉弦。查：胆红素247.9mmol/L，麝香草酚浊度试验14.2U，ALT 472.1U/L，HBsAg阳性。证属热重于湿。方药：郁金14g，冬葵子14g，茵陈30g（后下），重楼30g，炮川楝子12g，炒枳壳14g，黄连6g，虎杖15g，大青叶30g，连翘30g，姜黄14g，草豆蔻8g（后下），川贝母9g。服药3剂症轻，6剂黄退。

22. 防己、泽泻

【功效】清热利湿，利水消肿。

【主治】肝硬化、肝癌伴腹水者。

【常用量】防己10～30g，泽泻10～30g。

【心悟】防己味苦、辛，性寒，归膀胱、肾、脾经，具有祛湿利水消肿的作用，为足太阳本药，行十二经络，泻上焦血分湿热，祛风水；泽泻味甘、淡，性寒，归肾、膀胱经，具有利水渗湿、泄热的作用，能泄肾与膀胱之热，下焦湿热者尤为适宜。刘老以二药合用，一方面增强利水消肿的作用，另一方面能泄上下焦湿热，既能利水，又能保肝退黄。

【治验】徐某，女，89岁，间断性双下肢水肿20余年。2个月前双下肢水肿再发，腰部不适，难以名状，二便正常。脉沉滑，舌淡有瘀点，苔白湿、厚。方药：防己30g，泽泻20g，炒杜仲20g，续断20g，制狗脊15g，焦白术20g，苍术20g，茯苓30g，怀牛膝20g，郁金16g，制香附16g，桃仁10g，杏仁10g，乌药6g，沉香9g。服用6剂，水肿尽消。

23. 青蒿、制鳖甲

【功效】清虚热，退骨蒸。

【主治】肝病伴阴虚发热、骨蒸潮热、盗汗，以及各种低热症者。

【常用量】青蒿6～15g，制鳖甲20～40g。

【心悟】青蒿味苦，性寒，既能清阴分伏热，退骨蒸，又具升发之性；制鳖甲味咸，性寒，归肝经，具有滋阴潜阳、软坚散结的作用，能入肝肾之经，养阴清热。刘老常用二者相伍，治疗各类肝病辨证为肝阴亏虚或属肝热证者，以及各种无名低热症。

【治验】王某，女，50岁，既往有乙肝病史2年余，盗汗月余，汗出量多，以头、颈、胸部为主，伴见口苦、口臭，性急烦躁，耳鸣耳闷，肘关节、膝关节酸困，手足发凉，夜寐不安，头目不清，眼睛发痒等症，纳食及二便正常。舌质暗，体瘦小，苔薄黄面大，脉沉。证属阴虚火旺，枢机不利。中药治以柴胡加龙骨牡蛎汤合青蒿鳖甲汤加减。方药：清半夏10g，太子参30g，柴胡10g，黄芩20g，青蒿15g，制鳖甲30g，生龙骨30g，生牡蛎30g，防风10g，代赭石20g，川牛膝20g，白薇30g。服上方15剂后，盗汗症状消失，口苦、口臭、烦躁诸症均有明显好转。

24. 藿香、佩兰

【功效】芳香化湿，和胃泄浊。

【主治】肝病之肝胆湿热者。

【常用量】藿香10～20g，佩兰10～20g。

【心悟】藿香味辛，性微温，归脾、胃、肺经，能化湿，又可和中止呕，张山雷说："藿香芳香而不嫌其猛烈，温煦而不偏于燥热，能祛除阴霾湿邪，而助脾胃正气，为湿困脾阳，倦怠无力，饮食不甘，舌苔浊垢者最捷之药。"佩兰味辛，性平，归脾、胃、肺经，可化湿浊，祛脾湿，《神农本草经》谓其"主利水道，杀蛊毒""久服益气，轻身不老，通神明"。二者配伍，芳香醒脾，利湿化浊，和胃止呕。刘老临床上常用其治疗肝病伴肝胆湿热、湿困中焦而见食少纳呆、口中甜腻、舌苔厚腻者。

【治验】刘某，男，49岁，腹泻15年，无腹痛，肠鸣伴下坠。餐后即解大便，不成形，夹泡沫，每日4～5次。脉弦滑偏数，苔黄厚腻面大。方药：姜半夏10g，炮附子6g，藿香20g，佩兰20g，大腹皮15g，苏子10g，桔梗10g，陈皮9g，土茯苓20g，炒薏苡仁40g，厚朴6g，诃子肉9g，草豆蔻9g（后下），黄连3g。共加减调理1个月余，诸症皆除。

25. 炒蒲黄、五灵脂

【功效】活血化瘀，行气止痛。

【主治】胁肋及胃脘疼痛，证属气滞血瘀者。

【常用量】炒蒲黄6～12g，五灵脂6～12g。

【心悟】蒲黄味辛、甘，性平，归肝、心包经，长于活血化瘀，治疗各种瘀血疼痛；五灵脂味苦，性温，专入血分，通利血脉，行气止痛。二者配伍，相须为用，增强了活血化瘀的作用。蒲黄炒后又能活血止血，二者相伍相反相成，既祛瘀又止血。二药合用，实为"失笑散"，该方出自宋代《太平惠民和剂局方》。《古今名医方论》曰："是方用灵脂之甘温走肝，生用则行血；蒲黄甘平入肝，生用则破血。佐酒煎以行其力，庶可直抉厥阴之滞，而有其推陈致新之功。甘不伤脾，辛能逐瘀，不觉诸症悉除，直可以一笑而置之矣。"刘老抓住"肝病多瘀"的特点，常以二药合用治疗胁肋刺痛诸症，疗效颇佳。

【治验】柏某，女，50岁，胃痛10余年，每遇情志不舒或饮食失节辄发。近日因生气宿疾复发，胃脘疼痛，痛有定处如针刺，夜间加重，胃脘部时可触及硬块，伴烧心吐酸。舌质暗，舌下静脉粗紫，脉弦细。胃镜示萎缩性胃炎。证属气滞血瘀。治以化瘀行气。方药：炒蒲黄12g（包煎），炒五灵脂12g，生百合30g，乌药10g，炒白芍30g，甘松24g，檀香12g，生甘草9g。微火轻煎。服用1个月后诸症皆除，复查胃镜正常。随访1年未发。

26. 石菖蒲、焦远志

【功效】交通心肾，化痰开窍。

【主治】湿浊蒙窍所致失眠多梦、神志昏蒙者。

【常用量】石菖蒲10～20g，焦远志10～20g。

【心悟】石菖蒲味辛，性温，芳香化湿，涤痰开窍，多用于治疗中焦湿浊阻滞、气机不畅而致胸脘满胀等症，又治湿浊蒙蔽清窍所致的神志昏蒙；远志味辛，性温，宁心安神，化痰开窍，安神益智，交通心肾，能使心火下暖肾水，肾水上潮于心。二药合用，则化痰开窍、安神宁心作用增强，刘老常运用二药治疗肝性脑病。

【治验】秦某，女，45岁，失眠近1年，每晚靠口服安定（地西泮）入睡2～3小时，甚则彻夜不寐，睡易惊醒，醒后不能入睡，白天精神萎靡，困倦乏力，头目不清，记忆力下降，遇事易惊，心悸气短，烦躁不安，口苦，纳呆，大便不爽，时有便溏。舌质淡红，苔厚腻，略黄，脉弦细稍数。证属痰热内扰。治以安神化痰。方药：清半夏10g，炒栀子12g，淡豆豉10g，茯神20g，茯苓20g，黄连3g，炒酸枣仁30g，陈皮10g，石菖蒲10g，焦远志12g，琥珀8g，竹茹10g，生龙骨30g，生牡蛎30g，炒枳壳12g，炙甘草6g。每日1剂，下午和晚上睡前2小时分2次温服。上方加减服用20余剂，诸症消失。3个月后随访，夜眠正常，白天精力充足。

27. 浙贝母、夏枯草

【功效】化痰散结，清热解毒。

【主治】甲状腺肿大或肝硬化伴肝脾大等。

【常用量】浙贝母15～30g，夏枯草6～20g。

【心悟】浙贝母味苦，性寒，清火化痰，开泄散结；夏枯草味辛、苦，性寒，归肝、胆经，具有清肝泻胆、清热解毒、软坚散结的作用。二者伍用，共奏清热消肿、解郁散结之功效。刘老以二者相伍，常用治肝脾大、肝硬化合并结节，以及甲状腺肿大等病症。

【治验】刘某，24岁，发热、易汗出、怕热、心慌气短、乏力、烦躁易激动、食欲亢进4年余，伴体重减轻、颈部肿大、失眠等，在某三甲医院诊断为原发性甲状腺功能亢进症（甲亢），游离三碘甲状腺原氨酸（FT_3）25.47pmol/L，游离甲状腺素（FT_4）43.66pmol/L，促甲状腺激素（TSH）0.03mU/L。甲状腺彩超：甲状腺弥漫性肿大。查体：双侧甲状腺弥漫性、对称性肿大，质软、无压痛，随吞咽上下移动，可触及震颤。大便量多。舌淡红，体胖大，苔白，脉弦细数。证属肝气郁滞。方药：木蝴蝶12g，桔梗12g，海藻30g，浙贝母30g，夏枯草15g，防风12g，焦白术10g，炒栀子12g，生黄芪30g，山慈菇12g，川黄连6g，制鳖甲30g。上方加减服用200余剂，查：FT_3 2.52pmol/L，FT_4 14pmol/L（正常），TSH 0.02mU/L（略低）。复查甲状腺彩超：双侧甲状腺正常。病情趋于平稳，上方加减治疗善后。

28. 三棱、莪术

【功效】活血化瘀，行气止痛，消积散结。

【主治】肝硬化伴肝脾大等症。

【常用量】三棱6~12g，莪术6~12g。

【心悟】三棱味辛，性平，归肝、脾经，能入肝、脾血分，破血中之气，功善破血逐瘀，行气止痛；莪术味辛、苦，性温，入肝、脾气分，功善行气破血，散瘀通经。二者相须为用，气血并调，活血化瘀、行气止痛、消积散结之功增强，对于治疗肝硬化脾大疗效较好。

【治验】荆某，女，50岁，肝硬化5年余，脘腹胀满，青筋外露，胁下癥结痛刺，面色晦暗黧黑，颈、胸、臂有散在蟹爪纹路，口干不欲饮，纳呆不欲食，小便黄，大便色暗，舌质紫暗，边有瘀斑，苔薄黄，脉细涩。B超检查示：腹水（++）。证属瘀血阻络。方药：川芎15g，当归尾15g，莪术9g，三棱9g，焦白术12g，茯苓30g，木香9g，车前子30g（包煎），郁金9g，甘草6g。连服20剂，尿量增加，腹部变软。继服20剂，B超检查示：腹水消退。

29. 甘遂、大戟

【功效】攻逐水饮。

【主治】肝硬化伴胸腔积液、腹水者。

【常用量】甘遂内服宜用炮制品，入丸、散，0.5~1.0g；外用则适量，研末调敷。大戟1.5~3g。

【心悟】甘遂味苦，性寒，有毒，归肺、肾、大肠经，功专泻水逐饮，可泻三焦脏腑之水邪，为逐水猛剂；大戟味苦，性寒，有毒，归肺、脾、肾经，功专逐水，善泻三焦经隧之水，《神农本草经》谓其主"十二水，腹满急痛，积聚，中风，皮肤疼痛，吐逆"。二者相须为用，既可泻脏腑之水，又能逐经隧之水。刘老指出，在运用二药时，需注意两点：一方面，患者为正盛邪实；另一方面，应把握好时机，做到中病即止，不可持续攻伐，以免损伤正气。

【治验】白某，男，48岁，腹大如鼓1个月余，脘腹坚满，青筋外露，拒按，面目发黄，烦热口苦，渴不欲饮，大便秘结。舌质偏红，苔黄腻，脉弦数。测腹围97cm；查：肝功能重度损伤，白蛋白/球蛋白比严重倒置，总蛋白极低，白蛋白8g/L，球蛋白41g/L。证属湿热蕴结。方药一：大戟15g，制甘遂15g，生大黄45g，牵牛子60g，青皮15g，莪术15g，木香15g，焦槟榔15g，三棱15g，共研细末，水泛为丸，每日早晨空腹服9g；方药二（健脾丸）：党参15g，茯苓30g，焦白术15g，砂仁6g，全当归15g，炒白芍15g，陈皮9g，炒枳壳9g，郁金15g，甘草6g，共研细末，炼蜜为丸，每丸9g，每日中午、晚上各服2丸。1个月后腹围72cm，复查：白蛋白27g/L，球蛋白38g/L，腹水未见再起。

30. 金钱草、海金沙

【功效】清利湿热，利胆排石。

【主治】胆囊炎、胆结石。

【常用量】金钱草20～60g，海金沙10～30g。

【心悟】金钱草味甘、淡，性凉，归肝、肾、膀胱经，具有清利湿热、通淋、消肿的作用；海金沙味甘，性寒，归膀胱、小肠经，具有清热解毒、利水通淋的作用。现代药理研究表明，金钱草有利胆排石和利尿排石的功效；海金沙具有利胆消炎的作用。刘老认为，二药合用，利胆排石作用倍增，一方面有利于结石的消融，另一方面能改善患者结石体质，防止形成新的结石。

【治验】王某，男，75岁，3个月前出现右胁疼痛，伴胃脘部胀痛，打嗝，大便正常。在杞县中医院查彩超：肝左叶囊肿，胆囊结石伴胆囊炎。脉弦数，舌质淡偏暗，苔黄白面大、较厚。治以胃平汤（清半夏10g，黄连6g，黄芩12g，太子参30g，炒枳壳12g，干姜3g，甘草6g）加金钱草30g，海金沙30g（包煎），焦槟榔15g，佛手10g，砂仁7g（后下），生麦芽30g，郁金16g，制香附16g。上方加减服用30余剂，复查彩超：胆囊壁光滑，透声良好。

31. 郁金、制香附

【功效】疏肝解郁，利胆止痛。

【主治】胆囊炎、胆结石、胃炎者，或肝病伴胁肋疼痛者。

【常用量】郁金10～20g，制香附10～20g。

【心悟】郁金味辛、苦，性寒，归肝、心、肺经，具有行气化瘀、清心解郁、利胆退黄的作用；制香附味辛、微苦、微甘，性平，归肝、脾、三焦经，具有行气解郁、理气止痛的作用。郁金、香附在保肝利胆方面有着突出的作用。刘老认为郁金偏寒凉，既入血分又入气分，并能活血止痛、清心凉血、利胆，可治湿热黄疸、胆石症、慢性胃炎；制香附偏温，专入气分，功专疏肝行气。两药合用，能增加理气止痛的作用。

【治验】娄某，女，74岁，有慢性胃炎病史30余年，现胃脘隐痛、胀满半年余。症见：胃胀，餐前、餐后均胀，餐前轻，餐后重，两眼酸困，神疲嗜睡，时感头晕，四肢无力，大便有时干结。胃镜示：慢性胃炎。脉弦偏细，舌质淡红。治以胃平汤（清半夏10g，黄连6g，黄芩12g，太子参30g，炒枳壳12g，干姜3g，甘草6g）加降香8g，焦槟榔6g，佛手12g，郁金16g，制香附16g。服用6剂，诸症均除。

32. 黄连、黄芩

【功效】清热燥湿，泻火解毒。

【主治】胆囊炎、胆结石、慢性肠炎者。

【常用量】黄连3～12g，黄芩10～20g。

【心悟】黄连味苦，性寒，归心、脾、胃、肝、胆、大肠经，具有清热燥湿、泻火解毒的作用；黄芩味苦，性寒，归肺、胆、脾、胃、大肠、小肠经，具有清热燥湿、凉血解毒的作用。现代药理研究表明，黄连具有抗炎镇痛、抑菌的作用；黄芩具有较广的抗菌谱，对伤寒杆菌、痢疾杆菌、铜绿假单胞菌、百日咳杆菌、葡萄球菌、肺炎链球菌、脑膜炎双球菌等均有抑制作用，此外，还有解热、利尿、镇静、利胆、保肝等功能。黄芩、黄连联用，能降能泻，是以"大苦以降天气"，治疗胆囊炎、胆结石、慢性肠炎疗效显著。

【治验】陈某，男，18岁，1年前喝纯牛奶后出现腹泻，每天3～4次，排便时腹部肠鸣，平时乏力，纳呆，夜眠正常。脉稍弦，舌尖红、偏暗，边有齿痕，苔白湿。方药：黄芩10g，黄连6g，全当归20g，炒白芍20g，肉桂3g，木香6g，焦槟榔5g，砂仁9g（后下），炒枳壳12g，太子参30g，甘草6g。此方加减服用30余剂，诸症消除。

33. 水牛角粉、生大黄

【功效】清热解毒，凉血祛瘀。

【主治】湿热毒邪，内陷血分，热盛伤阴，多属重度炎症，急性、亚急性重型肝炎者。

【常用量】水牛角粉6～12g，生大黄3～10g。

【心悟】水牛角粉味咸，性寒，具有清热、凉血、解毒的作用；生大黄味苦，性寒，归胃、脾、大肠、肝、心包经，具有泻热解毒的作用。水牛角为清热解毒凉血之要药；生大黄荡涤肠胃之瘀热，泻火凉血，活血祛瘀，以助利胆退黄之力，李东垣以为"恶血必归于肝"，而大黄"能入血分，破一切瘀血"。二者合用，不仅能清热凉血、利胆退黄，且能活血祛瘀，改善肝瘀血，促使肝功能恢复。

【治验】鲁某，女，26岁，乙肝患者，夜间周身起丘疹1个月余。1个月前进食蛋类及正常进餐后，夜间周身出现风团块，红肿，瘙痒，晨起即消失，纳食正常，夜间因瘙痒夜眠不安，口渴，小便短赤，大便干结，月经色暗，量少。证属肝经湿热。方药：水牛角粉10g，生大黄6g，荆芥10g，防风10g，独活6g，焦槟榔6g，厚朴7g，炒枳壳12g，蝉蜕12g，全蝎10g，地肤子30g，炒五灵脂15g，皂角刺8g，金银花30g，白鲜皮15g。服用3剂，诸症皆除。

刘学勤

34. 贯众、虎杖

【功效】清热解毒，利胆退黄。

【主治】病毒性肝炎合并转氨酶升高、黄疸，乙肝病毒含量较高者。

【常用量】贯众10～15g，虎杖10～30g。

【心悟】贯众味苦，性凉，归肝、胃经，具有清热解毒、凉血止血的作用，《滇南本草》谓其可"祛毒，止血，解水毒"。虎杖味微苦，性微寒，归肝、胆、肺经，具有清热解毒、利胆退黄的作用。刘老认为病毒性肝炎属疫毒内伏血分所致，其在活动期多为疫毒炽盛，临床常见湿热表现明显，转氨酶显著升高，治疗上给予贯众配虎杖以清热解毒，清解肝脏留滞之毒邪。

【治验】王某，男，18岁，乙型肝炎病史10余年（大三阳），查：ALT 114U/L，HBV-DNA 9.3×10^6copies/mL。大便正常。舌质淡红，苔淡黄、厚腻。证属湿热蕴结。方药：太子参30g，佩兰12g，藿香12g，赤芍20g，虎杖15g，贯众15g，白花蛇舌草30g，重楼30g，大青叶15g，黄芩15g，夏枯草15g，甘草6g。服上方30余剂，舌苔厚腻变薄，自觉身体舒适。复查肝功能：ALT 44U/L，HBV-DNA 3.1×10^4copies/mL，病情稳定，嘱继续服用以巩固疗效。

35. 制黄精、枸杞子

【功效】补益肝肾，健脾益精。

【主治】病毒性肝炎、肝硬化病程较长、缠绵难愈并肝肾不足者。

【常用量】制黄精10～20g，枸杞子10～30g。

【心悟】制黄精味甘，性平，归肺、脾、肾经，具有补脾益气、补肾益精之功效；枸杞子味甘，性平，归肝、肾、肺经，可升可降，具有补肾益精、养肝明目的功效。刘老临证治疗肝病，对病程较长、缠绵反复，形成肝肾虚损者，多以黄精配枸杞子，效果较好，在改善症状、退黄、恢复肝功能及促进HBsAg转阴等方面都有显著作用。

【治验】刘某，男，60岁，汽车司机，患乙肝20年，因连日过劳，遂致二便失禁10余天，伴见下肢困软，步履艰难，两胯及右足跟痛，休息仍痛，西医疑为脊髓病变，多方治疗无效。舌淡，苔薄，脉弦滑。证属肝肾亏虚。治以缩泉丸合右归饮加减。方药：益智仁12g，五味子6g，金樱子12g，升麻5g，覆盆子15g，菟丝子12g，制黄精12g，枸杞子12g，柴胡9g，桑螵蛸12g，炒知母7g，熟地黄15g，甘草7g。1剂轻，3剂大小便能自控，又进3剂巩固疗效。

36. 前胡、延胡索

【功效】宣肺降气，镇咳化痰。

【主治】外感风热或肺气不降所致的咳喘、痰稠者。

【常用量】前胡10~12g，延胡索10~12g。

【心悟】前胡味苦、辛，性微寒，辛散苦降，刘老认为辛可宣散风热，苦可降肺气上逆之咳喘，故风热郁肺而致的咳嗽用之最佳。延胡索味辛、苦，性温，入心、脾、肝、肺经，是活血化瘀、行气止痛之妙品。刘老善运用延胡索治疗咳嗽。刘老认为，延胡索一方面具有镇咳的作用，另一方面能增强前胡宣肺降气、化痰止咳的作用。

【治验】张某，男，64岁，于2012年3月19日以"咳嗽、咳痰半月"为主诉就诊。患者半月前出现咳嗽，咳痰，夜间咳嗽加重，在药店自服消炎药（具体不详），未见好转。舌质红，苔黄薄，脉浮。方药：清半夏10g，陈皮10g，茯苓20g，厚朴6g，杏仁10g，炙枇杷叶12g，炙紫菀12g，炙甘草6g，前胡12g，延胡索12g。上方加减服用7天，患者诸症消失。

37. 生麻黄、生桑白皮

【功效】泻肺平喘，利水消肿。

【主治】治疗虚实夹杂之发作期喘证。

【常用量】生麻黄6~10g，生桑白皮10~15g。

【心悟】生麻黄味辛、苦，性温，入肺、膀胱经，辛能发散，温能胜寒，故有发散风寒之功，入肺可宣肺定喘。生桑白皮味甘、苦，性寒，入肺经，能泻肺火而止咳定喘。刘老治喘，麻黄和桑白皮要生用，生用宣利肺气之功显著优于炙品。且桑白皮用量要倍于麻黄，即使麻黄用至10g，亦无心悸、发汗之弊，只有定喘利尿之效。另生麻黄味辛、性温，生桑白皮味甘、苦，性寒，两者相互制约，相得益彰。

【治验】赵某，女，56岁，工人，2014年12月9日以"间断性咳喘5年，再发2个月"为主诉就诊。患者有支气管炎病史5年余，每年天气转凉则复发，现干咳痰少而黏，闷喘明显，面色暗红。舌质暗红，脉弦细数。方药：生麻黄6g，生桑白皮15g，桃仁10g，杏仁10g，地龙20g，山茱萸20g，枸杞子20g，沉香6g。服用6剂，患者闷喘症状明显好转。按上方加减连服1个月余，闷喘未再反复。

38. 炒白蒺藜、炒苍耳子

【功效】平肝解郁，祛风止痛。

【主治】顽固性头痛，症见头痛日久不愈，时轻时重，反复发作。

【常用量】炒白蒺藜10~14g，炒苍耳子9~12g。

【心悟】刘老善用苍耳子、白蒺藜治疗头痛，二者皆入足厥阴肝经，可祛风止痛。其中苍耳子辛苦而温，《本草正义》谓其"独能上达巅顶，疏通脑户之风寒，为头风病之要药"。白蒺藜辛苦而温，因辛主散而祛风疏肝，苦主燥而胜湿，故本品以祛风湿、疏肝解郁为其主要功能。刘老强调"治上焦如羽，非轻不举"，方药用量宜轻，服药宜少，取其气而不取其味，气至病所则痛止病愈。

【治验】田某，女，37岁，于2008年10月10日以"头痛10余年"为主诉就诊。患者生气、劳累、紧张后前额左侧头痛，服用中西药物治疗效果不佳。近1个月来头痛复发，伴心烦易怒，失眠多梦，头晕乏力，月经色暗量少。舌质淡红，脉小滑。证属肝血亏虚，风邪侵袭，经络阻滞。治以养血平肝，疏风通络止痛。方药：当归14g，白芍14g，柴胡10g，炒白蒺藜12g，炒苍耳子9g，细辛3g，夏枯草15g，半夏10g，天麻15g，全蝎9g，白僵蚕15g，茯苓20g。服用7剂，患者头痛大减。按此方加减服用半个月，头痛症状消失。

39. 天竺黄、胆南星

【功效】清热豁痰，熄风定惊。

【主治】痰热壅肺所致发热、咳嗽、咳痰及各种怪病证属痰热扰心者。

【常用量】天竺黄6~9g，胆南星6~9g。

【心悟】天竺黄味甘，性寒，归心、肝、胆经，具有清热逐痰、凉心定惊的作用；胆南星味苦、辛，性凉，具有清热化痰、熄风定惊的作用。刘老运用天竺黄、胆南星配伍治疗顽痰所引起的各种病症。二药配伍，一方面能增强清热豁痰的作用，另一方面增强熄风定惊的功效。

【治验】张某，男，15岁，于2007年2月16日以"癫痫5年，加重半年"为主诉就诊。患者5年前无明显原因突然出现仆倒，不省人事，口吐白沫，四肢抽搐，两目上视，2~3分钟缓解，醒后自觉乏力，约20天发作1次，在某医院诊断为癫痫，给予苯妥英钠等抗癫痫药治疗，日久失效。近半年发作频繁，每月2~3次。症见：神情呆滞，记忆力减退，舌质淡，舌尖红，舌苔黄白厚腻，脉滑稍数。脑电图示癫痫。证属痰浊内阻，蒙蔽清窍。治以清热豁痰，熄风定惊。方药：陈皮10g，焦远志10g，炒枳壳12g，焦白术9g，天竺黄5g，胆南星8g，全蝎10g，半夏10g，白僵蚕10g，蜈蚣3条。上方加减服用1个月，患者其间仅发作1次，症状较前减轻。继服3个月，未再发作。随访1年，未再复发。

40. 苏梗、桔梗

【功效】宽胸理气，消胀除满。

【主治】一切气机不畅所致胸闷不舒、食管痞塞不适者。

【常用量】苏梗6~12g，桔梗6~12g。

【心悟】苏梗味辛、甘，性温，入脾、胃、肺经，宽胸利膈、行气消胀。桔梗味辛、苦，性平，入肺经。苏梗善于降气理气，而桔梗善于上行通利胸膈，二者相伍，一升一降，开胸顺气，消胀除满。

【治验】詹某，女，55岁，2007年3月26日以"胃脘部痞满不适伴饮食后食管阻挡感2年"为主诉就诊。患者2年前出现胃脘部胀满隐痛，无规律，伴纳呆，消瘦，2年来体重下降10kg。查胃镜：慢性萎缩性胃炎，肠化生异常。行西药治疗效差。症见：胃脘部胀满隐痛不适，纳呆，饮食后感食管有阻挡感，形体消瘦。舌红，苔黄薄，脉弦细。证属脾胃气滞、寒热互结于中焦。治以宽胸理气，辛开苦降，兼以活血化瘀。方药：姜半夏10g，炒枳壳12g，黄芩16g，太子参15g，当归15g，炒白术8g，丹参20g，炒白芍30g，制大黄5g，干姜3g，黄连6g，甘草6g。每天1剂，分2次饭前1小时温服。连服6剂，胃脘部隐痛、胀满不适症状好转，食欲增加，但饮食后仍感食管有阻挡感。上方加苏梗、桔梗各12g，又服15剂，患者胃脘部隐痛、胀满、食管阻挡感消失，食欲复常。守上方加减再服90剂，体重增加7kg，余未诉不适，查胃镜未见明显异常。

41. 制草乌、桂枝、忍冬藤、板蓝根

刘学勤

【功效】清热解毒，散寒除湿。

【主治】寒邪郁而化热，内伏阴分，形成外寒内热、寒热夹杂、本虚标实之痹证。

【常用量】制草乌3~6g，桂枝6~8g，忍冬藤20~30g，板蓝根20~30g。

【心悟】刘老认为，血沉升高多与热伏血分有关。板蓝根为临床常用的清热解毒药，入心、胃二经，既走气分，又入血分，凉血解毒作用较强；忍冬藤性味甘寒，除清热解毒外，尚能清经络中风湿热邪而止疼痛；桂枝能入心经走血分，活血通脉，散寒止痛；制草乌大辛大热，祛风除湿，散寒止痛，其力尤悍。以上四药寒热相配，既能散体表经络之寒邪，又能清血分之伏热，治疗痹痛效果显著。

【治验】李某，女，54岁，于2009年3月9日以"手腕、膝关节疼痛10年，加重4个月余"为主诉就诊。患者10年前绝经后出现周身疼痛，尤以手腕、膝关节疼痛为主，遇寒加重，关节不红肿。近4个月来疼痛加重，夜间疼痛不能入睡。舌质暗红，舌体胖，舌苔中后部黄厚腻，左脉小滑，右脉沉细。免疫学检查排除风湿及类风湿关节炎。血沉46mm/h。证属寒湿邪气痹阻经络，血内伏热。治以内清血分伏热、外散寒湿之邪，佐以活血化瘀、疏通经络之品。方药：板蓝根30g，忍冬藤30g，桂枝6g，当归12g，丹参20g，红花12g，薏苡仁30g，土茯苓30g，藿香12g，佩兰12g，夜交藤30g。服用4剂，睡眠改善，舌苔已退，仍身痛。上方去藿香、佩兰、夜交藤，加制草乌5g，甘草5g，饭后服，忌饮酒。上方共服20剂，已不畏寒，身痛已大轻，仅有时腰酸。上方稍有出入，又服6剂，身痛消失，血沉正常。

42. 豨莶草、海桐皮

【功效】祛风除湿，活血通络止痛。

【主治】骨节、周身疼痛，风湿痹痛。

【常用量】豨莶草10～15g，海桐皮10～15g。

【心悟】海桐皮味苦、辛，性平，治风湿痹痛、拘挛麻木。豨莶草味苦、辛，性寒，通经活络，清热解毒。刘老认为，海桐皮偏于走上，善治上半身疼痛；而豨莶草长于走窜，开泄之力较强，善治腰膝无力，四肢痿软。二者配伍，辛散苦降，治风湿痹痛、肢体麻木，无论寒热皆可应用。

【治验】徐某，女，65岁，以"全身肢体疼痛10年，加重4个月"为主诉就诊。患者绝经10年来，常感周身疼痛，手腕、膝关节疼痛，遇寒加重，关节不红肿。近4个月来疼痛加重，夜间疼痛不能入睡。舌质暗红，舌体胖，舌苔中后部黄厚腻，左脉小滑，右脉沉细。免疫学检查排除风湿及类风湿关节炎。血沉40mm/h。证属寒湿邪气痹阻经络，血内伏热，使气血运行不畅。方药：板蓝根30g，金银花30g，忍冬藤30g，桂枝6g，当归12g，丹参20g，红花12g，豨莶草15g，海桐皮15g，薏苡仁30g，土茯苓30g，藿香12g，佩兰12g，首乌藤30g。上方加减服用20余剂，诸症消失。

43. 山慈姑、夏枯草

【功效】清热解毒，化痰散结。

【主治】痰郁互结所致的瘿瘤。

【常用量】山慈姑6～10g，夏枯草10～20g。

【心悟】山慈姑，味甘、微辛，性寒，专攻清热散结，善治痈疮疔肿、瘰疬结核；夏枯草，缓肝火、解内热、散结气，善治瘿瘤瘰疬。刘老常用此药对治疗甲状腺及乳腺疾病。

【治验】张某，女，50岁，乳房胀隐痛不适1年余。彩超提示：乳腺小叶增生。症见：乳房胀隐痛不适，易急躁易怒，食欲不佳，口苦，腰酸，大便稍干。体形消瘦，舌质暗，边有齿痕，苔白根厚。脉弦。证属痰瘀交阻。方药：山慈姑12g，夏枯草12g，浙贝母20g，生牡蛎30g，龟板20g，制鳖甲20g，穿山甲6g，全瓜蒌20g，姜半夏10g，炒枳壳12g，黄连6g，猪苓30g，何首乌20g，柴胡6g。服药6剂，再诊时乳房胀隐痛减轻，精神较前好转，食量增加。因外出探亲，要求制水丸口服。治以清热祛郁，软坚散结。方药：夏枯草200g，山慈姑300g，猪苓300g，重楼300g，赤芍300g，丹参300g，何首乌300g，女贞子200g，薏苡仁300g，败酱草150g，龟板300g，制鳖甲300g，穿山甲粉90g，红花30g，三七粉150g，焦槟榔90g，金银花300g，黄连60g，柴胡100g，全瓜蒌200g，炒枳壳120g，西洋参30g。制水丸，日服20g，分2次口服。服上药5个月余，精神、体力良好，体重增加。彩超提示：乳腺结构正常。在上方基础上又制水丸1料，日服20g，分2次口服，以巩固疗效。

44. 酸枣仁、柏子仁

【功效】养阴止汗，宁心安神。

【主治】心血失养所致的心悸、怔忡、失眠。

【常用量】酸枣仁10～15g，柏子仁10～15g。

【心悟】酸枣仁味甘而润，归心、脾、肝、胆经，具有养肝、宁心、安神、敛汗的作用；柏子仁味甘，性平，归心、肾、大肠经，具有养心安神、润肠通便、止汗的作用。刘老认为，酸枣仁偏于宁心安神，而柏子仁偏于养心安神，二药合用可增强养心宁心作用。

【治验】张某，女，62岁，以"心悸伴水肿13年"为主诉就诊。患者13年前开始出现心悸、消渴、腿肿诸症，外院诊为"冠心病、糖尿病、高血压"等，尿蛋白阳性，间断服药，症状时轻时重。现症：阵发心悸，脸面肿胀，消渴，头晕，神疲乏力，入睡困难，口苦，纳可。血糖控制良好，夜间血压偏高（最高170/90mmHg）。舌质嫩红，苔黄燥而厚，脉沉滑无力。证属痰湿内蕴，心神失养。治以清化痰热，宁心安神。方药：姜半夏10g，猪苓30g，茯苓30g，陈皮10g，炒枳壳12g，竹茹10g，焦远志12g，柏子仁15g，酸枣仁15g，泽泻30g，焦白术10g，太子参30g，砂仁6g，甘草3g。服6剂后，脸面肿胀明显好转，心悸好转。以上方加减连服24剂，诸症消失。

45. 龙骨、牡蛎

【功效】平肝潜阳，镇静安神。

【主治】阴虚阳亢所致的心神不宁、烦躁不安、失眠多梦。

【常用量】龙骨15～30g，牡蛎15～30g。

【心悟】龙骨味甘、涩，性平，入心、肝经，具有平肝潜阳、镇惊安神作用；牡蛎味咸、涩，性微寒，入肝、肾经，具有平肝潜阳、软坚散结作用。人身阳之精为魂，阴之精为魄。龙骨、牡蛎能安魂强魄。魂魄安强，精神自足，虚弱自愈。故而龙骨、牡蛎为补魂魄、强精神之妙药，能敛正气，不敛邪气。凡心气耗散，肺气息贲，肝气浮越，肾气滑脱，用之皆有捷效。二药合用治疗女性更年期综合征、肝阳上亢引起的失眠、心烦、目眩、耳鸣等，取得较好的疗效。

【治验】王某，女，53岁，以"脸面部烘热伴失眠2年"为主诉就诊。患者断经2年来，夜不能眠寐，自感面部烘热，心悸出汗，心烦纳差。舌质淡暗，苔白，脉沉细。证属心肾不交，虚火上越。治以活血归原。方药：怀牛膝30g，生龙骨30g，生牡蛎30g，山茱萸20g，当归15g，代赭石15g，炒栀子12g，枳壳12g，防风10g，肉桂3g，甘草5g。服5剂，诸症大减，自感口干，腹胀，腰酸，多梦。调方如下：怀牛膝30g，生龙骨30g，生牡蛎30g，炒酸枣仁30g，合欢皮30g，黄精15g，当归15g，女贞子15g，代赭石15g，炒栀子12g，防风10g，槟榔6g，肉桂3g。连服15剂。诸症悉愈。

46. 瓜蒌仁、火麻仁

【功效】泻热化痰，润肠通便。

【主治】老年顽固性便秘等。

【常用量】瓜蒌仁15~30g，火麻仁15~30g。

【心悟】瓜蒌仁味甘、微苦，性寒，归肺、胃、大肠经，具有清热化痰、宽胸散结、润肠通便的功效；火麻仁味甘，性平，归脾、胃、大肠经，具有润肠通便、滋养补虚的功效。刘老认为，瓜蒌仁入大肠气分，而火麻仁入大肠血分，两药相配伍，一气一血，相互为用，气血双调，通便泻下的作用倍增。且二者均为成熟的植物种子，均含有丰富的油脂，二者伍用，润肠通便力增。

【治验】李某，女，71岁，便秘10余年。六七日或十余日一便，如羊粪，便后灼热感、坠胀感较强，解不净感突出。小便黄少，有灼痛感，腹胀、乏力、口臭、纳呆、烦躁失眠，舌质红暗，苔黄厚腻面大，脉虚大而数滑。证属热积肠道，耗伤津液，濡润无力。治宜泻热通便，兼以濡润肠道。方药：全当归20g，生白芍20g，黄芩15g，黄连8g，酒大黄9g，焦槟榔4g，木香6g，马齿苋30g，瓜蒌仁30g，火麻仁30g，炒莱菔子20g，郁李仁30g，桃仁10g，杏仁10g。浓煎3次，分3次饭前温服。4剂后，便下干粪，继出大量深黑粪便，奇臭难闻，患者如释重负，自觉乏力。改方为：全当归20g，瓜蒌仁30g，火麻仁30g，炒莱菔子30g，桃仁10g，杏仁10g，生首乌30g，肉苁蓉20g，炒枳壳10g，白蔻仁6g（后下），生黄芪20g，甘草4g。水煎取浓汁，分2次饭前温服以润肠和胃，顾护正气。服药6剂后，5天大便2次，成形，仍有不爽感觉，初诊时症状基本缓解，舌质稍暗红，苔黄面大、较薄，脉滑稍数。间歇继服上方，服2剂停1天。6剂后症状全消，改服丸剂以巩固疗效。方药：全当归30g，生白术30g，生山药30g，陈皮10g，炒枳壳10g，瓜蒌仁30g，火麻仁30g，炒莱菔子30g，黄连8g，郁李仁30g，甘草5g，以理气健脾，润肠通便。服药半年，大便正常。

47. 制川乌、制草乌

【功效】祛风除湿，温经止痛。

【主治】风寒湿痹，关节冷痛，寒疝作痛。

【常用量】制川乌3～6g，制草乌3～5g。

【心悟】川乌与草乌在明代以前诸家本草统称为乌头，自《本草纲目》始分川乌、草乌两种。川乌主产于四川，均系栽培；草乌全国各地都有生产，均系野生。二者性味相同，功效相近，然而生草乌毒性较大，其攻坚止痛之力胜于生川乌，而宣泄风寒则以生川乌之力为优。刘老常用二药炮制品配伍治疗风寒湿痹。二者相须为用，祛风除湿、温经止痛的作用大增，而毒副作用未见增加。

【治验】刘某，男，56岁，于2010年2月9日以"腰膝关节酸痛1年"为主诉就诊。患者1年前出现腰膝关节酸痛，每遇天气变冷而加重。舌淡，苔白腻，脉迟缓。证属肝肾不足，寒湿浸渍之痹证。治以补益肝肾，祛风除湿。方药：制川乌3g（先下），制草乌3g（先下），威灵仙12g，羌活5g，独活5g，炒杜仲20g，炙甘草6g。每日1剂，早晚饭后服用。连服6剂，患者腰膝关节酸痛大减。守上方，制川乌、制草乌均改为5g，连服12剂，周身腰膝关节酸痛消失。

48. 山楂核、橘核、荔枝核

【功效】行气散结，理气止痛。

【主治】小肠疝气、膀胱气痛、睾丸肿痛。

【常用量】山楂核5～15g，橘核5～15g，荔枝核5～15g。

【心悟】山楂核味苦，性平，入胃、肝经，具有消食、散结、催生作用；橘核味苦，性平，归肝、肾经，具有理气、散结、止痛作用，《日华子本草》谓其味苦温而下气，所以能入肾与膀胱，除因寒所生之病也，疝气方中多用之；荔枝核味甘、微苦，性温，归肝、肾经，具有行气散结、祛寒止痛作用。刘老经常三药配伍应用，直达少腹，祛寒止痛，散结消肿，治疗寒疝腹痛，每获良效。

【治验】何某，男，36岁，于2005年9月19日以"睾丸疼痛不适半月"为主诉就诊。患者半月前无明显原因出现睾丸肿痛，痛苦难忍，莫可名状。舌质淡，苔白湿面大，脉紧涩。证属气滞寒凝，筋脉阻滞。治以行气散寒，疏肝止痛。方药：乌药6g，山楂核10g，橘核10g，荔枝核10g，炒小茴香5g，制香附15g，青皮6g，甘草6g。服用6剂，患者睾丸肿痛症状消失。

49. 丁香、柿蒂

【功效】行气散结，理气止痛。

【主治】呃逆、呕吐、反胃。

【常用量】丁香3～6g，柿蒂5～15g。

【心悟】丁香味辛，性温，入脾、胃、肾经，具有温中、暖肾、降逆的作用；柿蒂味苦、涩，性平，归胃经，具有降气止呃的作用。《本草求真》云："柿蒂味苦性平，虽与丁香同为止呃之味，然一辛热一苦平，合用兼得寒热兼济之妙。"二者配伍，温中散寒，和胃降逆，对于胃寒气逆引起的呃逆疗效较好。

【治验】李某，男，58岁，于2010年10月15日以"呃逆1周"为主诉就诊。患者有肝硬化腹水病史3年，1周前出现呃逆连连，不能自止，日夜连声不断，饮食难进，苦不堪言，遍服中西药无效。脉沉细弦。证属肝阴不足，胃气上逆。治以滋阴柔肝，和胃止呃。方药：炒白芍30g，炙甘草9g，丁香3g，柿蒂9g，炒枳壳9g，沉香7g。1剂知，3剂愈。

50. 旋覆花、代赭石

【功效】降逆止呕，重镇消痞。

【主治】痰浊内阻，气机升降失常所致的胃脘作痛、嗳气、痞满、呃逆、呕吐等。

【常用量】旋覆花10～15g，代赭石10～30g。

【心悟】旋覆花味苦、辛、咸，性微温，归肺、脾、胃、大肠经，具有化痰行水、降气止呕的作用；代赭石味苦、甘，性平，入肝、胃、心包经，具有平肝镇逆、凉血止血的作用。刘老善用旋覆花、代赭石对药治疗胃气上逆引起的呃逆、恶心、胸胁痞满等症，每获良效。刘老认为，旋覆花下气散结，涤痰开胸，消痞止呕，以宣为主，而代赭石重坠降逆，镇降肺胃逆气，以降为主，二者相伍，一宣一降，共奏降逆止呕、重镇消痞的作用。

【治验】王某，女，62岁，于2012年5月21日以"恶心、呕吐10余日"为主诉就诊。患者10余日前无明显诱因出现恶心、呕吐，伴心慌，口苦，心烦，右后背痛，双下肢无力。有冠心病病史2年，高血压病史半年，关节炎病史半年，服药治疗后出现白细胞下降。舌质淡红，苔白湿面大，脉沉细。证属脾虚湿阻，胃气上逆。治以健脾化湿，和胃降逆。方药：太子参30g，焦白术10g，茯苓20g，姜半夏10g，陈皮9g，旋覆花15g，代赭石20g，降香9g，当归15g，川芎9g，怀牛膝30g，生黄芪20g。服6剂后患者恶心、呕吐好转，晨起有时发作，口干苦，痰白黏难咯，乏力，多梦。以上方稍有加减，再服14剂，诸症痊愈。

51. 夏枯草、苍耳子、细辛

【功效】外散表寒，内清郁热。

【主治】肝虚内有伏热，外受寒邪，郁而化火，上扰头面经络而致的头痛。

【常用量】夏枯草10~15g，苍耳子8~10g，细辛2~3g。

【心悟】苍耳子味辛、苦，性温，入肝经，性疏散而宣通，善走窜而通行；细辛辛温性烈，能外散风寒、内化寒饮，上疏头风、下通肾气；夏枯草味辛、苦，性寒，入肝经，善清肝经伏热郁火。三药相伍，寒热并用，清火而不过寒，又能防苍耳子、细辛过于温燥。

【治验】刘某，女，58岁，2009年10月26日以"头痛3年，再发2天"为主诉就诊。患者3年前出现间断性头痛，发作时疼痛难忍，痛不欲生，服西药久治不愈，2天前因受寒复发。舌质暗红，苔黄白腻，脉弦细沉取有力。证属肝虚内有伏热，外受寒邪，郁而化火，上扰头面经络，气血瘀阻不通。治以外散风寒，内清郁火，养血通络。方药：苍耳子8g，炒白蒺藜12g，细辛2g，夏枯草15g，黄芩15g，全蝎9g，白僵蚕12g，清半夏10g，全当归14g，白芍15g，甘草5g。以此药加减服用24剂，疼痛症状消失。随访1年，未见复发。

52.制草乌、姜半夏、瓜蒌

【功效】宽胸通痹，祛痰止痛。

【主治】痰浊蒙窍及瘀血内阻所致的胸痹心痛。

【常用量】制草乌3～6g，姜半夏5～10g，瓜蒌10～20g。

【心悟】制草乌味辛、苦，性热，归心、肝、脾经，具有祛风除湿、散寒止痛的作用；姜半夏味辛，性温，有毒，归脾、胃、肺经，具有降逆止呕的作用；瓜蒌味甘，性寒，归肺、胃、大肠经，具有行气除胀满、化痰开痹、清肺止咳的作用。"十八反"是金元医家总结前人有关药物配伍禁忌理论而提出的，此后得到医界的普遍认可和遵循，其中有乌头反半夏、瓜蒌。但这并非绝对禁忌。刘老认为，制草乌与半夏、瓜蒌合用，宽胸通痹、祛痰止痛作用明显增强，非他药所能代替。且制草乌用量常从4～5g起步，渐加至10g左右，疼痛剧烈者，制草乌可用至30～40g，久煎代水，以此水再煎煮余药，更安全有效。草乌虽有大毒，但经炮制后，毒性已减，特别是久煎后毒性将尽，药性犹在，为防中毒，常与甘草配伍，且嘱患者饭后1小时服药，服药后禁饮酒，每次服药量一般在100mL左右。临床几十年来，治疗胸痹、中风数百例，疗效理想，未发生一例中毒反应。

【治验】李某，男，54岁，于2008年10月17日以"心前区疼痛不适4个月余"为主诉就诊。患者4个月前行心脏室壁瘤手术，手术后出现胸闷疼痛，曾服中西药物未见缓解，慕名前来求治。现胸闷疼痛，胸痛彻背，项背不适，心悸怔忡，入睡困难，大便偏干。舌质暗红，舌下络脉瘀紫，苔白腻，脉弦滑。证属痰瘀阻于心脉，气机不利。治以宽胸理气，化痰活瘀，佐以安神。方药：制草乌6g，姜半夏10g，全瓜蒌15g，薤白8g，全当归10g，丹参20g，赤芍15g，降香7g，川芎10g，炮山甲9g，红花15g，桃仁10g，杏仁10g，酸枣仁40g，甘草7g。上药浸泡1小时后，大火煎开后小火煎30分钟，2次共煎取200mL，早晚饭后分服，每次服100mL，服药后忌饮酒。每日1剂。服用10剂后，患者睡眠改善，胸痛已轻，仍胸闷心慌，有时左侧腋窝痛。药已对证，效不更方，上方加王不留行30g，甘草改为9g。服用6剂后胸痛已明显减轻，睡眠改善。以上方加减又服6剂，患者心前区疼痛不适症状消失。

53. 桃仁、杏仁

【功效】清肺化痰，润肠通便。

【主治】肠燥便秘引起的胸闷、咳嗽、气喘等症。

【常用量】桃仁10～15g，杏仁10～15g。

【心悟】桃仁味甘、苦，性平，入肺、肝、大肠经，具有破血行瘀、润燥滑肠的功效；杏仁味苦，性微温，有小毒，归肺、大肠经，具有止咳平喘、降气通便的作用。刘老认为，肺与大肠相表里，桃仁长于活血祛瘀，润肠通便，便通则肺气自降，可助杏仁平喘祛痰药以畅行气血，宣肺通络止咳。二药相伍治疗肠燥便秘引起的胸闷、气喘，每获良效。

【治验】魏某，女，62岁，于2016年3月16日以"间断性咳嗽、闷喘10余年，再发2个月"为主诉就诊。患者10余年前间断咳嗽、咯痰，色黄，痰中有块，秋冬季加重，伴有腹胀、泛酸、烧心，纳食少，夜眠少，大便不畅，未经正规治疗。舌质淡，苔白薄，脉弦偏细稍滑。原有支气管哮喘病史10余年。证属肺肾两虚，痰湿阻滞。治以宣肺平喘，补肾摄纳。方药：桃仁10g，杏仁10g，地龙20g，枸杞子30g，山茱萸30g，覆盆子15g，菟丝子15g，生麻黄7g，生桑白皮15g，射干10g，礞石12g，姜半夏10g。以上药加减，服用55剂，患者胸闷、咳嗽、气喘消失。1年后患者因胃病就诊，询知上述症状未再复发。

54. 续断、炒杜仲

【功效】补肝肾，强筋骨，调冲任，通血脉。

【主治】肝肾不足引起的腰膝酸软疼痛。

【常用量】续断10～15g，炒杜仲10～20g。

【心悟】续断味苦、辛，性微温，归肝、肾经，具有补肝肾、强筋骨、续折伤、止崩漏的作用。续断是补肝肾、续筋骨的一味常用药，别名曰"还魂丹"，传说它有起死回生之效。续断因能"续折接骨"而得名。炒杜仲味甘，性温，归肝、肾经，具有补肝肾、强筋骨、安胎的作用。刘老认为，续断补肝肾、强筋骨，在于筋骨气血之间，而炒杜仲善走下焦。二者相伍，补肝肾、强筋骨、调冲任、通血脉作用增强。

【治验】徐某，男，51岁，于2003年12月16日以"腰痛2年，加重3天"为主诉就诊。患者2年前因过劳致腰部酸痛，时轻时重，遇劳则发，今家人搀扶来诊。自诉连续几天伏案写作，加之洗澡后受风寒，近3天腰痛发作且加重，腰部酸软重坠，喜按喜揉，行走迟缓，不能直立，精神倦怠，畏寒肢冷，阳痿早泄，纳眠尚可。舌质稍暗，舌苔薄白，脉沉。证属肝肾亏虚，气血瘀阻。治以温肾壮阳，行气化瘀，活血止痛。方药：炒杜仲15g，续断12g，炮附子5g（先下），全当归12g，乌药5g，肉桂2g，菟丝子12g，川芎9g，沉香7g，甘草6g，制香附12g，川牛膝15g，怀牛膝15g。嘱按时休息，勿劳累，畅情志。服用6剂后患者腰痛明显减轻，不用搀扶，可缓慢行走，畏寒肢冷减轻，精神较前好，舌质淡暗，舌苔薄白，脉沉。以上方加减又服12剂，患者诸症痊愈。

第五章

诊余随笔

一、谈谈学习中医和学好中医

中医是一门博大精深的学问，值得我们满怀崇敬之情去探索、去热爱、去学习。如何学习中医和学好中医呢？要跟名师、读经典、多临床、勤笔耕，这是学习中医的必由之路。中医入门极不容易，登堂入室则更是难上加难。因此，既要求学习者吃苦肯学，还需要学习者有不错的天赋，也就是悟性。现在中医的继承发展情况堪忧，后继乏人，就是因为真正领悟中医的人太少，而靠中医吃饭的人越来越多了。

这个题目，包含两层意思：一是怎样学习中医。虽然目前学习中医的人很多，但真正掌握了学习要领的人还很有限。二是怎样把中医学好。在诸多学习中医的人中，能真正把中医学好的人实际上并不多。这两个问题，是中医人员尤其是中青年中医师普遍面临的问题，具有广泛的代表性。

刘学勤

我想从四个方面来谈谈如何掌握这门高深的学问，与各位中医同道共勉。

（一）了解中医，才能学好中医

"中医"的内涵深厚，仅一个"中"字就涵盖了四个方面：一是特指中华传统医学中的汉医学，因历史上汉族医学主要分布在中原地区，故以中医之名流传下来。二是"调和"之意，指中医治疗以达到人体"阴平阳秘"的平和状态为目的。三是指"达标""中的"，即中医治疗是以疗效为根本。四是指"和谐"，健康的本质就是机体阴阳气血津液之间的协调统一，这是中医探求的目标。

了解中医的价值、背景及中医力量的强大，是学好中医的前提。中医药学曾被毛主席誉为"伟大的宝库"，是当之无愧的。中医学中涵盖了许多古代文化、科学技术、天文地理、人文环境、生活饮食的先进和精华部分。《黄帝内经》《伤寒杂病论》等浩瀚典籍中，记录了中医的神奇疗效，更赋予中医奥妙无穷的魅力，如扁鹊应用针法起死回生治疗"尸厥"证、中医外科"鼻祖"华佗应用麻沸散行开颅术。孙思邈著《千金要方》《千金翼方》而被奉为"药王"，李时珍所著《本草纲目》被誉为"东方药物医典"，更是中医学博大精深的真实写照。

（二）喜欢中医，才能学好中医

第一，中医本身就是一门"仁术"，具有"活人"之功。历史上张仲景、吴鞠通等中医大家应用中医"活人无数"的例子比比皆是。在20世纪50年代乙脑流行，近年"非典"（严重急性呼吸综合征）、禽流感及现在新型冠状病毒肺炎（简称新冠肺炎）流行期间，中医药所做的巨大贡献再次得到国内外医学界的赞誉。

第二，中医可以救别人，更可救自己，使自身受益，达到健康长寿的目的。纵观历史，历代中医学家长寿者很多。如《后汉书·方术列传》载，东汉名医华佗"年且百岁，而犹有壮容"；唐代孙思邈百岁还能著书立说，写下不朽医典《千金翼方》；著《明堂人形图》的甄权活了102岁。这些健康长寿的中医先贤本身就是中医药能够延年益寿的鲜活实例。《素问·上古天真论》云："帝曰：有其年已老而亦有子者何也？岐伯曰：此其天寿过度，气脉常通，而肾气有余也。"分析了长寿的三个条件：一是先天长寿基因，二是气血畅通协调，三是肾气充足旺盛。由此我发现在当前流行的"补肾养生"法中存在一种误区，那就是在强调"补肾"的同时忽略了"活血"的重要性，"补肾"兼"活血"，才能在健康养生、延年益寿中发挥更好的疗效。由此我们也不难看出中医学对于现代养生学做出的贡献。

第三，学习中医，就要把中医当作一项事业来做。如果把学习中医仅仅当作一种谋生的手段来解决温饱之需，是难有大成的。正如张锡纯所言："学医者，为身家温饱计，则愿力小；为济世活人计，则愿力大。"中医这样一个救人救己的事业，难道不值得我们去热爱吗？"但愿世人都无病，哪怕药柜起灰尘"，淡泊名利，普救苍生，才是学习中医的最高境界。

第四，要有"学习一生、服务一生、奋斗一生"的勇气和毅力，要有做一名"中医科学家"的远大志向。山东盲人金伟，克服了双目失明带来的种种困难，苦心钻研中医脉诊理论，最终成为中华人民共和国成立以来的第一位盲人医学博士，出版了130多万字的《金氏脉学》著作。可见，只有树立"有志者事竟成"的坚定信念，才可能使学习中医的道路越走越宽。

（三）掌握方法，才能学好中医

选择正确的途径和方式方法，才能更快地达到目的，这是一个常识。学好中医就要过好"四关"，即"背诵关、经典关、博览关、拜师关"；做到"三多"，即"多临床、多实践、多总结"。

（1）"背诵关"：四大经典的重要条文、常用方剂歌诀及《药性赋》《濒湖脉学》等。年轻时记忆力最佳，中年后要背诵更多的内容则要下更大功夫。如能和平时的临床实践有机结合起来，在理解的基础上记忆，则可收到事半功倍的效果。

（2）"经典关"：中医经典理论凝聚了中医先贤两千多年的智慧结晶，历经了无数的临床实践，是行之有效的"医学秘技"，是学好中医、做好临床的"门径"。首先要相信经典，克服枯燥乏味、难以理解的畏难心理。掌握"五字"口诀，那就是"读、化、用、悟、写"。读，就是熟读经典理论，重要的条文要背诵，才能在临床中随时起到指导作用。化，即消化、吸收、理解，从理解的层面深入研究经典。用，即临床应用，指导临床实践是学习经典的最终目的。悟，即领悟、启迪，从经典中增加智慧、拓展思路，善于举一反三，在继承的基础上有所创新，与时俱进。写，即随时总结，收集临床具有学术价值的医案、资料，记录心得体会，发表学术论文或进行科学研究，把中医学习提升到更高的层面。

（3）"博览关"：要学好中医，就要有博览群书的能力和毅力。"群书"主要包括文、史、哲、经诸多方面。文，主要指古代汉语、医古文等，是学好中医的基础；史，包括中国史、世界史、中医药发展史等，是了解中医的"钥匙"；哲，指哲学，是建立中医辨证思维的基石；经，指中医经典条文，是学好中医的"纲目"。中医学，讲究一个"道"字。著名医家裘沛然曾说，医是小道，文是大道，大道通，小道亦通。所谓"儒医相通"，讲的就是这个道理。仲景、思邈、景岳、丹溪、傅山这些名医先贤，皆亦儒亦医之士。学习中医为"谋道"之举，必将医道、文道、人道三者融为一体，方能有所裨益。

（4）"拜师关"：拜师，是学好中医的"捷径"之一。要多拜师、拜明师、拜名师。多拜师，才能见多识广，博采众方，集各家之长于一身。拜"明师"，就是以明白事理、英明智慧的前辈为师；拜"名师"，就是要向有大成就者学习，将来才可能成为名医。当然了，这要求青年医师先要练好自身中医基本功，才可能在适当的时机抓住拜师的机遇，并且被"明师"或"名师"认可接受。

再者就是要做到"三多"，即"多临床、多实践、多总结"。中医学是实践性极强的临床医学。学习中医和"临床、实践、总结"这三者是密不可分的。临床疗效是中医真正的生命力所在。我应用大承气汤治疗机械性肠梗阻，凡"痞、满、燥、实、坚"诸证悉备者，屡用屡效，甚者仅一剂后燥粪即下，诸多患者由此免受外科手术一刀之苦。将临床实践和体会总结紧密结合，反复推敲，中医水平才能日益精进。

（四）目标明确，才能学好中医

学好中医，要树立两个目标，一是由继承到创新的转变，二是由"民医"到"明医"和"名医"的提升。

实现由继承到创新的转变，是学好中医的突破性进展。继承的内容包括中医的理论体系、思维模式、诊断模式、诊疗方法、诊疗经验等，这五点不能简单机械地学习，应是一个完整有序的过程。具体的学习方法包括：①收集和整理；②思想和领悟；③归纳和整理；④消化和吸收；⑤应用和验证；⑥提炼和升华；⑦优化和重组。应用这七种学习方法掌握上述五方面知识内容的全过程，才是"继承"中医的完整内涵。继承的目的是创新，创新的目的是促生新理论、新思维和新方法。不断有所创新和突破，才能不断保持中医学的生命力。在临床中，要处理好学习中医和学习西医的关系。"以中为主，学西为中"，是比较恰当的选择。从理论上，中医、西医可以走相互结合的道路，充分发挥现代医学的优势和特点，提高临床疗效；从实践上，要打造铁杆的"纯中医"，把中医药优势发挥到极限，才能从根本上保持中医特色；从疗效上，要拿出"童眼看中医"的勇气，以科学、客观、务实、中肯的态度评价临床疗效，切忌浮夸或者弄虚作假。

绝大多数医生都或多或少有成为"名医"的愿望，并作为追求中医事业的成就感，这也是人之常情。但任何一个"名医"的成功都不是一蹴而就的，而是经历了无数的挫折和磨炼，其中从"民医"到"明医"就是两个必经阶段。所谓"民医"，就是置身于百姓中的民间的医生，应德术并举，以德为先。经过"民医"的锻炼上升到第二阶段，逐渐深明医理，精于医技，乃成"明医"。正如徐春甫在《古今医统大全》中所说："精于医者曰明医，善于医者曰良医，寿君保相曰国医，粗工昧理曰庸医。"而当前新时代造就的名中医，则应该具备"教（教学）、科（科研）、文（文学）、治（治疗）"的综合素质，可以看作是"名中医素质"。

总之，要学好中医，必须要把握好以下几个原则：一是要理想远大，境界高远，勇于担当，自强不息；二是要以德修身，以德服众，以德领才，以德润才，德才兼备，贤以宏德，技以辅仁；三是要认真坦诚对待患者，谦虚诚挚对待同道，勇敢无畏认真理，实事求是对失败，时刻把握"学、悟、用"这三个字，才能在学习中医的道路上越走越宽。

二、和法的运用

"和"即和解或调和之意。和法是中医八法（汗、吐、下、和、温、清、消、补）中比较缓和的治法，运用范围广泛。用好和法的关键有三点。

（一）辨疑析证，谨守法度

从具体治法讲，有和解少阳、调和营卫、调理脏腑诸法；从方药讲，有清热透邪、清胆利湿、解肌发表、疏肝理气、解郁健脾、辛开苦降等。以上方法应在决定病性、明确病位、辨证求因、分别虚实的基础上进行，方能胸有成竹，稳操胜券。

余临证治邪热壅胆，正邪相争，每用和解一法，调理枢机，和解表里。兼有合并症者，如挟痰、挟湿、挟瘀、挟寒或热重、阴伤等，均以少阳立法，常在柴芩基础上或用祛痰（姜半夏、陈皮），或用祛湿（茯苓、通草），或用芳开（藿香梗、佩兰叶），或用化瘀（当归尾、延胡索），或用祛寒（肉桂），或重用清热（黄芩、金银花），或用养阴（生地黄、牡丹皮），贵在轻重分明，重点突出，配合得当。

常用小柴胡汤加鱼腥草治急性肾盂肾炎；加益母草、车前子（另包）治慢性肾炎水肿；加黄连、木香治虚人痢疾；加青皮、常山治疟疾；加生百部、葶苈子治渗出性胸膜炎；加茵陈、郁金治黄疸；加炒枳实、炒白芍、黄连治急、慢性胆囊炎及胆结石等，每获良效。

治营卫失和所致形寒怕风、微热自汗，常遵仲师调和营卫之旨。高热微寒、肢节烦痛者，选柴胡桂枝汤，重用小柴胡。

临证喜用桂枝汤治疗半身有汗，半身无汗，或仅有头汗，或皮肤瘙痒诸症。加炮附子治大汗亡阳；加红花、地肤子治荨麻疹；加荆芥穗、青蒿治产后发热；

加延胡索治胃脘痛；加白蒺藜、葛根治头痛；加杏仁、厚朴治咳喘；加生龙骨、生牡蛎治女子梦交、男子滑精；合小柴胡汤加茯苓治血管神经性水肿等。

治疗中焦脏腑失和，郁滞为主，多以疏法与柔法同用，解郁柔肝，常用郁金、制香附、全当归、炒白芍、浙贝母之类。肝郁犯脾，在疏肝解郁的同时着重健脾和胃，多用焦白术、茯苓、九香虫、炒枳壳等味。单纯脾胃不和，升降失常者，侧重和中开泄，升降互施，喜用半夏泻心汤，但不拘原药，多去大枣加炒枳壳。

和法之用，范围甚广，其于补泻温凉之用，无所不及。凡病兼虚者，补而和之；兼滞者，行而和之；兼寒者，温而和之；兼热者，凉而和之。其本在于平调元气，不失中和，燮理阴阳，不使偏颇。总之，法从证变，方随法异，随证应变，不失法度。

（二）治本为上，巧用和法

临证治少阳证，多加忍冬藤，一则加强清热，一则疏通经络，使邪热尽快和解。遇西医诊为上呼吸道感染，高热恶寒，反复发作，血常规提示白细胞、中性粒细胞均高，使用消炎抗菌、解热镇痛之剂罔效，用柴胡桂枝汤加味，其中柴胡、黄芩各15g，忍冬花30g，忍冬藤30g，和清并用，常获佳效。

治疗肝郁脾虚型之胁肋胀痛，神疲乏力，腹胀便溏，纳呆乏味，舌淡，苔薄湿腻，脉虚而弦滑，常常"和""消"兼施，选用全当归、炒白芍、柴胡、焦白术、大腹皮、白蔻仁（后下）、沉香（后下）、薄荷（后下）、甘草等疏肝健脾、行气消胀，多能获效。若加煨甘遂9g，水煎空腹温服，或甘遂粉1.5g、制大戟粉1.5g，用上方煎汤冲服，治疗肝硬化腹水，寓和于攻，亦常取效。

中焦杂病寒热夹杂、虚实并见者颇多，凡遇是证，常仿仲景寒热并用、补泄兼施、辛开苦降之法，该法和中有补，补中有泄，对各类胃肠炎、胃溃疡、十二指肠球部溃疡、胆结石、胆囊炎等均有卓效。临证用半夏泻心法加炒枳壳、郁金、金钱草治疗泥沙样胆结石，可较快排净。

和法虽较缓和，绝非通用治法，诸若病邪在表，或邪已入里，或三阴寒证等，均为和法所禁。当然，临证尚应明察详辨，四诊合参，着重治本，巧用和法。

（三）组方宜精，主药宜重

和剂应活用，该用经方时就用经方，当用时方时必用时方，需要"经""时"结合，即当重新组方，使君臣佐使层次分明，宜精宜专，切忌庞杂，如此方能集中优势，痛歼病邪。如曾治胆囊积液增多，呈"折叠形"，B超提示：胆囊纵切91mm×22mm，囊壁粗糙，呈"折叠形"。右胁热痛，右肩背阵发性疼痛难忍，头面右半部麻木，心下痞满，脉弦，舌偏红，苔白薄，遂用利胆解郁、和胃降逆、开结除痞之法，药用：金钱草30g，郁金20g，姜半夏9g，干姜2g，黄连4g，黄芩8g，党参9g，甘草5g，水煎服。3剂痛轻，6剂痛止，15剂后复查B超：胆囊正常。又配散剂巩固疗效。该方重用金钱草、郁金利胆解郁，松弛胆道括约肌，促进胆汁分泌和排泄；半夏泻心汤调整升降。组方明朗，重点突出，方精力专，取效速捷。吸取前人经验，结合现代药理研究，在认证辨病基础上选药组方，是用好和法、和剂的重要所在。

三、吐法的运用

"其高者，因而越之"（《素问·阴阳应象大论》），是确立吐法理论的渊源，然《内经》有论无方。东汉《伤寒杂病论》有论有方，张仲景以"瓜蒂散"首开吐法先河，但所治病证偏于伤寒。金代张子和对吐法研究达到高峰，张氏擅于攻邪，主张"邪去正安"，用吐、下、汗三法，尤擅吐法，充分扩大了吐法的治病范围。如用吐法治疗肺痿、狂证、哭不止、痿证、不孕、闭经、砂石淋、心痛、风温、痞气、肥气、息贲、痤疖、沉积水气、湿癣、牙痛、黄疸、口臭、口疮、伏瘕、瘿瘤、结胸、风搐反张、伤寒热极、疟疾、项疮、劳嗽咯血、马刀、膏淋、眩晕、头痛等内伤、外感各科疾病40余种，疗效均佳。

吐法包括升、举、提的意思，凡是能使涎液外流，如打喷嚏和催泪的治法，都属于吐法范畴。吐法的适应证，概括来讲，包括痰涎、邪浊、饮食等所致的各种病症，其病位在胸膈以上，攻之不散，达之不通，均可涌吐，以祛除病邪，缓和病势，调整机体，平衡阴阳，恢复正气。

运用吐法"宜在平旦"。清晨使用吐法，可借助人体气机上升之势，以顺应人体有节奏的生理变化，容易取得疗效。此时运用吐法，不必拘于瓜蒂、藜芦、铜绿、青盐等吐药，应依据辨证，明确治则，按病选药，药汁务必徐徐内服，同时，令患者用鸡羽或手指频频在咽部搅动以探引，且服且探，以吐为限。如治靳翁，年逾八旬，患眩晕耳鸣，恶心欲吐，朝重暮轻，阵阵发作，胃塞纳呆，伴尿频腰酸，短气乏力，舌质淡，舌体大，苔白湿而光滑，脉滑大稍弦，两寸尤甚。证属痰食壅阻，清阳不升。治用茯苓24g，桂枝8g，焦白术12g，甘草7g，泽泻24g，焦三仙各12g，干荷叶12g，水煎，黎明空腹温服，以温化痰饮，健脾导滞，此法当为正治。以其痰食在胸膈上脘，患者虽年迈体弱，仍可因势利导，配合探吐，待温药咽下少顷，用手指频频搅动咽部，瞬间吐出黏痰涎沫盈碗，顿觉昏昏然眩冒，头面胸背皆汗出，延至午时，头清身快，欲饮索食，一服药讫，病竟霍然。原方继进2剂，以资巩固。此案运用探吐，使痰食之邪一涌而出，对证方药更能发挥效应，特别是对于年老体弱者，既可防止因吐变证，更能加速疾病早愈。此种方法，常可事半功倍。

吐药、吐剂应力求简便易行，例如用大白萝卜切条，加水煮软，纱布包挤，取汁；或用韭菜、大蒜、生姜捣碎取汁；或将食盐炒焦，开水溶化。三者任取一法，令患者少量频频服用，恶心定会渐渐加剧，可自行涌吐。或复用鸡羽，手指稍稍搅动，即可大吐，毒物宿食可随涌而出。

洗胃吸痰方法问世以来，吐法大有被取而代之之势。余以为，洗胃吸痰法似不能取代吐法，因它不具备吐兼数法、多法联用、灵活辨证的独有特点。临证常常见到吐法之中寓有众法，如吐而兼汗、吐而兼下、吐而兼清、吐而兼消，等等，这是临证定病性、确病位、选方药、衡药量时必须要注意的。只有这样才能结合病情，紧切病机，用好吐法。如张子和治一破伤风案，吐、下、汗三法同用。症见牙关紧闭，角弓反张，风搐不止，选大黄、甘遂、牵牛子、硝石之类煎汤，从两鼻窍中灌入咽喉，涌吐三四升，大下一二十行，风搐立止，肢体柔和，又予桂枝麻黄汤一服，汗出如洗，不三日而瘥（病例见《儒门事亲·卷二》）。

吐法能疗急症、重症以及疑难疾病，用之得法，取效速捷。《儒门事亲》也一再推崇"一吐之中，变态无穷"，认为大疾、痼疾非吐难愈。但吐法毕竟也有其禁忌证，一般说来，自吐不止、亡阳血虚、各种血证、老弱气衰等均应禁吐或慎吐。服用毒物，虽为吐法的适应证，但应分清服何毒物，若服用腐蚀性很强的化学毒物，就应慎用吐法，以免胃体强烈收缩，造成穿孔。至于饭前服毒、饭后服毒或服毒时间长短等，都是在选用吐法时应该考虑的。

四、消法的运用

消法，是通过消散和消导来通畅脏腑经络肌肉之间的异物壅滞的治疗方法。它既不同于专事攻邪的吐、下、汗法，也不同于以补益、回阳为主的温、补法，更有别于和解、清降的和清法，故特设消法。就消法的病位而言，病邪在里，其病情多属实证；从病因论，不外气、血、痰、食、湿、火；从其代表方剂保和丸、枳实消痞丸和鳖甲煎丸的功能和配伍来看，行消合用、散磨互施为其特点。在临床上，常用于消食导滞、消坚磨积、行气消瘀、消水散肿、消痰化饮等各方面。

消法的适应证很广，饮食停滞、脾胃失和、肝气郁结、肺胃气逆，甚至积聚癥瘕、痰核流注等均可用消法治之。行气导滞、消坚散瘀当为消法的正治法。如治一胡姓教授，女，52岁，咽干憋胀，吞咽阻挡。视其体，肥胖魁梧；观其面，萎黄虚浮；察其颈，粗大突凸，形如小碗；看其舌，体大，舌尖瘀点，舌苔白湿；诊其脉，沉而滑弦。病延数月，日趋加重，查T_3、T_4及甲状腺[131]碘摄取试验均属正常。同位素扫描提示：甲状腺肿大。因畏于手术求诊治于中医。斯证当属痰湿流注，血气滞瘀。临床治疗此证常以自拟消散导滞汤（三棱、莪术、木蝴蝶、山慈姑、夏枯草、蜈蚣、浙贝母、山豆根、生牡蛎、制香附、炒枳壳）出入取效颇多，此方不仅能治甲状腺肿大，对于体肤他处之脂肪瘤、纤维瘤，原方稍事加减，亦多奏效。上方水煎温服10剂，颈项见小，症状缓解。继服5剂，同位素扫描提示，甲状腺肿大明显缩小，外部已难看出颈前粗大突出。原方隔日一服，更进10剂，以清余波，旋即告愈。

消法的作用似与下法类同，实则有别。下法是对宿痰、留饮、瘀阻等有形实邪采取猛攻急下的治法，而消法则是对慢性的积聚、肿块，运用较慢的攻势，使肿块渐消缓散。临证治肝脾大，常用消法，其间穿插下法，取得较好疗效。如1971年治王某，男，36岁，肝脾大，两肋疼痛，腹胀纳呆，小便深黄，牙龈出血，失眠，眩晕。颜面颈项散在蜘蛛痣达28个，左肩上和上肢内侧均有蟹爪纹络和大量出血点，连成片状，舌质红，苔黄干，脉弦数。肝锁骨中线肋下2~3cm，脾肋下2~3cm，质中等硬度，压痛和叩击痛均明显。肝功能重度损伤，血小板计数82×10⁹/L。A超提示：密集微小波。辨为癥瘕（早期肝硬化），治用消法，予自拟疏肝缩脾丸（醋鳖甲、制龟板、郁金、制香附、当归尾、沉香、川芎、炒枳实，共研细末，炼蜜为丸，每次服9g，每日服3次，或水泛为丸，每次服6g，每日服3次）服1个月，中间攻下3次（用煨甘遂、制大戟、牵牛子、生大黄、沉香，共研细末，水泛为丸，黎明时空腹温开水送服2～6g，以泻下4～6次为度。初次稠便，继而稀便、水便，最后变白色黏液，效果最为理想），症状、体征、肝功能等均有明显好转。继服上方3个月后，肝脾回缩，肝功能正常，症状消失。又拟调补肝肾方善其后，至1989年仍健康工作，从未反复。病致肝硬化，必然挟虚，长期用"消"，偶用攻下，却不用补，原因在于患者身体素质较好，年龄适中，服药期间又无虚证出现，故一"消"到底。此案贵在明察、详辨，巧用消法；偶用攻下，消下交替，这是在一个小阶段（6～10天）中取得飞跃（疗效）的关键。泻下可减轻肠腔压力，改善门脉循环，为软缩肝脾、改善肝功能创造了极好的条件。实践证明，若一味用消法，疗效既慢且差。若能消中偶下，取效每每满意。

临证使用消法，尚有消而兼汗、消而兼清、消而兼温、消而兼和、消而兼补等，应根据患者体质强弱，兼证不同，兼用他法。运用消法，贵在权变，常中识变，变中求常，常变结合，才能紧扣病机，活用消法。

五、下法的运用

下法是运用泻下方药攻逐里实（包括逐水泻便和通利小便）和疏泄开郁的治法。《内经》曰："土郁夺之""其下者，引而竭之，中满者，泻之于内"。《内经》虽有论无方，仍为下法临床运用的指导原则。东汉《伤寒杂病论》有关下法的运用，有论有方，立可下不可下诸条，但偏于伤寒诸证。金代张子和长于攻邪，擅用吐、下、汗三法，主张"邪去而元气自复"，并就下法指出："陈莝去而肠胃洁，癥瘕尽而荣卫昌。"至明清，特别是吴鞠通增加了多种通下方剂及攻补兼施的治法，使下法渐趋完整。现代临床有关下法的运用在内、外、妇、儿、五官、骨伤各科（包括内伤、外感、杂病范围）更广泛，理法方药更完善。

下法的病机为邪实、热壅、寒结、水聚、痰滞、湿积及瘀血等，临证运用寒、凉、温、热泻下之品，分别选用寒下、凉下、温下、热下、急下、缓下及润下诸法，以荡涤陈莝、清洁肠胃、消除癥瘕、清除积聚，使邪随泻出，气机调畅，血气流通，脾胃健运，病愈身安。凡属邪实或邪实正虚，皆可酌选下法，使邪去正安。若正虚为主，有泻下伤正之弊，可攻补兼施，或补泻交替，甚至三补一泻，以期邪去正复。下之一法，用之得当，即可神清气爽，膈空食进，卓有成效。临证当四诊合参，正确运用。一般说，常用的下法有以下几种。

（1）荡涤峻下，攻逐水饮：肺失宣降，脾失运化，肝失疏泄，气化不利，水饮内停，见胸闷腹胀，心下痞满，二便不利，甚至青筋暴露，肢体浮肿，或气短喘咳，或胁肋腹痛，脉象弦滑，舌质淡暗，苔黄白面大、较薄。可峻下逐饮，荡涤肠胃。用煨甘遂、制大戟、芫花、生大黄、牵牛子、葶苈子、沉香，共研细末，水泛为丸，如梧桐子大，黎明空腹白开水送服，每日1次，可连服3日或7日，甚至数十日，以泻水逐饮，改善循环。临证常用甘遂一味研粉冲服，攻逐水饮，其效亦速。曾用此法治疗肝硬化及其腹水73例，有效率77.2%。

（2）苦寒泻下，通腑散结：伤寒温病热结阳明（清代戴北山云"伤寒下不嫌迟"，意为表解言下；"温病下不嫌早"，意在表证未解，即可言下），见脘腹痞满，大便秘结，谵语潮热，面目俱赤，烦躁不安或脘闷胀满，或热结旁流，或便下血脓，或宿食积滞，或腹痛拒按，或得食则呕，或呕而不食，脉沉或沉弦，舌苔黄燥，或有芒刺。证属腑实积滞，治当下法去邪。故用三承气汤等苦寒之剂，泻下热结，通腑导滞，此"土郁夺之"之理。苦寒泻下，邪去腑通，气机畅达，升降有序，里和脾健，病当自愈。

如治一老农，脉实舌燥，腹痛拒按，三日无便，更无矢气，诊为肠梗阻。急投炒枳实、厚朴、生大黄（后下）、玄明粉（冲服）、木香，煎服1剂，便通痛止，诸疾霍然。

（3）温通泻下，攻逐寒积：脾失健运，肠失传导，宿食寒滞，气难运转，上脘不行，下脘不通，见脘闷腹满，便秘不通，或形寒怕冷，或腹痛拒按，或四肢厥逆，脉象沉迟，舌淡苔白或舌苔灰腻。寒积为患，当以温通寒邪、攻下积滞之法，温阳散寒，导滞泻积。初病寒轻积浅，温下宜缓，药量宜轻，用炮附子、大黄、木香、甘草；若寒重积深，当急下冷积，用巴豆、干姜、酒大黄、青皮，开通壅闭。若虚中夹实，用炮附子、酒大黄、西洋参、干姜、沉香、甘草，温阳补脾，泻下寒积。

如治李儿，素体阳虚，积食不化，寒食内结，复贪冷饮，见脘腹胀满，腹痛如绞，辗转翻滚，撞头碰墙，脉象沉紧，舌质淡蓝，舌苔白湿腻。诊为寒凝胃肠，气机壅闭（肠痉挛）。急投炮附子、沉香、木香、生大黄。药后吐泻交作，疼痛遂止。继以健脾和胃以善其后。

（4）健脾祛瘀，通下消积：中虚失运，瘀血积滞，蓄于肠胃，闭阻经脉，见胸胁脘胀，疼痛拒按，神疲纳呆，或浮肿便溏，或二便不利，或内有痞块，或经闭疼痛。证属脾虚血瘀，当以健脾祛瘀、通下消积之法。用红花、全当归、川芎、焦白术、牵牛子、陈皮、酒大黄、甘草理气健脾，行气活血，行水化积。此种类型，往往病程较长，病情较重。

如治邓某，患臌胀，青筋暴露，蟹爪纹络，口唇紫暗，便溏次多，腹胀尿少，舌暗有瘀斑，苔白薄滑，脉象沉滞。用红花、川芎、三棱、莪术、肉桂、焦白术、牵牛子、沉香、酒大黄，水泛为丸，初服大便保持稀溏。连续服用，臌胀见消，瘀斑渐退，饮食递增，疾病向愈。

上述为常用下法类型，其他如荡胸通腑、软坚润下、泻热利尿、利膈攻痰、养血通幽、下泄上涌、驱虫通下等法，临证偶尔也用。

下法之用，重在辨证，把握病情微甚，病邪深浅，结合体质强弱，老幼妇妪，中病即止，不可过量。临证尚有不可下证，亦当注意。诸若洞泄寒中，厥而唇青，泻转慢惊，肠澼下血，产后潮热，年老体衰，骨蒸劳热，以及病邪在上，频频欲吐等，均在忌下范围。

六、交媾疾患从肝论治

交媾时口噤、阴部抽搐、发痉、阴部麻木和手足奇痒等病，古今医籍少有记载。余治疗交媾之患，治多从肝。以其足厥阴之脉绕阴器，至小腹，其支环绕口唇，主藏血，主筋脉。又，冲为血海，任主胞胎，冲任与肝脉相连。此证属肝郁阳盛、阴血虚损者居多，复加交媾，更竭其阴，刚而不柔，筋脉失养，最易诱发此病。所以，每每相交，环循厥阴经脉诸症蜂起。

曾治一彭妇，38岁，交媾伊始，牙关紧闭，肢软似瘫，阴部憋胀，继而麻木，头轰晕眩，如是两载，日重一日，面黄肌瘦，经少色暗。诊其脉唯左关弦大，余脉俱弱，观其舌质淡，苔白润，中后部剥脱。细究脉证，当属阴虚阳亢，肝脉失养。始投疏肝解郁、柔肝缓急、养血荣筋之品，佐以安神之剂：全当归12g，白芍12g，夏枯草12g，柴胡9g，薄荷6g，白菊花10g，苍耳子6g，干荷叶12g，琥珀粉3g。水煎温服，2剂症轻，关脉已平。再投补心脾、安心神、解肝郁之品：炙黄芪15g，全当归12g，党参12g，炒白术8g，龙眼肉10g，夏枯草12g，白芍12g，合欢皮15g，桑叶6g，白菊花10g，炒酸枣仁20g。服药2剂，症状基本消失，其脉沉弱，其舌淡白。三投调补肝、脾、肾之方：夏枯草12g，党参12g，焦白术9g，全当归12g，炙黄芪15g，炒枳壳10g，枸杞子15g，菟丝子12g，炙甘草6g。间日1剂，又服6剂，已收全功。前后共服10剂，病获痊愈，夫妻和谐，交媾如常，且疗效巩固。前后三诊，谨守病机，法随证变，方从法异，终不离肝，此乃取效之关键所在。

交媾疾患，病在厥阴，时有连及少阴者。孟男，32岁，交媾时手足心奇痒难忍，焦躁不安，相继三年。其脉弦细，其舌偏红，舌苔薄黄。此肝郁化热，血失所养，血虚生风，循经发病。采取疏肝清火、养血祛风，"厥""少"同治法：全当归12g，炒白芍12g，柴胡10g，夏枯草15g，白菊花12g，钩藤15g，红花12g，川芎6g，蝉蜕12g，地肤子20g，陈皮10g。水煎服3剂，症状大减。继进12剂，奇痒消失。至今六载，疗效巩固。盖肝郁化火，阴血耗损，房事伤精，血虚生风，循"厥""少"二经，遂现诸症。方药合拍，肝气得疏，热气得清，风邪得灭，故应手而效。

经行同房，触犯"撞红"之戒，致使精血互结，气随血滞，疏泄失常，筋脉不柔，清阳不升，元神失养，亦可形成斯证。董妇，28岁，经行交媾，病犯"撞红"，初者，下部不适。嗣后，每次相交，必然阴部抽搐，继而发痉，神志昏糊，病延年余。按脉弦细，审舌较暗。治以疏肝升清、养心安神法：全当归12g，炒白芍12g，郁金10g，制香附10g，白菊花10g，桑叶6g，猪苓12g，茯苓12g，柏子12g，酸枣仁12g，焦远志10g，炙甘草6g。3剂症轻，6剂症消，原方继进3剂，以资巩固。7年来交媾如常。

此疾症状较轻者，也非少见。多因碍口怕羞，不愿求医，延误日久，病痛渐重，始无奈含羞求治。郭妇，25岁，婚后三载不育，婆夫皆怨。细查其由，乃同房时阴部热辣，颤抖跳动，事后多时，方能渐解，女方从未享受快感。此病虽不及"口噤""发痉""麻木"等严重，亦属其前兆。仍从肝治，药尽十剂，交媾如常，夫妇登舍道谢。翌年，产一女婴。

临证曾治交媾疾患数十例，皆从肝论治，或有与心、肾、脾相关者，亦以肝为主，多能收效，治则皆愈。

七、癫痫辨治初识

癫痫以发作性神志改变为主要临床特征。余根据多年的临床研究观察，认为癫痫的病因病机常与惊、风、痰、瘀有关，而与心、肝、脾三脏关系密切。

中医认为心主神志，《素问》有"二阴急为痫厥"的说法，"二阴"指手少阴心；又曰"心者，生之本，神之变"。说明心与癫痫关系密切。

癫痫的主要病机应责之于痰。正如朱丹溪云："无非痰壅涎塞，迷闷孔窍。"张景岳云："……多由痰起，凡气有所逆，痰有所滞，皆能壅闭经络，格塞心窍。"痰是造成痫证的中心环节。饮食不节，嗜食甘甜厚味，煎烤油炙之品，极易损脾伤胃，导致脾胃失调，运化失常，水液失布又是产生痰的主要根源，所以说痫由痰致，痰自脾生，脾虚痰伏，是痫证的主要病理基础。由于痰浊内阻，气机逆乱，涉肝动风则抽搐不已，上扰清阳，闭塞清窍，精明之府失于神明，阴阳气血一时不得顺接，突然昏倒，口吐涎沫，片刻即醒。正因痰浊聚散，阻塞经络清窍无常，故而病状时作时止，病势时轻时重。《医学纲目》云："痫者，痰邪上逆也……痰邪上逆，则头中气乱。头中气乱，则脉道闭塞，孔窍不通。"

余认为，治痫必先治痰，祛痰应贯穿治疗癫痫的始末。临证时多以化痰开窍、平肝熄风、安神定志为法，常用化痫汤：陈皮8g，茯苓20g，焦远志9g，甘草6g，姜竹茹8g，炒枳壳8g，天竺黄4g，焦白术9g，姜半夏9g，胆南星6g，白僵蚕10g，石菖蒲8g。水煎，每日1剂，分2次温服。方中石菖蒲、焦远志既能化痰浊，又能开心窍而安心神；姜竹茹、天竺黄、胆南星豁痰清热，熄风定惊；茯苓、姜半夏、陈皮燥湿健脾化痰，以断生痰之源；白僵蚕既能熄风解痉，又有较强的化痰散结作用。痰浊内伏，气机逆乱，引起肝风则抽搐不已，犯及心包则神失守舍，而神昏目瞑，蒙迷清窍则头中气乱，而痫发作。用炒枳壳者，以期达到治痰先治气、气顺痰自清、痰消风自灭的目的。正如庞安常云："人身无倒上之痰，天下无逆流之水，故善治痰者，不治痰而治气，气顺则一身之津液亦随气而顺矣。"

如发作频繁而抽搐者，加全蝎、蜈蚣、地龙等祛风镇惊，化瘀散结；若兼见失眠、多梦、易惊者，加生龙牡、夜交藤等；若有外伤史者，加桃仁、红花等以活血化瘀；若兼头痛、头晕者，加天麻、钩藤等以平肝熄风；若身体虚弱，久病不愈，正气亏损者，加太子参以扶正气；热甚者，加炒栀子、黄芩等以清热利湿；兼心神不宁者，茯苓改为茯神，加琥珀粉以宁心安神。

若病情较重，应同服化痫散。化痫散：白僵蚕20g，全蝎20g，礞石20g，侧柏叶20g，红花30g，天竺黄10g，姜半夏20g，石决明30g，地龙20g，天麻20g，羚羊角粉3g，麝香2g。前10味共研细末，麝香、羚羊角粉另入，兑匀，装入胶囊，分90次服，每日3次，温开水送。方中全蝎性善走窜，截风定搐，作用强烈，为熄风止痉之要药；天麻熄风定痫痉；地龙祛风定痫通络；白僵蚕既能凉散泻热，又能止痉化瘀，协同虫类药通经达络，上行巅顶，下贯肢节；得开窍醒脑麝香之助，集中优势药力，可迅速止痉；更有礞石、姜半夏、羚羊角粉清热化痰，使前进大军无后顾之忧；本病痰滞则血行受阻而成瘀，瘀阻津液不畅则生痰，以致痰瘀互结，故加红花等活血化瘀之品有助提高疗效。

病情较轻者，一般单服化痫汤即可；病情较为严重者，可两方交替服用，即一天服汤剂，一天服散剂；若病情特重者，当两方同时服用，疗效比较理想，且无副作用。

临证时，对从未服过西药的初诊者，应单独使用中药治疗；对常服抗痫西药者，用中药治疗的同时，不能立即停用西药，宜逐步减量直至停药，或服维持量，但中西药服用时间，可以隔开1小时左右。余认为，若患者发作时间有一定规律，服药时间应做特殊安排：中午发作者，可早上8点、睡前各服药一次；傍晚发作者，可上午9点、下午3点各服药一次；夜间发作者，可下午、睡前各服药一次。根据不同的情况，规定不同的服药时间，有利于药效充分发挥。癫痫的服药特点是持久而不能轻易骤然停药，否则容易影响治疗效果。即使症状消失后，也一般需巩固服药半年至一年。临证时还应嘱患者避免精神刺激，注意劳逸结合，忌食生冷、油腻、浓茶、烟酒等，以免助湿生痰。

如曾治患者霍某，男，22岁，1998年4月3日初诊。以"间断突然昏倒，不省人事，口吐白沫5年余，加重半年"为主诉就诊。5年前，无明显诱因出现突然昏倒，不省人事，口吐白沫，四肢抽搐，两目上视，2～3分钟即止，渐渐苏醒，醒后自觉乏力，之后每20天发作一次，症状逐渐加重，即到开封市精神病医院就诊，经查确诊为癫痫，服用抗癫痫药物治疗，症状时轻时重。近半年发作渐趋频繁，每月发作2～3次，服苯妥英钠等抗癫痫药治疗，日久失效。诊见患者神情呆滞，记忆力减退，舌质淡，舌尖红，舌苔黄白厚，脉滑稍数。脑电图示癫痫。诊为痫证。治以化痰开窍，平肝熄风，安神定志，方用化痫汤加减：陈皮10g，焦远志10g，炒枳壳12g，焦白术9g，茯苓20g，天竺黄5g，姜半夏9g，胆南星8g，全蝎10g，白僵蚕10g，石菖蒲10g，蜈蚣3条。上方稍事出入，服药1个月后发作一次，但症状较前轻，时间较前短。又服上方30剂未犯病，西药逐渐减量，又配胶囊：全蝎30g，蜈蚣30条，石菖蒲20g，礞石20g，姜半夏20g，天竺黄10g，胆南星20g，红花10g，羚羊角粉10g（另入），郁金15g，小白花蛇3条，焦槟榔10g，共研细末，兑匀，装胶囊，分90次服，每日3次，温开水送服。连服3个月余，西药已停服，病未发，又服上方3个月余，以巩固疗效，追访1年未再发。

八、纠正蛋白倒置浅识

血清白蛋白和球蛋白的比值不正常，是肝病时间较长所常见的，又是形成肝硬化腹水的前兆。肝炎由于肝实质性病变时白蛋白量的合成减少，肝窦内皮细胞增生，使球蛋白增多，从而引起比值不正常，或蛋白电泳试验，γ球蛋白百分比增高。

慢性肝炎高球蛋白血症多见于慢性活动性肝炎，以γ球蛋白增高为特点，而白蛋白减少并不明显。临床表现一般可见面色晦暗、肝脾大、衄血、舌质暗、舌下静脉粗紫等血瘀征象。慢性活动性肝炎患者出现低蛋白血症，多为肝硬化中晚期，肝功能代偿状况较差，多表现为虚实夹杂。而慢性活动性肝炎肝细胞损伤与间质炎症反应持续进行者，多逐渐向肝硬化发展，常见到白蛋白下降，球蛋白升高，亦多属虚实夹杂状。肝硬化腹水患者，腹水消退后，白/球蛋白仍然倒置或总蛋白低于50g/L，一般说来，在这种情况下，腹水容易回升，疗效难以巩固，所以，纠正蛋白倒置是防止腹水再生的关键一步。目前，不少医家纠正白/球蛋白比值多采用培补法，实践证明，这种治法有一定的疗效，但不甚理想。

余临证采用攻补兼施法，攻中寓补，补中寓攻，攻邪即是扶正，扶正即是祛邪的辨证思路，权衡病机，灵活操作，往往取得满意疗效。

以攻为主常用药物有当归尾、赤芍、炒白芍、川怀牛膝、川芎、鸡血藤、丹参。当归，甘、辛、温，入肝、心、脾经，补血活血。当归头能补血而上行，当归身能补血而中守，当归尾能破血而下行，全当归能补血活血运行周身。赤芍，苦、微寒，入肝、脾经，清热凉血，活血祛瘀。牛膝苦、酸、平，入肝、肾经，其功能活血、行瘀、消肿。丹参，苦、微寒，入心、肝经，《本草汇言》称丹参善治血分，去滞生新，补血生血，功过归、地，调血敛血，力堪芍药，逐瘀生新，性倍芎䓖。川芎，辛、温，入肝、胆经，活血行气止痛，为血中之气药，能通周身之血脉。

以补为主常用药物有苍术、白术、生黄芪、党参等。生黄芪，甘、微温，入脾、肺经，补中益气，固表，利水。现代药理研究证实，黄芪有增强机体免疫功能的作用，有中等利尿作用，可增加尿量和氯化物排泄，有保护肝脏、防止肝糖原减少的作用。党参，甘、平，入脾、肺经，补中，益气、生津。苍术，辛、苦、温，入脾、胃经，燥湿健脾。现代药理研究证实，苍术有明显增加钠和钾的排泄作用。白术，甘、苦、温，入脾、胃经，具有健脾、和中、燥湿、利水之功。现代药理研究证实，白术可增加白蛋白，纠正白/球蛋白比例，并有显著持久的利尿作用，又能促进钠的排出。

余攻补两法选用的药物都相对平和，非大攻大补之剂。这样做，不唯平稳取效，更重要的是远期疗效比较巩固。

九、五种腹胀辨治浅议

腹胀在肝病中较为常见，是较顽固的症状之一，可贯穿肝病的整个过程，以慢性肝病和肝硬化患者最为突出。余认为，肝病腹胀，临床常见的有肝郁脾虚、胃失和降、湿困中焦、脾胃虚胀及腹水作胀五类。治疗时应在辨证的基础上，根据腹胀的不同病因和特点，选加适当的消胀药物，以取得更好的疗效。

（一）肝郁脾虚

肝郁脾虚腹胀，其特点是食后及傍晚胀甚。常兼有大便溏泄，神疲乏力，纳谷欠香，每因过度劳累或坐卧湿地后腹胀加重。治以健脾和胃，疏肝理气。可选用制香附10g，郁金10g，炒莱菔子9g，焦三仙各7g，白术12g。制香附辛苦甘平，辛味甚烈，以气用事，入肝经，有理气解郁之功效；郁金辛苦寒，入肝、心、肺经，疏肝解郁，行气消胀；炒莱菔子辛甘平，入肺、胃经，有顺气开郁、消胀除满之效；白术苦甘温，入脾、胃经，有补脾、益胃、燥湿、和中之功效，《本草汇言》曰"白术，乃扶植脾胃、散湿除痹、消食除痞之要药也。脾虚不健，术能补之，胃虚不纳，术能助之"。诸药相伍，可理气和胃，疏肝健脾，腹胀自然缓解。

（二）胃失和降

胃失和降腹胀，其特点为食后即胀，三餐皆然。胃主受纳、腐熟水谷，肝气犯胃，胃失和降，腹胀发作。治以和胃降逆。可选用旋覆花10g，甘松12g，檀香9g，佛手9g。旋覆花咸温，入肺、肝、胃经，有消痰、下气、软坚、行水之功，《本草汇言》言其主心肺结气，胁下虚满，胸中结痰，痞坚噫气。甘松甘温，入脾、胃经，有温香行散、理气止痛、醒脾健胃、开胃消食之功；檀香辛温，入脾、胃、肺经，有通利胸膈、理气和胃之功；佛手辛苦酸温，入肝、胃经，有理气健胃之功效。诸药合用，降逆理气，醒脾健胃，腹胀较快消退。

（三）湿困中焦

湿困中焦腹胀，其特点为腹胀不分昼夜，呈持续状，兼有肢体困重，脘腹痞满等。脾喜燥恶湿，得阳始运，而湿为阴邪，最易伤脾阳，脾阳不振，则化湿无权。治以芳香化浊，温化利湿。可选用草豆蔻3g，生薏苡仁15g，大腹皮12g，藿香梗9g，佩兰9g，苍术7g。草豆蔻辛温，入脾、胃经，有辛热浮散、健脾燥湿、开郁化食、行气温中之功；苍术辛苦温，入脾、胃经，有雄壮上行之气，具燥湿健脾之功效。诸药配合，温中健脾，燥湿行气，湿困腹胀可渐消减。

（四）脾胃虚胀

脾胃虚胀，其特点为饭前腹胀，食后更甚，或腹胀伴有腹部隐隐作痛，常兼有大便溏，偶尔亦有次数多者。治以健脾和胃。可选用莲子12g，生百合15g，焦白术8g，麦冬15g，石斛12g，砂仁5g。百合甘平而润，能养胃生津，补中益气。胃为水谷之海，主纳、喜润而恶燥，而百合甘润，实为养胃之要药。《神农本草经》

云百合能补中益气，《日华子本草》云其养五脏。白术补脾益气，化湿利水。黄宫绣说："白术缘何专补脾气？盖以脾苦湿，急食苦以燥之；脾须缓，急食甘以缓之。白术味苦而甘，既能燥湿实脾，复能缓脾生津，且其性最温，服之能以健食消谷，为脾脏补气第一要药也。"砂仁味辛，性温，入脾、胃经，具有辛散温通、芳香理气、醒脾消食、行气止痛、开胃止呕之功效。石斛能养胃阴，生津液。莲子味甘涩，性平，入脾、肾、心经。本品禀芳香之气，合禾谷之味，为补脾之要药。诸药相伍，有健脾益气、和胃消胀之效。

（五）腹水作胀

腹水作胀，其特点为胀甚难忍，腹大如鼓，或见青筋暴露，溲少纳呆。多因肝、脾、肾功能损伤，三焦气化不利，水饮内停而作胀。治疗可根据患者的体质，或以攻为主，或以补为主，或攻补兼施，以达到利水消胀的目的。可选用生黄芪20g，党参12g，苍术12g，白术12g，葶苈子3～9g，川、怀牛膝各12g，防己15g，焦槟榔3g，花椒4g，生桑白皮12g，牵牛子5～10g。葶苈子辛苦寒，入肺、膀胱经，滑润而香，专泻肺气，有下气行水之功；焦槟榔味苦，入脾、胃、大肠经，苦以破滞，辛以散邪，有破积、下气、行水之功效；花椒，辛苦寒，入脾、膀胱经，能燥湿利尿。诸药协同，利尿祛水，消胀除满。

十、肝功能异常浅析

肝功能较长时间异常，是临床治疗肝病亟须解决的问题。改善肝功能，始终应遵照辨证论治的原则，专凭化验结果的数据，是无从着手的，必须从整体出发，病证合参，拟定治则，选准方药，根据不同患者或同一患者不同时期出现的不同症状，辨证施治。按辨证分型的原则，可分为湿热、脾虚、肾虚、血瘀等证型。

纠正肝功能时，如忽视这些症状及分型，孤立地解决肝功能问题，往往适得其反。症状是疾病本质的反映，但有时症状还不能完全反映出病的本质，结合现代检查，有助于反映出疾病的本质。只有将客观检查和诊察的症状两者结合起来，辨证论治，才能达到治病的目的，如清热解毒药茵陈、败酱草、板蓝根等均能抑制病毒，保护肝细胞，达到降酶降絮的作用，但若片面长期使用这些药物，肝功能非但得不到纠正，甚至加重，而且还会导致向脾虚、肾虚的方面转化。若能把纠正肝功能的针对性药物和解决其他症状结合起来，用茵陈、败酱草、板蓝根等药物或只用其中一味药且量较小，作维持量，重点是按辨证分型用药来调整脏腑功能，实践证明，肝功能多能较快得到纠正。临床常见，絮状反应异常，往往兼有白/球蛋白比倒置，以白蛋白下降为主者，此时可抓住主要矛盾，以升白治疗为主，投以滋补肝肾之剂，白蛋白的值多能上升，絮状反应异常则迎刃而解，且疗效比较巩固。治疗肝功能异常，还需加入适量的活血药物，尤其是降絮，因为絮状反应的发生与 γ 球蛋白升高有密切关系。

实践证明，对顽固性转氨酶、絮状物增高者，用丹栀逍遥散治疗多能收到较好疗效。其机理是本方符合上述条件，一方面有纠正肝功能的针对性药物，如牡丹皮、栀子、柴胡等清热解毒药物。据现代药理研究证实，栀子提取物有显著降黄疸和转氨酶的作用，柴胡水浸剂对肝脏损害有显著抗损伤作用，使肝功能恢复正常，而且能使血清转氨酶活力显著下降，并有使肝硬化减少、抑制纤维增生和促进纤维吸收的作用。一方面有调整脏腑功能的分型用药。如当归，补血活血，运行周身，为肝病常用之药；白芍，柔肝止痛，养血敛阴；柴胡疏肝解郁，上下疏通肝络。三药合用，补肝体而助肝用。茯苓、白术、生姜，健脾和胃，此乃仲景"见肝之病，知肝传脾，当先实脾"之意。现代药理研究证实，茯苓对肝损伤有保护作用，使谷丙转氨酶活力明显降低，防止肝细胞坏死；白术能升高白蛋白和纠正白/球蛋白比，有抗凝血和明显而又持久的利尿作用，能促进电解质特别是钠的排泄，还有抗肝癌的作用。以上药物既有降转氨酶、絮状物的，又有调整肝脾功能及解决瘀血等问题的，所以能全面解决肝功能异常的问题。但有的疗效较缓，疗程较长，考虑到本方照顾较全，且适于长期服用，为了缩短疗程，可取本方加分型用方，两者并用，可使临床疗效进一步提高。

第六章

谈治未病

日常养生与肝胆病调护宜忌

治未病是中医预防治疗学中的重要理论，是中医整体观念的重要体现，"未病"一词首先出现在《素问·四气调神大论》篇之"是故圣人不治已病治未病，不治已乱治未乱"。另外《素问·生气通天论》中云："凡阴阳之要，阳密乃固，两者不和，若春无秋，若冬无夏，因而和之，是谓圣度。故阳强不能密，阴气乃绝，阴平阳秘，精神乃治，阴阳离决，精气乃绝。"《素问·刺热》云："肝热病者，左颊先赤；心热病者，颜先赤；脾热病者，鼻先赤；肺热病者，右颊先赤；肾热病者，颐先赤。病虽未发，见赤色者刺之，名曰治未病。"分别阐述了阴阳平衡对人体生命活动的重要性和治未病的具体体现。《伤寒论》中云："凡病，若发汗，若吐，若下，若亡血、亡津液，阴阳自和者，必自愈。"阐述了疾病的转归。刘老结合《内经》《伤寒论》等学说，根据多年临证经验，将外感六淫、内伤七情、饮食劳倦等致病因素导致机体脏腑失和、阴阳失衡作为发病病机，从而通过饮食、情志疏导、运动、药膳、起居等方法调和脏腑，平衡阴阳，以达到未病先防、既病防变、愈后防复的治未病之目的。

（一）饮食宜忌，时令相宜

在饮食上，刘老主张以时令饮食为主，随四时气候变化及五行的生克乘侮，而有相应宜忌，做到"饮食有节，起居有常"。肝为风木之脏，以应春季，春季饮食要注重养肝、护肝。肝气刚强躁急，可食茵陈、芹菜等以条达肝气。张锡纯在《医学衷中参西录》中说："茵陈为青蒿之嫩者，得初春少阳生发之气，与肝木同气相求，泻肝热兼疏肝郁，实能将顺肝木之性。"中原人在初春之时喜食榆钱，可生食或蒸食，气味清香，疏肝醒脾。心为阳脏，以应夏季，暑气当令，伤津耗气，饮食宜清淡，少食油腥膻物，以防助火伤气。苦瓜味苦，焦苦入心，可清心燥湿运脾，为夏季食材佳品。西洋参具有解暑、生津、补气之功效，体弱人群可以3～5g代茶饮。长夏之季湿气当令，饮食宜清淡，少食油腻之品，恐助湿生痰，困阻脾胃。秋季天气干燥，易伤津液，可适量服用蜂蜜、百合等滋润食物以养阴润燥。冬季严寒，肾气闭藏，可服用山药、枸杞子等具有滋补作用的药物或食物以培补肾精。总之蔬菜、水果以当令为主，同时根据环境变化适当进补，提倡根据个人体质、寒热虚实之不同，辨证进补，否则一味进补，反为其害。

（二）药食同源，食疗为善

食疗是以食疗病，不恃药饵。食疗治病，既无毒药偏胜之害，又能保护胃气，对病重体虚或年老正虚者尤为适宜。这种方式是药食同源，寓医于食的体现，是中医学的重要组成部分。在生活水平日渐提高的今天，人们对健康饮食的要求越来越高，中医食疗也越来越受到人们的重视。刘老讲述岳美中老先生治疗肾病的经验，病到收尾亦可单用一味玉米须，起到愈后防复的作用。刘老在治疗哮喘咳嗽等疾病，病久难愈，属于肾虚证时，多嘱其每年农历八月十五日以后开始服用焦核桃肉（将带皮核桃放置木炭火旁，缓缓烧烤，至核桃皮黑肉焦，去皮取肉服用），每晚睡前服用核桃2～5个，应细嚼慢咽，连续服用，坚持服用到来年农历二月十五日，多取较好疗效，有时犹甚于药物治疗之效。刘老治疗肺肾阴虚，虚劳咳喘，久咳、干咳者，取白鸭子1只，豆腐、白菜、白萝卜各适量。白鸭子去毛杂，与其他几味共入砂锅内煲之，加调味品，汤菜皆可食用，每日2次。白鸭子味咸，性平、微寒，入肺、肾二经。鸭肉是虚劳患者的"圣药"。豆腐味甘，性平，入脾、胃、大肠经，能清肺热，止咳消痰。大白菜性味甘温，通利肠胃，宽胸理气，化痰止咳，营养丰富，含多种维生素、矿物质等。白萝卜能理气化痰，平喘解毒。诸药相伍，可补虚劳，安五脏，治虚劳咳嗽。刘老运用此法治愈多人。如患者万某，男，12岁，学生。1975年10月6日初诊，感凉即咳已5年余，多方治疗少效。以上法服食2只鸭，咳嗽止。至年过不惑，咳嗽从未复发。此法每用每效。对于高血压、高脂血症人群，刘老多建议另用决明子、干荷叶或炒山楂代茶饮。

（三）养生保健方法

叩齿：是一种非常常见的牙齿保健方法。叩齿的力量，可根据牙齿的健康程度，量力而行；叩齿的次数，有"叩齿三十六"之说，以晨起为主，叩齿36次，要保持心无杂念，使上下牙齿有节律的互相叩击，同时咽下分泌津液，可以健齿固齿。叩齿要持之以恒，坚持不懈，才能达到预防保健的目的。

足浴：是传统的养生保健措施，具有温经通络、活血祛瘀、健腰补肾、安神助眠等作用。应用不同的足浴方法，配合不同的足浴药物，可以取得不同的预防保健效果。对于风湿痹痛的人群，可以配合伸筋草、透骨草、鸡血藤、红花、活络草等药物（等份为散），适当延长足浴时间，具有预防和治疗疾病的作用。刘老诊治一痛痹经久不愈的患者，应用生川乌、生草乌、炒僵蚕等煎汤足浴，配合内服中药，疗效较好。

摩腹：通过对腹部有规律的按摩，达到助运脾胃、培补元气、防治全身疾病的目的。常坐或卧式，闭目内视腹部，自然呼吸。双手叠掌置脐下腹部，男子左手掌心贴腹，右手覆左手上，女子相反，以顺时针方向为补、逆时针方向为泻，范围为上至肋弓，下至耻骨联合，根据虚实不同选择不同按摩方式，全过程需6～10分钟。摩腹毕，可起身散步片刻。用于防治脾运不健、消化不良、水谷积滞、腹胀中满等疾病。脾胃健则气血充，此法同时可以作为全身疾病的辅助治疗。刘老在诊治胃下垂的患者时，服药的同时，嘱其饭后仰卧于床，身心放松，以双手从腹股沟处向上至两胁轻摩腹部，此法可助运药力，缩短病程。

（四）把握全局，"医""养"结合

刘老潜心钻研中医药防治肝胆病已逾半个世纪，对于肝胆病，从辨证到治疗，从治则到治法，从方剂到药物，从症状到指标，从中医到西医，从辨治到调养，形成了一整套完整的思维体系和治验心法。不仅注重治疗，而且非常重视肝胆病患者的精神、心理、饮食起居的调护，深切体会到中医"治未病"理念的科学性和预见性，强调"未病先防""已病防变"。针对肝胆病发生发展的不同病理环节，其相应的解决方法不仅包括保肝抗炎、抗纤维化、防止癌变等措施，同时兼顾鼓舞正气防止感邪，调畅情志以防病情反复，饮食调养防止病情进展等方面。只有将"医""养"有机结合，才能在临床中切实获效，才能在辨治肝胆病的同时，真正改善患者的生活质量，做到"身心同治"。

刘老认为，从疾病发生到终结（痊愈或死亡）的整个过程，本身就是一个整体，其中涵盖的衣食住行、情志、劳作因素都要充分考虑。这是从疾病本身着眼一个纵向发展的过程。例如在慢性乙肝的发展过程中，往往先由患者情志不遂或正气不足（免疫力低下），感染乙肝病毒后难以及时清除病毒，造成慢性炎症（正虚邪恋），复加失治误治、酒食所伤等因素，气、血、浊、毒瘀积胁下，发为肝积、臌胀甚至肝癌。"正虚—染毒—炎症—积聚—肝癌"这一病理过程，就是乙肝发展的一个整体过程，其治疗也应是一个完整的连续的过程，环环相扣，又各有侧重，绝不可将每个治疗重点割裂开来。

从疾病康复来看，"三分治，七分养"，医治和调养是一个整体。如医治不当，则其疾难去；如调养不力，则体虚易病，病则难愈，或愈后易复。临床应把握好"养肝""养心""养胃"的"三养"原则，具体内容如下：

1. 养肝（适度静养）

对于养肝的重要性以及如何养肝，古代先贤已早有认识。如《灵枢·本神》提到："肝藏血，血舍魂。"《素问·五脏生成》亦云："故人卧血归于肝，肝受血而能视，足受血而能步，掌受血而能握，指受血而能摄。"可见静养对肝病患者的重要作用。现代研究表明，肝脏血液供应非常丰富，肝脏的血容量相当于人体总血量的14%。成人肝每分钟血流量有1 500～2 000mL。肝接受大约1/4的心脏输出血量。肝为人体代谢和合成蛋白的主要枢纽，当肝细胞被炎症细胞损伤或增生纤维组织分隔，形成肝硬化时，会使各类血管间失去正常关系，肝细胞内营养障碍，若超负荷体力活动会增加肝细胞的负担，加重病情的发展。王冰注《黄帝内经素问》时说："肝藏血，心行之。人动则血运于诸经，人静则血归于肝脏。"这与西医学研究结论不谋而合。因此，刘老主张，肝病患者要多卧以养肝，宁卧不坐，慢性肝病患者不应过劳，而活动性肝病患者更应卧床休息。

2. 养心（心情、情绪）

怒伤肝，此为肝病患者第一大忌。从中医五行归属来看，肝属木，心属火，木生火，肝木为心火之母，肝病日久，母病及子，易发心肝火旺，故慢性肝病患者容易出现烦躁、激怒等情绪变化。中医认为，忧郁、思虑、悲伤等情绪均可导致肝气郁结。气滞则血瘀，致生瘀积、肿块（肝硬化）；气滞疏泄不利，则津液不布，水道不输，致生臌胀（腹水），皆使病情加重。现代研究表明，肝脏和内分泌腺功能休戚相关，恼怒、抑郁等不良情绪会刺激机体发生应激反应，使人体内分泌系统发生改变，可促使某些激素的合成、转变和分解，使肝细胞愈加受损。这就突出了"养心"的重要性。

3. 养胃（饮食营养）

慢性肝病尤其是肝硬化患者，常伴有多种并发症，最常见和最突出的是营养不良，严重影响到患者的生活质量。此类患者的机体对营养物质的摄取和吸收都有较大的障碍。中医认为，肝胆与脾胃同居中焦，共同协调饮食水谷的受纳、腐熟、输布、排泄。如肝木横克脾土，则易出现腹胀、纳差、便溏等症状。反之，如长期进食不佳，消化不良，则不利于肝胆病恢复。只有饮食营养均衡，才能使胃和脾健，精微得布，肝气得疏，肝血得藏，肝木得滋，肝体得荣，肝病得复。

另外，慢性肝病患者还应注意必须绝对禁酒。因酒精属热、属湿，长期或大量饮酒，易酿湿生热，或阻于中焦脾胃，或蕴结于肝胆经络，导致发病。西医学认为，肝脏几乎是酒精代谢、分解的唯一场所，酒精对肝脏有直接的损伤作用。患者切不可掉以轻心。有人认为少量饮酒或偶尔饮酒并无大碍，其实不然。任何含有酒精的溶液，即使含量再小，进入机体后都需要肝脏的分解。

（五）辨病调护，事半功倍

对于肝胆病患者来说，一旦患病，大多病程较长，病情缠绵，甚至带病延年，不但给患者本人心理蒙上阴影，影响其正常的工作和生活，而且会给整个家庭带来人力、财力等方面的负担。肝胆病多为慢性，发病隐匿，初患病时患者本人或亲人不易觉察，或在常规体检时发现，或待到出现临床症状时发现，甚至有的已成肝积（肝硬化），或伴发臌胀（腹水），或出血、昏迷。以上情况临床经常见到。俗话说："三分治疗，七分调养。"因此，肝胆病患者的饮食、起居、病后日常调养显得尤为重要。如果注意调护调养，对治疗能起到事半功倍之效。可从以下方面做起。

1. 未病先防重于治

（1）定期体检早发现：许多肝胆病患者常常因早期无症状，或症状轻微、吃喝无碍，甚至面色红润（如脂肪肝患者），就忽略了对疾病的及早发现，延误了最佳治疗时机，使后期治疗变得十分棘手。殊不知，肝脏具有非常强大的代偿能力，当肝病早中期的时候，往往未能表现出明显的临床症状，而一旦出现症状，多已病至中晚期。再比如胆囊炎、胆囊结石等疾患，绝大多数都可在常规健康体检中发现，应及早采取措施，避免病情加重。对于代谢性肝病，如脂肪肝，有相当多的人认为至多只能算是一种亚健康状态，而不是真正的疾病，根本无须治疗，从而忽视它的严重后果。其实，即使是健康体检发现的无症状性脂肪肝，亦不能掉以轻心，应该及时到医院诊治，以避免将来的严重后果。脂肪肝早期也具有相当的隐蔽性，大多数患者无自觉症状，因此缺乏特异的临床表现，只是在常规体检或因高血压、胆囊结石、冠心病等其他疾病就诊时才发现。定期体检也是发现脂肪肝最有效的方法。可见，要想早期发现肝胆疾患，定期、全面、细致的全身体检显得尤为重要。其实，在体检检出病毒性肝炎、药物性肝炎、酒精性肝炎、脂肪性肝炎等肝病之前，一些非特异性的症状，如容易疲劳，饭后腹胀，少量饮酒便肝区不适，饮食稍有不慎会轻度腹泻等，往往已经在提示肝病的发生。这也提醒人们要对自己身体方面表现出来的这些健康"警示灯"加以关注。

（2）及时复查防突变：由于乙肝病毒很难被彻底清除，慢性乙肝也很难彻底治愈，一般病情稳定，也只是阶段性的临床治愈，那么以后是否会再复发，或者发生其他变化，就只有通过定期检查来监测。对于乙肝病毒携带者和肝功能正常的轻症患者，可以6～12个月检查一次，此间如果出现不适症状就应该及时检查。而肝功能经常波动或有临床症状者，则应不超过3个月或每个月检查一次。检查的内容除了化验肝功能外，还要做乙肝病毒脱氧核糖核酸（HBV-DNA）检测，以监测体内病毒是否复制，以指导抗病毒治疗。此外，还要做肝、胆、脾的B超检查。B超是进行这些脏器的形态学检查，可了解肝、脾、胆囊的大小是否正常，肝脏炎症或纤维化的程度，有无硬化和相应改变，以及是否发生占位性病变等，还可以了解是否伴有胆囊炎、胆囊结石、胆道梗阻等情况。

（3）主动防范利肝胆：肝病患者本人应注意避免大量或长期应用损伤肝胆的药物。肝病患者配偶、子女、亲友等应规范注射乙肝、甲肝等疫苗，使机体产生抗体，提高对相关病毒的抵抗力。

2. 调护宜忌利康复

肝胆病的预防调护主要从调畅情志、调节饮食、调整起居三个方面入手，做到三"宜"三"忌"。

（1）调畅情志——宜"乐观"，忌"郁怒"：人的精神情志活动与机体的脏腑气血密切相关，尤其与肝脏的联系密切，中医认为"肝主疏泄"，喜条达，肝脏具有舒畅气机，调节情志，促进胆汁分泌与疏泄，协助脾胃消化的功能。肝的疏泄功能正常，则气机调畅，气血和调，心情开朗；反之，不良的精神刺激也会影响肝的疏泄功能，怒伤于肝，肝的疏泄功能失调，导致肝气郁结，气机阻滞，则心情易抑郁，稍受刺激，即抑郁难解，或出现胸胁胀痛、食少纳呆等症。正如《丹溪心法》所说："气血冲和，万病不生，一有怫郁，诸病生焉。故人身诸病，多生于郁。"《内经》有"怒伤肝""百病生于气也，怒则气上，喜则气缓，悲则气消，恐则气下，寒则气收，炅则气泄，惊则气乱，劳则气耗，思则气结"等记载，后世医家明确指出，"肝郁胁病者，悲哀恼怒，郁伤肝气"。以上均讲述了精神情志刺激对肝的影响。因此，肝病患者要稳定情绪，思想乐观，心情开朗，为人处世应胸怀坦荡。通过心身调理，辅以药物治疗，绝大多数患者可以完全康复，慢性病患者病情亦可长期稳定。良好的心理环境对配合治疗非常重要。相反，有的人病后愁眉不展，甚至日夜难眠，致使肝病长期不愈；有的人因鸡毛蒜皮、蝇头琐事就暴跳如雷，事后又以酒浇愁，结果以昏迷而罢盏；有的人因与别人吵架而诱发肝昏迷。

刘老于20世纪70年代初期曾治疗两位肝病住院患者，两人性格迥异。患者王某为某部队转业干部，43岁，一向身体健康，突患急性黄疸型肝炎，面目皆黄，厌食呕恶，化验肝功能重度损伤，整日闷闷不乐，性情忧郁，思想包袱沉重，顾虑重重，愁眉不展，既怕病情进展过早病故，又怕病故后年迈的父母、年轻的妻子及年幼的儿女无人照看。另一患者张某，48岁，系某工厂采购员，患肝硬化腹水，病情亦较重，但该人性格开朗，无任何思想包袱，整天嘻嘻哈哈，说说笑笑，与病友关系特好，并且积极配合治疗。前者王某经治疗后虽然病情迅速好转，甚至化验全部正常，但因其性格内向，思想负担沉重，半年后病情复发，如此反复数次，1年后转至地方医院后，终因病情复发且加重，不治身亡。而后者张某，虽已病至肝硬化腹水，但性格外向，豁达大度，遵医嘱坚持中医调治，日复一日，病情逐渐好转，不但腹水消退，肝功能也趋于正常，直至生活、工作一如常人，又快乐生活20余年。从以上两个病案可以看出，减少不良的精神情志刺激，正确、客观地认识疾病，保持良好的心态，积极配合医生治疗，对肝胆病患者而言是防病治病何等重要的环节！

一般而言，使肝病患者容易发生情志抑郁的原因有二：一是肝病本身的影响，肝气不舒，导致情志变化。二是肝病患者患病的时间长，经济负担重，病情易反复，害怕病情恶化，这些顾虑影响患者的睡眠、饮食，使精神疲惫，肝病加重；而病情加重又进一步使之忧心忡忡，形成恶性循环。由此可见，在治疗肝病的过程中不可忽视精神上的调护、情绪上的调养，应保持乐观的心态，树立战胜疾病的信心，尤其要做到思想清净，少私寡欲，节制各种不良的欲望，正确对待疾病，家属、亲友亦应密切配合，多做患者的安慰工作，消除患者的思想顾虑，这是患者康复的重要保障。

调畅情志主要应做到以下五点：①首先应该充分认识到不良的情绪会对肝病

患者造成很大的危害。②科学地认识传染性肝病，减少心理负担。比如对"乙肝传染性"的认识，其实乙肝是血液传播，一般日常接触是不会造成传染的。③学会疏导不良情绪，必要时可找心理医生求助。多交天性乐观的朋友，遇到不顺心的事情多与朋友交流、倾诉。培养多方面的兴趣爱好。多参加集体活动。④从实际出发，合理安排自己的生活和工作。慢性肝病患者体质较差，不宜从事重体力劳动，也不宜饮酒、熬夜。⑤作为一名合格的医生，不仅要用药物给患者治疗，更重要的是要做好患者的思想工作，稳定患者的情绪。

总之，肝病患者应有良好的心态，不能与健康人攀比，不要过于争强好胜，否则可能会得不偿失。应调节好自己的心情，保持健康、乐观的精神，以及与疾病做斗争的坚强意志和信心，心态平和，遇事豁达，不紧张，不轻易发怒，从容面对一些事情，养成良好的为人处世的习惯。《内经》说："恬淡虚无，真气从之，精神内守，病安从来？"正是提醒人们要保持平和心态，防止疾病发生。

（2）调节饮食——宜"均衡"，忌"偏嗜"：肝病自始至终与脾胃有密切关系。肝病患者的饮食是否能调节得当，是肝病能否早日康复的重要一环。正如《金匮要略·禽兽鱼虫禁忌并治》所说："所食之味，有与病相宜，有与身为害，若得益则益体，害则成疾。"说明饮食宜忌对疾病的发生和恢复至关重要。

肝病起病之初，多见脾胃受损，湿热蕴阻中焦，肝失疏泄，脾失健运，胃失和降，临床表现为纳差、恶心、呕吐、腹胀较为明显，饮食应以易消化、清淡之品为主。进入恢复期后，患者的消化道症状基本消失，就可以根据患者喜好，适当地增加营养。同时亦应辨证施食，遵循"寒者热之，热者寒之""虚则补之，实则泻之"的原则。如肝病患者中医辨证属热证者，应食寒凉食物，忌食高脂、油炸、羊肉、辛辣等伤肝食物，并绝对禁酒。肝病患者宜少食多餐，每餐不应吃得过饱（一般吃七成饱左右即可），否则势必伤及脾胃，加重病情；应多吃新鲜蔬菜、水果等；注意多饮水，以利小便，促进代谢，加速毒素排泄；要注意全面摄取营养，不应偏嗜单一类食物，以免营养摄取不足。应常服用一些有助肝病恢复的食物，如辨证属湿热者，可服薏苡仁土茯苓粥；对于有明显食管胃底静脉曲张者，饮食宜进软膳食，避免坚硬、粗糙食物，以防划破曲张静脉，导致出血；有腹水者应予少钠盐或无钠盐饮食，可食用利尿消肿之食物如冬瓜、西瓜、赤小豆、鲫鱼汤等。

肝炎患者要保持一定的蛋白质摄入量，可进食豆浆、鱼汤、蛋羹等，待病情稳定后，可食牛奶、瘦肉、鱼、鸡蛋、豆腐皮等。但急性发作期蛋白质摄入不宜过多，否则会加重患者肝脏的负担。肝炎患者可经常吃含糖丰富的食物，但患者除正常饮食外，不要过多地食用葡萄糖、果糖、蔗糖，因为吃糖过多会影响食欲，在肠道内发酵而加重腹部胀气，产热量过剩会转化为脂肪，贮存在肝脏，促发脂肪肝。社会上流传的"肝炎患者吃糖越多越好"的说法是不科学的，而适量供应保证能量的需要，减少蛋白质的分解，对肝炎的恢复是有利的。

肝炎患者可适量摄入脂肪。脂肪可提供热量，有利于人体吸收维生素A、维生素D、维生素E、维生素K，且对促进食欲有好处。所以，目前主张对脂肪摄入不必过分限制。脂肪来源就是食用油、肥肉等。肝炎患者宜多食富含维生素的食物。维生素有增强肝脏修复、解毒、止血的功能。可选食含维生素多的食物，如新鲜蔬菜、水果、谷类、豆类、猪肝、鱼、乳制品等，这些食物中还含有人体必需的钙、磷、镁、锌等无机盐元素。

肝病患者不仅要注意日常的饮食结构，还要养成良好的饮食习惯，讲究饮食卫生，减少外出就餐，注意餐具清洁，尽量减少多人聚餐；一日三餐要有规律，不吸烟，不喝酒，不暴饮暴食；尽量食用天然绿色食品等。胆病患者更是如此。胆囊炎、胆石症近年发病率日趋增高，且城市多于农村，临床观察发现，这与人们生活节奏加快，精神紧张，七情过甚，饮食过盛密切相关。唐代孙思邈说，"安生之本，必资于食，不知食宜者，不足以养生也"，强调了饮食调理的重要性。

刘老治疗肝胆病，不但用药物治疗，而且重视患者生活起居的调养。在肝胆病患者饮食方面，总结了"十要"：一要定时进餐，使脾胃升降协调，消化功能正常；二要定量饮食，每餐不宜过饱，以七分饱为宜；三要节制偏食，过食肥甘会加重湿热之邪，偏嗜辛辣则助热伤津；四要节制食用干硬、油炸食物，避免损伤血络；五要食用清淡、易消化并富有营养的食物，老人尤应如此；六要多食蔬菜、水果等粗纤维食物，保持大便通畅；七要禁止酗酒，因酒助湿势，饮酒可使湿热内生，加之结石阻于肝胆，气机疏泄失调，胆汁不循常道，溢于肌肤，可形成黄疸，若暴饮白酒，会导致重型胆道感染，甚至丧命者亦多有之；八要多饮水，可稀释胆汁，有利于消炎排石、预防结石再生；九要经常饮用绿茶，因绿茶中含有大量的咖啡碱和维生素C，能抑制胆囊黏膜对钠离子和水分的吸收功能，降低胆汁中胆固醇浓度，提高胆固醇的溶解度，减少胆囊结石的易患因素；十要保持精神愉悦，劳逸结合，动静适宜，起居有常。以上"十要"对预防和治疗各种急慢性肝病、胆囊炎、胆石症都有重要作用。

（3）调整起居——宜"有常"，忌"失常"：肝病患者生活应有规律、有节制，注意休息是肝病治疗的基本措施之一。肝病之初强调卧床休息，不仅是针对患者明显乏力及严重的肝功能损害所采取的一般性调护措施，更重要的是积极主动的治疗内容之一。肝为藏血之脏，又名"血海"，劳倦伤气，劳欲伤肾，忧思郁怒，暗耗阴血，血伤则肝亦损。故《素问·五脏生成》曰："故人卧血归于肝，肝受血而能视，足受血而能步，掌受血而能握，指受血而能摄。"这与西医学的观点是一致的。西医学实验证明，人体在卧床与站立时肝脏中血流量有明显差别，前者可比后者多40%以上。卧床休息，不仅能减少体力和热量的消耗，还可以减轻因活动后糖原过多分解、蛋白质分解及乳酸形成而增加的肝脏负担，同时增加肝的血流供应量，提高对肝脏的供氧和营养，有利于肝组织损伤的修复，促进病情稳定。也就是说，卧床休息可使绝大部分血液主要流向内脏，减少对四肢的供血，让肝脏能获得足够的血供和氧供，促进肝脏病变尽早修复。如果不仅不休息，反而劳累过头，则情况恰恰相反，肝细胞还会再次出现炎性坏死，从而加重病情。

实践证明，活动期肝病患者在接受同等治疗的同时，卧床休息与不卧床休息（如边治疗边工作），效果相差甚远。刘老曾治疗某兄弟二人，均患乙肝，且都为活动期，肝功能异常。其弟居农村，家贫，经常外出打工以养家，但发病后遵照医嘱，安心住院治疗月余，之后在家静养年余，病情恢复良好，病情控制后再次外出务工无碍，5年后随访，基本康复。其兄居本市，在一机关任科员，家境相对较好，但发病时正值职务晋升之际，仍坚持工作，经常熬夜，加班加点，未能充分休息及规范治疗，虽给予最佳治疗措施，病情曾一度好转，但之后多次复发，3年后出现肝硬化腹水，后因并发消化道出血不治身亡。可见，卧床休息对于肝炎患者来说是一种非常重要的辅助治疗方法，有时静养比药物治疗效果还好。若又用药物治疗又能静养，临床效果肯定会更好。

刘老特别强调肝病患者应尽量多卧床休息，尤其是肝病急性期患者，肝功能等项检查异常者，更应该尽量卧床休息，同时接受规范、合理治疗，特别是有黄疸的患者更应注意。卧床时间一般要持续到症状和黄疸明显消退（血清胆红素＜30μmol/L），方可逐渐活动。起初可在室内散步等，之后可随症状和肝功能的改善及体力的恢复，逐渐增加活动范围和时间。活动量的控制，一般认为以活动后不觉疲劳为度。

刘老指出，肝胆病患者应根据自己的病情与体力情况安排起居活动，活动程度的掌握可以参照以下几个原则。

（1）对于普通型急性肝炎患者来说，肝功能正常后，仍需休息1～2个月，然后从事半日工作，再过渡到全日工作。1年内避免重体力劳动和剧烈运动。经过1～2年后，肝功能持续正常，无明显症状和体征，即可从事常人的生活和工作。

（2）对于慢性肝病患者来说，不要整天躺在床上，一动也不敢动，这同样不利于疾病康复。应劳逸结合，适当活动，但不能过度劳累。选择一些适合患者本人的运动项目，比如打太极拳、慢步走、练气功等，把四肢调动起来，但又不能过度疲劳，像长途跋涉、跑马拉松、足球等之类的剧烈运动则应避免。

（3）对于肝胆病恢复期的患者来说，养成良好的生活习惯十分重要。注意气候、季节变化，学会四季养生。一般来说，应早卧早起，进行适当体育锻炼，增强体质；防寒保暖，减少感冒、咳嗽、泄泻等疾病的发生等；同时生活要有规律性，保证充足的睡眠，才可能达到"正气存内，邪不可干"的目的。

当然，凡事不可矫枉过正，肝病患者亦不可过分强调卧床休息。在肝胆病恢复期还应适当锻炼，以增强自身的抗病能力，若活动太少，同时又营养过度，可使体重持续增加，有形成脂肪肝的可能，使本已患病的肝脏"雪上加霜"。此外，急性期的肝炎患者易伴有乏力、困倦和双下肢酸软沉重等症状，常因此减少活动，则又可导致腹胀和便秘等并发症。

此外，刘老还特别指出，慢性肝病患者性生活也应当适度。肝炎进入恢复期后可以恢复性生活，但应有所节制。中医学历来就强调房事不节制是致病的重要因素。《内经》明确指出，若入房过甚则伤肾。"醉以入房……起居无节，故半百而衰也。"肾为先天之本，肝肾同源，肝藏血，肾藏精，精血互相资生。当肾阴不足，则水不涵木，因之肝阴亦亏，形成肝肾阴亏。正气削弱则不利于肝病的恢复。房事频繁可致肾虚而出现头晕目眩、耳鸣失眠等症状。对肝炎患者来说，房事过度可导致病情反复或加剧。肝炎恢复期患者以每月1～2次性生活足矣；也可根据夫妻双方健康状况，以不引起困倦、稍休息体力即可恢复为度。乙肝、丙肝患者还应采取防护措施，避免夫妻间相互感染。所以，肝病患者不论是急性期还是慢性期或者恢复期，均应节制房事，切忌纵欲，以保证更好地休养生息，防止肝病加重或复发。

　　总之，精神情志、饮食、起居对肝病的治疗起着举足轻重的作用，只要肝病患者、家属、医生三者密切配合，按照以上三"宜"三"忌"，积极治疗，科学养护，随着医学的飞速发展，大多数肝胆病患者的治疗预后都是比较乐观的，而良好的调养习惯无疑更有助于疗效的巩固和提高。

附

篇

弟子感悟

一、研岐黄广承前贤，习金匮衷中纳西
——随刘学勤教授临证感悟

刘静生

（开封市中医院副院长，第四批全国老中医药专家学术经验继承工作学术继承人）

我是家父、恩师刘学勤教授第四批全国老中医药专家学术经验继承工作学术继承人和国家名中医传承工作室主任，河南省学术技术带头人，开封市首届政府特殊津贴获得者，主任中医师（技术二级）。

幼承家传，耳濡目染，少时立志学习中医，恰逢1985年，初中毕业，南阳张仲景国医大学成立少年班，特招中医子弟。学习中医6年后，又进河南中医药大学专升本班。转眼我已步入中年，回溯每一步成绩的取得，均离不开家父的谆谆教诲，跟师近30年感悟多多，仅从家父人品、教学、传承、学术方面略述之。

1. 人品

家父执医六十载，治愈患者逾万，培养学生数百，现虽耄耋，仍临诊治病、传经育人、撰书编著。"宝剑锋从磨砺出，梅花香自苦寒来。"家父老友杨景宇先生从这句励志格言中演绎出"医德高自爱心出，术业精从磨砺来"（《我所感知的学勤其人》），这是对家父仁德仁术、孜孜不倦传承中医药文化的褒奖。

家父几十年如一日，诊不分城乡，治不分贫富；对危重患者常送医送药到家，精心调治；对家贫无力付费用者，常解囊相助，用廉验方药治疗。把解除病友病痛作为己任，把病友视为家人，精心医治，耐心解说，很多病友深受感动，叩首致谢。"有的人，你与他相处多年，却不真正了解他；有的人，你只要看他如何待人、怎样做事，不必听他高谈阔论，就能看透他的心。学勤属于后者，他从不刻意表现自己，反倒是表现了他的真实。"这是杨景宇先生对家父人品的评价。

2. 教学

家父常高标准要求学生，以培养出高水平的"铁杆"中医为己任，要求学生必须熟背方歌、药性和脉学，强调学好中医理论的重要性，根深才能叶茂，心静才能治学。要求学生德才并重，"无医德者，不可为医，以德为先，医术要精"。要求学生"拜名师、多临证、读经典、勤笔耕"，要用心读书，用心看病，用心总结，用心做人，争取成为一个"明白"中医，最终登上"名医"的高峰，经过数十年的知识积累和实践领悟，从理论到实践，再从实践到理论，反复总结，不断提高，达到辨证准确，治案恰当，疗效满意，患者信任。要求学生临证要遵循古为今用、西为中用、先中后西、能中不西、疗效至上的原则。坐诊查房，言传身教，结合案例，讲解辨证要点和选方用药的奥妙，毫无保留地将宝贵经验传授给学生。先后为中医本科班、西学中班讲授专业课9门，20余班次，撰写讲稿50余万字，带教本科生、研究生及高级学徒数十批，已出师几十位，他们绝大多数晋升正高职称，为学科带头人，其中有二级、三级主任医师多名，在全省乃至全国小有名气。

3. 传承

家父临证六十年，治愈颇多疑难重病，尤其对肝、胆病症独有心得，编著《刘学勤辨治肝胆病》一书，既有临证感悟，实践升华，又有失败教训，总结出了"攻补法纠正蛋白倒置""三阶段法治疗顽固性肝腹水"，以及"退黄八法""降酶十法""消胀五法"等，并提出了"肝热病证""肝中风病""肝病肠治"等新见解。出版专著多部：《吐下汗奇方妙法治百病》《中国现代百名中医临床家丛书·刘学勤》《刘学勤辨治肝胆病》《刘学勤医案选粹》《刘学勤辨治疑难重病》等。

4. 学术

家父深研四大经典，明其理，知其要，融会贯通，将理论运用到实践，又从实践中对理论进一步认识提高，经过反复实践，不断总结，不断提高。尤对《伤寒论》有较深研究，运用经方多有心得，治疗疑难杂症取得较好疗效。经过半个多世纪的临床积累，总结出经验方30余首，临证运用疗效理想。出版著作30余部，发表论文90余篇，获河南省中医事业终身成就奖，河南省中医药科技成果奖7项，开封市科技成果奖9项，国家实用专利4项。

家父自撰"研岐黄承前贤春暖泉香，习金匮尊经方参西相向"书写成联，悬挂室内，作为标杆，常常对照，常常反思，不忘初心，不断前进，努力做一个为中医而生的中医人。

二、我从一个农村草根成长为中医挚爱者

庞国明

（开封市中医院理事长，第二批全国老中医药专家学术经验继承工作学术

继承人，第六批全国老中医药专家学术经验继承工作指导老师）

我之所以能从一个农村草根成长为一个中医的挚爱者，是因为从1979年毕业实习时就有幸随刘老侍诊，耳闻目染，其德高术精，辨治奇难怪症，每起沉疴，令吾尊崇备至，心誓终身为师。20世纪80年代初，因本人从医于洛阳乡镇，多以通信求教于刘老，至汴探亲时必登门面聆。至1997年第二批全国老中医药专家传承收徒，正式入室为徒，可谓天助我圆了"大梦"！跟师40年，学其做人，习其做事，听其授课，悟其诊法，析其方药，仿其管理……，刘老乃我一生智慧导师、恩师。现谨从四个方面谈一下感悟。

1. 勤以求学，治学严谨

"严师出高徒"，老师对学生严，对自己更严。老师常说：要想带好学生，要想给学生"三升"（学问），自己就必须有"一斗"。他对自己的求学效果、求学标准要求甚高、甚严。据老师讲，他在中国中医科学院西苑医院进修时，千方百计跟随了岳美中、王伯岳、赵心波、郭士魁等名医大家进修求学，白天跟随侍诊，晚上整理医案，书写心得，常达深夜，甚至为抄完第二天要还老师的讲稿而通宵达旦。有得辄著，发表文章，启迪后学，这是老师的中医情怀。老师对论著、文章、科研的要求，严至近于"苛刻"。他说：文章要主题鲜明，言之有理，言之有物，对得起读者，语句要言简意赅，反复锤炼，反复修改，最终要达到"多一字嫌多，去一字嫌少"的程度方可出手，方可投稿，发文如此，撰著亦然。自2010年老师工作室成立以来，整医案、究学术、撰专著，已出版3部，每书均亲自定题、亲自述纲、亲讲要求、亲自逐字逐句审稿……，一遍不行，两遍甚至三遍五遍。凡对有三次退修者多严厉批评。关于"严"，我经历了接受、整

改、体验的全过程，甚至老师严到抄书稿必须是全书统一用400字方格稿纸，有用300字的部分就需重抄，每页错一个标点、错一个字，均需重抄，这种高严的要求是练就我成长进步，享用一生的"资源"。

2. 善用经方，创制新方

老师常说：开大方容易，开小方难，药方不过十二味，若超十二味，大夫无主张。那么怎样才能开出"小而精"的方子，开出安全高效的方子，开出组方严谨、配伍精当、君臣佐使一目了然的方子呢？老师的临床实践告诉我们："审证求因，精准辨证，牢抓主症，分清缓急，智慧施法，善用经方，活用时方"是开出"小而精"、以"小"胜"大"立起沉疴之良方的前提。如我在1979年跟师实习时，一肺痈（肺脓肿）病友因高热、咯痰、胸闷不适慕名求诊，老师观其脉症，问我："小庞，该肺痈患者服千金苇茎汤对否？"我与在场的实习学友异口同声答："对！"老师又问："既然说'对'，那么又为何服药不但未效，诸症反而加重呢？"老师看我与诸实习生无语，胸有成竹地解释道，患者虽然发热、有痰，但痰色白、口不渴、舌体胖、苔白腻、脉沉弦，此乃痰浊内阻，邪正交争所作，仲师云，病痰饮者当以温药和之，投苓桂术甘汤加味3剂，诸症锐减；6剂，热退身和。老师善用经方，仅此可窥其一斑。勤于临床，倾心悟道，有得辄著，屡创新方是老师的又一风范，如老师创制的肝平汤、咳平汤、喘平汤、胃平汤、胸痹汤、消水汤等近30首，屡用屡效，对丰富中医宝库，启迪后学，做了实实在在的益事。

3. 精于临床，术有主攻

老师常说："看病是医生的天职，行政职务、荣誉、地位都是暂时的，唯有技术才是长久的，院长可以随时不当，但决不能不当医生""不为良相，但为良医"。近60年来老师总是把看病放在第一位，各种会议为出诊让路，担任院长期间，若非点名必须出席的会议，老师总是指定副院代之。临证、总结、悟道、提升，20世纪70年代老师已成为名噪汴梁及苏、鲁、豫、皖等地，深受病友爱戴的中医大家。老师专长内科及疑难杂症诊疗，尤其是对肝炎、肝硬化、腹水有独到心得，形成了专论、专方与专著，《刘学勤辨治肝胆病》由人民军医出版社正式出版，颇教后学。我一老乡，男，50岁，患肝硬化腹水，已被判处"死刑"，回家准备后事，家属托我请刘老赐方一试，3剂腹水大减，30剂后状若常人，再服水丸半年后，一切如常，至70岁因他病逝世。诸如此例，不胜枚举。仅老师创制肝胆病等验方就达20首。

4. 忠于事业，弘扬学术

老师常说：人这一生总是要干成几件事。干成"事"，就是老师对事业的追求和对事业贡献的动力源泉。老师于1991年任开封市第一中医院院长，面对当时医院收不抵支，发不出工资的困境，还雄心勃勃要建门诊楼以改善就诊环境，拓展发展空间，为此老师无数次跑省城、进京城，恳求国家、省、市发改委、财政局等相关部门给予资金支持。尤其是坐着医院当时仅有的一部破救护车赴京要项目。之后国家特拨50万元支持建设，同时省财政局及市政府也相应给予了大力支持，才保障了医院老门诊楼被"城改"拆掉后的正常运行。老师为推动学术发展，早在1985年就筹建了市中医学会，亲任秘书长，主持召开了全国首届张子和学术思想研讨会，为中医学术流派研究开了先河。

几十年跟师，诸多亲历，事事有教诲，样样有提高，感悟颇多，几页文字，难盖全貌，仅与学友共勉。

三、刘学勤教授治疗肝腹水"三字"经验感悟

刘静宇

（开封市中心医院党委书记，第二批全国老中医药专家学术经验继承工作学术继承人，第七批全国老中医药专家学术经验继承工作指导老师）

我1980年高中毕业，入选河南省卫生厅中医五年本科学徒班，1997年又入选第二批全国老中医药专家学术经验继承工作学术继承人，均师承家父刘学勤。恩师要求甚严，要求读背中医四小经典和四大经典名句名段，以"中"为主，衷中纳西。转瞬40年，我已成为享受国务院政府特殊津贴的主任中医师（技术二级），点点成绩，均有恩师心血。下面仅就恩师治疗肝腹水"虚、准、狠"三字经验简述之。

1. 虚

肝腹水多以正虚为特点，遣方用药始终当顾及正气，运用补法，切记适中，可小补、大补、连补、间（断）补，可单独补气、补血、健脾、补肾，亦可配合

使用。当因人因证制宜，可一补到底，也可寓攻于补之中，可先补后攻，也可多补一攻，权衡病机，灵活操作，这是治疗肝腹水的关键。恩师治周某肝腹水，男，33岁，农民。症见腹胀，青筋暴露，形似青蛙（腹围110cm），步履艰难，短气喘息，动则更甚，纳少便溏，日2～3次，尿短而黄，舌质淡，苔白，脉弦而缓。B超：肝硬化腹水，脾大。此乃正气虚衰，阴霾四布，清浊混淆，腹水遂成。治当开太阴以走水邪。拟方：党参20g，苍术30g，白术30g，猪苓30g，茯苓30g，大腹皮30g，葶苈子20g（包煎），怀牛膝30g，防己30g，肉桂2g（后下），沉香7g（后下）。浓煎，分2次温服，连进9剂，腹水渐消（腹围92cm），纳食增加。虽获初捷，未足全恃，原方加黄芪15g以助参、苓，续服5剂，腹水已消，精神大振，步履轻快。仍守方服5剂，B超示腹水（－），腹围82cm。经曰"开鬼门，洁净府，去菀陈莝"，疏凿开闭，以祛水邪，此其治也。本案水邪泛滥，浩浩莫御，咋看非攻不足以折其势，然其正气难支，堤防非固，终属不济。故选参、芪、术、苓斡旋中枢，鼓舞清阳，为御水之本；更投桂、沉助肾化气，俾离火高照则阴翳自散；葶苈子泻肺行水，以期水行则气行，气化则水化。综观全方，寓攻于补之中，寄导于制之内，药中肯綮，应手而效。

2. 准

临床辨治要遵循辨证准、攻补对象准、用药时机准、攻补火候准的"四准"原则，做到攻者耐之不伤正，补者受之无壅滞，既防因补留邪，又免因攻更虚，这是治疗肝腹水的重要一环。"察病必洞细微，辨证务辨真伪，适时遣方，恰当用药，何愁证之不明，病之不愈"，充分说明"准"的重要性。恩师于20世纪80年代治一张某肝腹水，男，50岁，工人。症见腹大如鼓，青筋暴露，坚硬喘息，难以平卧，饮食不下，行走不便，面色萎黄而暗滞，面颈蟹爪纹络，小便短少，下肢浮肿，腹围102cm，舌淡白，舌体胖大，边有齿痕，苔薄滑，脉弦细无力。B超：密集微波低小波，肝上界6肋间，下界未探及，肝厚5cm，脾大（肋下2cm），腹水（++）。此正气虚衰，水运失司，湿浊内生，气化受累，水湿停聚，腹水渐起。治当以补为主，攻补兼施。补方：党参30g，苍术24g，白术24g，生麦芽30g，川牛膝45g，怀牛膝45g，洗腹毛24g，猪苓30g，茯苓30g，郁金12g，炒枳壳12g，香附12g，黄芪20g，菟丝子15g。攻方：陈皮7g，茯苓24g，葶苈子12g（包煎），桑白皮12g，生大黄15g（后下），花椒3g，焦槟榔7g。上两方均水煎服，补方连服2剂，第三天早上5点空腹服攻方，泻下5～6次，即进稀粥，以养胃气。上两方服6

剂，腹软食增，浮肿腹水稍减。效不更弦，再服18剂，腹软食增，仍有移动性浊音，腹围91cm。恩师指示：药证虽应，并非坦途，以其正虚较甚，故以补为主，又连服补方40剂，攻方加红花9g、制大戟4.5g，生大黄改为30g（后下）2剂，症状全消，食量增大，移动性浊音消失，腹围78cm。为防腹水再起，又以补气健脾、助肾利水之剂，更进20剂，以资巩固。B超示：肝脾大小正常，腹水阴性。此例属腹水重症，单用中药治愈，关键在于辨证准确，又始终以虚为念。以参、芪、术、苓为主补气祛水；更以大量川怀牛膝、苍白术健脾化瘀，既取苍白术增加白蛋白、纠正白/球蛋白比值以及明显的排钠潴留；又取川怀牛膝以补充因利水而丢失的大量钾盐；辅以菟丝子助肾化气；葶苈子、花椒泻肺行水，通调水道。诸药合用，肺、脾、肾三脏同治，攻补兼施，祛水治瘀，药证合拍，故获良效。

3. 狠

恩师特别提醒：攻逐水邪，应在"准"的前提下，不攻则已，攻则猛攻，中病即止。必要时可逐水、利尿、宣肺三法同用，然后扶正健脾，为下次攻逐做好充分准备，亦可根据病情连攻数次，再做调补。此所谓"攻到火候，补到好处"的关键所在。恩师说，经过这样几个补泻回合，肝腹水多能消退。攻逐腹水，还应防止因腹水猛降、腹围骤减而诱发昏迷及出血等变证，必须动态观察，有所把握。恩师早年治疗韩某，男，34岁，农民。患腹水悬饮半年余。症见腹部胀大，腹围89cm，肢肿，喘咳，尿少热痛，腰酸困痛，脉弦细，舌质嫩红。体温37.4℃。肝功能：麝香草酚浊度试验20U。B超：密集微波，肝厚9cm，肝上界6肋间，肝大（锁骨中线肋下6cm），剑突下8cm，脾厚2.5cm，脾大（肋下1cm），腹水（+++）。尿常规：尿蛋白（++），红细胞（+），白细胞少许，颗粒管型0~1个。胸透：右侧胸腔大量积液。诊为腹水、悬饮。此肝、肺、肾俱病，胸腹积水，虚实夹杂，正邪交错。所幸患者年值而立，体质尚可，故以祛邪为主，欲肺、脾、肾三脏同治。攻方：猪苓30g，茯苓30g，炒牵牛子25g，葶苈子30g，冬瓜子、皮各30g，生薏苡仁60g，泽泻20g，生麻黄9g，煨甘遂6g，制大戟6g，百部15g，生大黄30g（后下），瓜蒌30g，花椒6g。水煎温服。3剂后尿多症轻。又服20剂，诸症消失，腹水消净，腹围75cm。后改用补益肝肾、健脾和胃之品以善其后，又调治4个月，病获痊愈。B超示肝、脾大小均在正常范围，腹水（-），尿常规、肝功能均正常。30年后带其子找恩师治病，见其面色红润，身体健康。

恩师治腹水"虚、准、狠"三字经验，分之为三，合则为一。临床运用，应有机结合，不可偏废，以免浪投峻药，急求速效，或轻描淡写，延误病机。只有合理处理扶正与祛邪的辩证关系，准确把握分寸，才能得心应手，疗效满意，远期疗效巩固。

四、恩师刘学勤给我传道、授业、解惑

李楠

（开封市中医院主任中医师）

我是1983年从河南中医学院毕业。有幸在刚出校门对临床一无所知时拜刘学勤先生为师，开始了30多年的临床生涯。回忆往昔，恩师对我真正做到"传道、授业、解惑"，让我从不谙世事的学生成长为一名合格的主任中医师。

1. 传道

跟师学习，不仅让我学到了老师精湛的医术，更重要的是学会做人。老师高尚的医德和强大的人格魅力时时影响着我，让我懂得怎样做一个患者信赖的好医生。恩师医治的患者，大多是经过长期、多方治疗无效的疑难、危重患者，长期承受精神、经济的双重压力。面对形形色色的患者，不管职位高低、贫穷或富有，老师都一视同仁，耐心细致地望闻问切、开出方药，对患者的疑问尽量用通俗易懂的语言解答，直到患者满意。20世纪80年代，曾治来自山东慕名求治的晚期肝硬化腹水患者。患者腹大如鼓、青筋暴露，骨瘦如柴，已3天未排出小便，痛不欲生。因长期辗转求医，家中一贫如洗，无力承担人血白蛋白等昂贵药费。老师用经方十枣汤研末米汤送服，用药2次，腹水排出过半。后用中药五苓散合五皮饮加减治疗月余，腹水尽排。老师常用几块钱甚至几角钱的药，救治患者于水火，屡起沉疴，救人无数，有力回击了中医"慢郎中"的不当说法。经过长期临床目睹耳闻，让我坚信中医药治疗急危重症的疗效。从此我治疗肝硬化、肝癌引起的顽固性腹水，运用辨证施治，配合中药外治法，临床疗效显著，从未抽过腹水。如遇合并上消化道出血患者，用中药粉贴脐配合中药膏药外敷，同样效如桴鼓。

20世纪90年代初，老师担任开封市第一中医院院长，行政事务繁忙，但从未误过每周2次专家门诊，门诊时间从早上8点到下午3点，为了多看病人，老师一坐七八个小时，不吃、不喝，很少临厕，并多次带病坐诊。使我认识到作为医生不管多么辛苦，只要患者需要你、信任你，就是幸福的。

2. 授业

老师治学严谨，精于医理，专于实践，擅用经方，造诣精深。每天跟师门诊看似简单抄方、写病历，实则潜移默化中让我感受到了老师的诊疗思维和智慧的火花。聆听教诲，受益终身。老师临床善用经方治病，用药精简，价格低廉，药到病除。用半夏泻心汤加减治疗胆囊炎、胆结石，上至八旬老人，下至十几岁少年，愈人无数。一位80多岁的老太太，胆结石发作疼痛难忍，24小时不缓解，因患冠心病，西医拒绝手术，求诊于老师。服用半夏泻心汤加减3剂，排出泥沙样结石而痛止病愈。老师总结多年临床经验，完成了"胆宁胶囊治疗胆石症的临床研究"的科研课题，荣获河南省中医药科技成果二等奖。

20世纪80年代在基层医院做科研，一没经费，二没时间，三没经验，一切从零开始。在老师的主持下，我院先后完成、获得多项省市级临床科研成果，填补了开封市和医院中医科研的空白。记得当时每晚下班后回访患者、总结病历、归纳材料要写到凌晨2～3点钟。几万字的科研报告老师逐字修改，不放过一个标点符号。时至今日，当时的情景仍历历在目，恍如昨天。长期跟师学习的熏陶，培养了我精益求精、认真负责的工作态度和吃苦耐劳、任劳任怨的意志品质，所以不管在临床工作中遇到什么困难，从未想过退缩。老师是我一生学习的榜样。

3. 解惑

多年跟师学习，让我从老师身上看到选择医生这个职业就是选择了奉献。作为一个医生，几十年如一日，没有周末，没有节日，没有时间孝敬父母、陪伴孩子和爱人，把自己的时间和精力都给了患者。有时候我也困惑过，动摇过，但看到已过耄耋之年的老师仍坚持每周两次门诊，为救治患者殚精竭虑，我们怎能有懈怠的理由？当今社会，物欲横流，医患关系紧张。作为医生，只有像老师一样深切地为患者着想，理解、爱护患者，才能得到患者的尊重、信任和建立良好的医患关系，同时也能有效提升临床疗效，做到"治病先治心"，使患者恢复身心健康。从医几十年，有劳累、委屈，但更多的是被患者理解和依赖、社会的需要所带来的幸福感和自豪感，是为患者解除病痛后的快乐，这些都不是金钱所能满足的。在我的人生轨迹当中，跟师学习是一项重大的人生收获，让我对中医有了更深的了解和热爱。

五、跟师感悟

杜蓓

（开封市中医院副主任医师）

岁月荏苒，40多年前，有幸跟师刘学勤先生，先生为引领我进入中医大门，每天给我讲解中医经典，授课时间都在送走最后一个患者之后。先生当年已是医院业务骨干，每日求诊患者众多，其中不乏衣着光鲜的干部、声名显赫的名人，更有衣衫褴褛的农民和普通百姓，先生均一视同仁。在他眼里，所有求诊者，没有高低贵贱之分，从不仰面上看官员，也不居高临下看平民百姓，对一些贫穷者还尽量避免用价高药品，处处为患者着想。至今，一些贫穷患者病愈后感激涕零的场景还浮现我眼前，同时，在我的记忆里，永远抹不去对先生人格魅力的敬仰，令我至今效仿。

先生年已耄耋，仍坚持坐诊，为治病救人殚精竭虑，实为吾辈后学之榜样。先生擅治难病、怪病，多起沉疴痼疾，跟师期间所遇极多。一天，用棉被包裹抬进一农妇，当家人扶着她伸出干枯的手让先生号脉时，我惊讶地看到一张被疾病折磨得毫无生气、面无表情的黄青面孔，看上去50岁，实际年龄32岁，她得交媾疾患1年。病由经期同房所得，行房时小腹刺痛、麻木、憋胀、震颤，继而失去知觉，痛苦之极，难以言表，伴梦交，舌稍红，舌边尖有瘀点，脉沉细无力。此病未见病案报道，前贤论著难以查找，先生脉证合参，认为此病与肝经有关，累及心经，因其足厥阴肝经脉入少腹，环阴器，故当从肝论治，兼顾心脉。四诊施治后，患者精神状态与来时判若两人。看到她两颊泛红，浅笑感谢，我由衷地为先生的妙手赞叹！

又一天，来了一位干部模样的司姓患者，我内心嘀咕，这样红光满面，有什么病呢？不承想他是糖尿病肾病，尿糖（+++），蛋白（++）。先生不卑不亢，按部就班，望闻问切，以参芪地黄汤为基础方，加减化裁治疗约2周，复查尿糖（+），蛋白（-）。在20世纪80年代初，对糖尿病的认识不像现在这样全面和详细，所治方法寥寥。在西药降糖还不盛行的几十年前，先生就用纯中药降糖，效如桴鼓。先生最擅长治疗肝胆病，自创"胆宁胶囊"，使无数胆结石、胆囊炎患者受益；"强肝丸"系列，以及自拟完整的治疗不同时期肝病的验方，更是挽救了许多挣扎在生死线上的肝硬化、肝腹水患者。

先生不仅具有高尚医德、高超医术，繁忙工作之余，还著书立说，出版专著，将自己许多真知灼见传授给后学。培育、提携后学多多，师弟庞国明、刘静宇均享受国务院政府特殊津贴，姚沛雨、刘静生主任医师也是其中的佼佼者，在他们带领下，开封市中医院在豫东地区及省内外一枝独秀，一跃成为国家三级甲等医院，多次受到国家、省内相关部门嘉奖，医院不断发展，在杏林中屡多建树。先生作为前任院长，医院的发展凝聚了他的不少心血和智慧。

先生仍诊务繁忙，笔耕不辍，在汴的师弟、师妹照顾周到，先生身体健康，我在北京听到电话那头恩师的谆谆教诲，仿佛又回到我的青葱岁月。祝愿先生健康长寿！

六、学习刘学勤教授治疗肝病用药感悟

刘明照

（开封市祥符区卫生学校副主任中医师，第四批全国老中医药专家学术
经验继承工作学术继承人）

肝病病机复杂，治需综合选药组方，这样难免药味繁杂，加重受损肝脏负担。华国振《留香馆医话》云："用药如用兵，选药如选将……兵贵精而不在多，将在谋而不在勇，用药之法亦然……君药直捣其中坚，佐使仅防其窜扰，多至十二三味足矣。"刘老用药，首抓主要矛盾，配伍精，用药简，每方多在12味之内。对于药量，严格把握，以轻取胜。药量与疗效有关，也与副作用相联，尽管中药的副作用小且少，但也不可大意，当轻则轻，3～5g不嫌少，当重则重，30～50g不嫌多。祛邪药物更不可过用、滥用。疏肝药多辛燥，清热药多苦寒，久用辛燥耗损阴血，屡用苦寒损伤脾阳。破血、破气之品应中病即止。若单纯血清谷丙转氨酶升高者，药量宜轻，挟湿加藿香、佩兰各6g，肝气郁结加柴胡、薄荷各6g，热重加川贝母、黄芩各8g。若血清谷丙转氨酶特别高，辨证属热毒蕴盛者，

可选用金银花、连翘、草河车、板蓝根、败酱草等每味可至30g。总之，治肝用药，不可浪投峻剂以求速效，也不可轻描淡写贻误病情。

刘老治肝常用柴胡、郁金、当归等。柴胡分软硬，软柴胡系狭叶柴胡的根或全株，根多弯曲，质地较软，偏于疏肝解郁；硬柴胡唯根入药，采于秋季，和解退热之力较著。郁金分川（黑）、广（黄），川郁金活血祛瘀效好，广郁金行气解郁力强。川郁金产于四川，为姜黄块根，色鲜艳，性寒，味苦辛，入心、肝、胆经，可活血止痛，行气解郁，凉血清心，利胆退黄；广郁金芳香宣达，入气可疏肝行气解郁，入血可活血化瘀止痛。当归可保护肝脏，促进肝细胞再生，预防肝硬化，肝硬化晚期伴有腹水者不宜选用，用后恐腹水增多。

刘老用药另一个特点是将乙肝病毒分为高复制和低复制两个阶段。高复制阶段可选加有较强抑制病毒、消除肝细胞炎症作用的中草药，如山豆根、贯众、黄柏、连翘、猪苓、牡丹皮、苦参、重楼、土茯苓、何首乌、虎杖、白花蛇舌草等。低复制阶段选加增强人体免疫力、提高人体抗病毒功能的黄芪、人参、枸杞子、白术、女贞子、五味子等，分别选一二味加入辨证分型的主方内，既不失辨证论治的原则，又能发挥单味药的特殊性和疗效，使二者有机结合，融为一体。

刘老治肝所用主方，除自拟方和经验方外，常用四逆散、逍遥散、大小柴胡汤，三仁汤、一贯煎等。如四逆散由柴胡、炒枳壳、炒白芍、甘草组成，配伍得当，疗效满意。柴胡配枳壳升清降浊；白芍配甘草酸甘化阴，缓急止痛。四药合用，一升一降，一散一敛，一行一守，一补一泻，宣达气机，解郁散结，缓急止痛，随证加减，可获事半功倍之效。

七、善用经方治顽疾，桴鼓之效见真功

张天华

（开封市中医院副主任中医师）

在刘学勤教授的指导和潜移默化影响下，六年来，我对中医的兴趣日渐浓厚，一点一滴地去学习、理解、应用，感悟中医药的博大精深，享受中医的疗效，尤其是经方的神奇疗效。

跟随刘老坐诊，经常见到疑难病例，如顽固性失眠、肝硬化、哮喘、持续性房颤、克罗恩病、恶性肿瘤，以及较为罕见的先天性角化不良症、先天性无汗症等。我认为基本上属于不治之症，甚至怀疑刘老开方的效果，结果3天或1周后患者多会兴奋地说"好多了""好得太多了"，一次次这样的经历，让我开始重新审视、分析这些病案，发现这些病案之后均有经方的影子，甚至这些方子就是没有任何化裁的经方原方。现选3则汗证医案管窥刘老应用经方的特色。

1. 自汗

娄某，女，47岁，2012年6月25日诊诉：出冷汗量多，汗后畏寒怕冷1个月。伴肩背发凉、腰背酸痛、心烦，胃脘不适，偶有反胃，小便混浊。舌淡，苔薄白，有齿痕，脉沉小。诊断：自汗证。证属肝脾郁热，阳失温煦。治宜调和肝脾，固表止汗。方用柴胡加龙骨牡蛎汤合玉屏风散加减：柴胡6g，黄芩12g，半夏10g，生龙牡各30g，代赭石15g，生黄芪30g，防风10g，白术8g，砂仁9g，怀牛膝20g，当归15g，红花15g。12剂，水煎，分2次温服。服后汗出消失，仍有怕冷、胃脘疼痛症状，改服半夏泻心汤而愈。

2. 盗汗

王某，女，50岁，2012年8月24日诊诉：盗汗1个月余。汗出量多，以头、颈、胸部为主，伴口苦、口臭、性急烦躁、耳鸣耳闷，肘膝关节酸困、手足发凉，夜寐不安、头目不清、眼睛发痒。舌质暗，体瘦小，苔薄黄面大，脉沉。诊断：盗汗。证属阴虚火旺，枢机不利。治宜和解少阳，滋阴透热。方用柴胡加龙骨牡蛎汤合青蒿鳖甲汤加减：半夏10g，太子参30g，柴胡10g，黄芩20g，青蒿15g，鳖甲30g，生龙牡各30g，防风10g，代赭石20g，川牛膝20g，白薇30g。6剂，水煎，分2次温服。服后盗汗消失，口苦、口臭、烦躁诸症均有明显好转。

按：汗证分自汗和盗汗。其病因病机刘老认为有五：卫外不固、营卫不和、心阴不足、阴虚火旺和湿热内蕴。症见汗出、心烦、易怒、口苦、咽干、头目不清、夜卧不安、失眠者，多用柴胡加龙骨牡蛎汤加减，每获良效。

柴胡加龙骨牡蛎汤出自《伤寒论》第107条："伤寒八九日，下之，胸满烦惊，小便不利，谵语，一身尽重，不可转侧者，柴胡加龙骨牡蛎汤主之。"刘老认为文中虽无汗出症状，但该方基本功效可和解少阳，清泻表里之邪热，而邪热内蕴常可汗出异常。因此对自汗、盗汗伴见烦躁、失眠、口苦咽干、头晕等均可加减治疗。方中小柴胡汤和解少阳枢机，清泻肝胆邪热；龙骨、牡蛎重镇安神、平肝潜阳，在此刘老取其敛汗固涩的作用；方中铅丹刘老多代之以代赭石，一则防其毒性，二则代赭石凉心安神，汗为心之液，心火既平，则汗症自止。

3. 先天性无汗

黄某，男，17岁，2013年2月18日诊诉：自幼无汗，活动后、天气炎热、口服退热发汗药均无汗出，天气炎热时周身皮肤疼痛、乏力、心慌、短气，长年不能洗热水澡或热水泡脚，否则皮肤疼痛加重，体温长年波动在37.2~37.5℃。10余年来多方求治，不能明确诊断，治亦无效。半年前在北京协和医院就诊，各种理化检测指标均正常，交感、副交感神经检查正常，亦不能明确诊断，未予治疗。舌淡，苔薄湿，脉弦细寸弱。脉证合参，当属营卫不和。治则：调和营卫。方药：麻黄桂枝各半汤。麻黄8g，桂枝9g，白芍12g，杏仁10g，炙甘草6g，生姜3片，大枣4枚。上方加减服40余剂，皮肤痛等症状稍缓解，仍无汗。停药1周，改服桂枝汤。桂枝10g，白芍10g，甘草10g，生姜6g，大枣18g。10剂，颗粒剂，水冲服。4月29日诊：近4天来早上及晚上有少量汗出，中午自觉发热较前好转。上方加桂枝2g，白芍2g，生姜6g，大枣20g。10剂水冲服。5月17日诊：鼻尖、腋下、前胸有汗出，自己非常舒服。守上方10剂，颗粒剂，水冲服。6月10日诊：感觉有汗，周身皮肤疼痛，偶尔疼痛程度明显好转，治前面部皮肤粗糙，现面色红润。脉弦细，稍缓。方药中的，已获大效，继服上方10剂巩固疗效。

按：桂枝汤为群方之冠，滋阴和阳，调和气血，外调营卫，内和脾胃。不论内伤外感，但属营卫不和或脾胃不和者，均可用之。无汗可发，发汗而不伤正；有汗可止，止汗而不留邪。该病开始刘老考虑患者自幼无汗，属营卫不和兼有表实证，故用麻桂各半汤小发其汗，调和营卫，解表散邪，虽有小效，效不理想，细想《伤寒论》第53、54条，豁然开朗：表实可致无汗，表虚亦可致无汗。反观此患者，"脏无他病"，自幼无汗，时发热而无汗出，亦为"卫气不共荣气谐和故尔"，当以桂枝汤"复发其汗"，使"荣卫和"。药后症状明显好转，说明桂枝汤确有无汗可发、有汗可止的功效，提醒我们使用桂枝汤不应该局限于汗出一证，无汗证属营卫不和者亦可使用。这就是中医经方的魅力，也是中医辨证论治的精髓所在。

刘老认为经方配伍严谨，主治明确，用药精当，药或量稍有加减即引起主治功能变化，如桂枝汤、承气汤等，主张不要轻易改变经方剂型和服用方法及药后护理措施，如五苓散、桂枝汤等。还主张专病专方，如瓜蒌薤白半夏汤系列方是治疗冠心病的专方，柴胡系列方是治疗消化系统的专方，临床应辨证准确，也可随证加减，加减必用经方加减法加减，如小柴胡汤证，若渴，去半夏，加人参、瓜蒌根；若胁下痞硬，去大枣，加牡蛎，等等。

八、言传身教，受益终身

田锋亮

（重庆市中医院主任中医师）

我读研时随刘学勤老师学习2年余，老师的言传身教，至今萦绕耳边，铭记于心，给我奠定了很好的做人、学习、执业开端的基础，回头纵观自己及身边他人这么多年的临床经历，心中对老师的感激之情愈加深厚，写下部分感悟，与同道共勉。

1. 做人

老师教导我们，做医生，先学做人，重医德，才能在人生道路上安心前行。

首先，要有恻隐之心。医生不但应看到患者身体承受的病痛，更要体会患者的心情，还需有恻隐同情之心，从言语、行为上去关爱患者，尽心竭力为患者服务，诊治、缓解、稳定、祛除病痛。

其次，要孜孜以求，要不断上进。作为医生，不管在家庭、工作或学习哪方面，如果没有孜孜以求上进的心，人生就缺乏了激情及动力，生活就缺乏了新意及乐趣，不能满足自己的心理需求。

最后，要有一颗廉洁的心。作为医生，要抵御各种医疗行业的诱惑，坚守底线，以救治患者为目的，才能一身轻松。如果医生谋取私利，"掉进钱眼里"，将不能以平静及单一的心态来从事诊疗工作，不能体会患者的疾苦、减轻患者经济负担，也不能促进自身诊疗水平，日久回过头来看心中就会充满悔恨。

2. 学习

老师曾说，作为中医，成百上千的中医典籍，成千上万的文章，除了上学阶段学习外，要活到老，学到老，才能不断提高，成就"上医"。

首先，要持之以恒，耐住寂寞，拒绝诱惑。有些书籍可能晦涩难懂，可能了无兴趣，不能学后就用，但贵在坚持，日积月累，终有收获，不断攀登一个个高点，享受读书学习的乐趣。

其次，学习要讲究方法，老师曾明确指出从"跟名师、读经典、多临床、勤动笔"四个方面来学习提高理论及临床技能。

（1）跟名师。跟有真才实学又愿意教授的老师，学习老师的经验思想及长处，变为己用。还应多研读名医大家的论著文章，博采广蓄，取其精要。

（2）读经典。要读背结合，先读薄再读厚，再读薄再读厚，反复体悟、思量与总结，将所学知识融会贯通；要重复学习，过一年半载再复读，才能温故知新，就如初学的中医基础理论，自己临床后，感觉每次重读，都有不同的收获；更要师古而不泥古，明其理，活用其法，用变化的思维看待其理法，知常达变。

（3）多临床。诊治患者，也是学习过程，将理论运用于临床，多临床，随着思考的不断深入、系统和广泛，对理论知识会有新的认识和感悟，方能不断总结归纳，体会理法方药的精要。

（4）勤动笔。用笔记下看过的书籍、文章的精要和个人感悟，以便复习，动笔记录就是提炼、思考、总结的过程，将临床中的疑难问题及时记录分析，有助于丰富、系统化自己的知识，有助于学用结合。

3. 执业

首先是认真。做任何事，都要认真，从事医疗，更要认真。中医四诊合参，从望诊，到十问歌的问诊，到闻、切诊，到辨证分析、遣方用药，都要仔细琢磨，理法方药要丝丝相扣，才能保证临床疗效，避免贻误病情。

其次是坚韧。初始从事中医诊疗工作，特别是从事病房工作，因部分疾病使用西药后疗效明显，长此以往，会失去对中医药的信心，这时需要坚忍不拔的内心和持之以恒的坚持，才能厚积薄发。随着职称晋升、科研教学及临床压力加大，这时更需要耐着煎熬，忍住寂寞，锐意进取，才能不断前行。

最后是总结方法，提高效率。

4. 教学

老师常说：作为师长，要不藏私心，严格要求，才能教学相长。老师认为，向学生及徒弟讲述中医知识时，自身应不断学习新知识，对自身知识体系进行丰富、更新，满足教学，共同提高。

5. 科研

首先，要对名师、名家的临证经验、用药心得进行研究。通过分析、归纳、对比、统计等多种方法，针对某病、某证、某法、某方进行逐一研究推演，形成对某些病症的大局观。

其次，对经典理论进行总结研究。中医经典书籍繁多，加上现代名家对经典也有诸多解读，我们要抱着严谨的态度，研究的心态，总结分析，考虑到时代地域的不同，结合自身所学所长，去研究总结。

老师对于临床科研一向是持积极态度，对慢性病、顽固疾病、疑难病、疗效差的疾病进行相关的临床研究，通过问询、查阅经典文献或医案等多种方法，总结出有效的治疗方法，提炼正确的病机演变过程及用药规律，从而提高中医诊治这类疾病的水平。

九、治疗怪病，另辟蹊径——侍诊刘学勤老师感悟

赵庆华

（开封市中医院肝胆脾胃科主任、副主任中医师）

李某，女，36岁，2015年8月13日初诊。2年前感舌灼热，多医检查未见异常，未治，嘱多吃含维生素高的食物，舌灼渐重，影响生活，又请治多名中医，服清心火剂，未见好转。今慕名求治，诉舌灼热，如服辣椒末，痛苦难忍，舌质稍暗，苔白湿，脉弦涩。观其舌，诊其脉，未见明显热象，病程2年有余，当属疑难怪病。刘老说："临床尚未见到或极少见到的病症，实属尚未认识或认识不足的病症，治疗较难，似乎无从下手。针对此类患者，可从痰从瘀论证试治。"该案刘老归于"怪病"范畴，方用六神汤加减：清半夏10g，天竺黄6g，胆南星9g，红花10g，丹参30g，赤芍30g，三七6g，太子参30g，甘草6g。6剂，水煎温服。8月20日复诊：诉舌灼热有间歇，灼热程度亦减轻。守方加红花5g，续服12剂，舌灼热消失，随访3个月未再发作。

刘老还治一先天性角化不良症。赵某，男，31岁，2011年7月初诊。患者2年前出现手指甲退化，双手背及颜面发红，曾到南京、北京诊治，诊为先天性角化

不良症，病情进行性加重，特来请刘老诊治。症见：十个手指甲全部脱落，仅有一层薄膜，双手背及颜面发红，舌质红，稍暗，苔白湿面大，脉滑。刘老辨证为痰瘀互结。治以祛痰化湿，活血化瘀。红花10g，丹参30g，赤芍30g，三七6g，牡丹皮10g，清半夏10g，天竺黄6g，胆南星9g，茯苓20g，太子参30g，甘草6g。水煎，早、晚2次温服。2周后患者双手背及颜面部发红好转，手指甲未见变化。守方加红花5g，继服2周，患者双食指指甲开始生出，但仍较软，双手背发红消退，颜面发红好转。守上方加减继服8个月，患者双手指甲均已生出且质较硬，颜面发红已明显好转。

刘老给弟子们解析此医案时说："先天性角化不良，临床极为少见，吾亦未见过此病。脉症又没有明显可辨之处，当属怪病，治从痰瘀，竟收到意外良效。"《血证论》云："血积既久，亦能化为痰水。"痰瘀同源，治痰同治瘀，痰瘀同治，疗效肯定，远期疗效才能巩固。若单化痰饮而瘀血难去，只活血化瘀则顽痰结聚，故方用红花、丹参、赤芍、三七活血化瘀；清半夏、天竺黄、胆南星化顽痰积滞；脾为生痰之源，太子参健脾益气，以助痰除；甘草调和诸药。诸药相配，使顽痰涤化，瘀血消散，沉疴痼疾，亦收良效。

十、刘学勤老师通法和补法治案赏析

刘晓彦

（河南中医药大学第一附属医院主任中医师）

刘学勤教授深研岐黄，博采众长，愈患无数，尤以辨治疑难杂病擅长。余幸师之，点滴感悟与同道共享。

1. 通补法治疗心肌炎

刘老治周女，心悸、胸闷1个月余，日渐加重，气短乏力，面黄神倦，食少无味，寐差多梦，便干量少，舌质淡，苔薄白，边有齿痕，脉细弦稍滑。证属胸阳不振，心脉失养之心悸。治法：宣痹通阳，益气养心，安神定志。方药：瓜蒌薤白桂枝汤加减。瓜蒌20g，薤白7g，桂枝5g，炒白芍12g，杏仁9g，泽泻12g，黄芪20g，赤芍15g，茯苓12g，苏梗9g，丹参20g，甘草6g。水煎，分2次温服，每日1剂，14剂。服后症状缓解，上方加黄芪10g，赤芍10g，丹参10g，又进14剂，病愈。半年后回访无复发。该方以瓜蒌、薤白、桂枝、黄芪温心阳、行气血，赤芍、丹参、苏梗理气活血，杏仁宣通上焦，泽泻、茯苓通利下焦，是以上下分消，痰饮自化，诸症缓解，病告痊愈，心电图也有所恢复。

余于2016年3月19日，诊一护士陈某，22岁，心慌、气短、胸闷半个月。20天前受凉感冒复加过劳，随觉胸闷惊悸，不能自主，乏力、胸痛，痛及后背及左臂内侧，食少便干，失眠多梦。舌质淡红，舌尖红，舌边瘀斑，苔白腻，脉沉弦细数。心率105～110次/分。查心电图示：阵发性心动过速伴室性早搏。核素心肌显像检查提示：左心室、前侧壁广泛心肌灌注不足。化验心肌酶正常。诊断为心肌炎，给予比索洛尔、辅酶Q_{10}口服半月，效差。中医诊为胸痹，证属胸阳不振，气虚痰阻，兼有血瘀。回想刘老以通补法治疗周女心悸案，疗效颇佳。故以刘老宣痹通阳、补气安神法治之，方选瓜蒌薤白桂枝汤加味：瓜蒌30g，薤白9g，桂枝9g，赤芍15g，三七6g，丹参30g，酸枣仁15g，五味子6g，太子参20g，黄芪30g，延胡索15g，炙甘草10g。服14剂，症状大减，胸痛消失，胸闷、心慌气短减轻，腻苔稍退。守上方加麦冬15g，酸枣仁15g，太子参10g。又服14剂，症状基本消失。上方制水丸继服2个月，症状完全消失。半年后随访，未再反复。

按语：病属本虚标实，宜通补兼施，标本兼治。补当补益心气，通当宣痹通阳。方选瓜蒌薤白桂枝汤加减，宣痹通阳，温化痰浊，佐以活血通络理气之品以祛邪。方中瓜蒌涤痰散结，薤白、桂枝辛温通阳，宽胸散结；黄芪、太子参益气养心，酸枣仁、五味子、炙甘草滋养心阴，避免温通耗阴。三七、赤芍、丹参活血祛瘀。方中桂枝温阳不燥，此处用之，犹如离照当空，阴霾自散。诸药合用，心气充足，胸阳宣通，痰瘀消散，胸痹诸症自除。

2. 补益肝肾法治疗脂肪肝

脂肪肝中医归为"肝癖"，多以气滞、血瘀、痰阻辨治，而刘老认为肝肾亏虚者亦不鲜见，临床以滋补肝肾法治之，反获佳效。如2006年12月29日，治程男，38岁，业务员。近1年来体重增加10kg，伴右胁不适，乏力身困，腰酸膝软，两目干涩，视物不清，口干欲饮，大便溏泄或秘结。无大量饮酒史。身高168cm，体重82kg，舌质淡红，苔根部白厚，脉沉小滑。肝功能：TB 22.1μmol/L，ALT 65U/L，TG 4.2mmol/L，彩超示：中度脂肪肝。刘老辨其为肝肾亏虚之肝癖病，以滋养肝肾、补益精血治之，方选六味地黄汤加味：熟地黄10g，山茱萸20g，炒山药

20g，茯苓10g，牡丹皮10g，泽泻20g，枸杞子20g，菟丝子15g，何首乌10g，当归10g，炒白芍15g，川、怀牛膝各20g。水煎服，日1剂。嘱节制饮食，适量运动，减轻体重。服药2周，体力稍增，口干好转。上方稍有增减，治疗2个月余，诸症大减，体重下降6kg。2007年3月22日复查肝功能：TB 13.5μmol/L，ALT 40U/L，TG 2.1mmol/L。化验血黏度偏高。处方增加化瘀之品：赤芍20g，丹参20g，红花10g，泽泻30g，山茱萸20g，枸杞子20g，菟丝子15g，当归10g，炒白芍15g，川、怀牛膝各30g。继续调理2个月余，诸症皆消，体重又降5kg，复查肝功能及血脂均正常。彩超：肝、胆、脾、胰未见异常。

余仿刘老补益之法治一脂肪肝患者，男，29岁，身高179cm，体重110kg。近2年因痔疮间断便血，色淡，初观其身高体硕，貌似壮实，细察面色㿠白，气短乏力，心慌胸闷，纳差便溏，肢体困重，腰膝酸软，下肢微肿，舌质淡白，苔白滑，六脉沉细无力。血常规：RBC 2.6×10^{12}/L，HGB 76g/L，WBC、PLT正常，提示中度贫血，肝功能：TB 14.1μmol/L，ALT 112U/L，TG 3.8mmol/L，CHO 6.9mmol/L，彩超示：重度脂肪肝。辨其为脾肾两虚、气血不足之肝癖病，治以健脾益肾、补气生血，方选上案程姓方去牛膝、何首乌，加党参20g，黄芪45g，阿胶珠6g。调理半月，诸症大减，未再便血。上方加当归至15g，黄芪至75g，泽泻至30g，调理3个月，体重减少约13kg，症状消失，复查血常规、肝功能、血脂均基本正常，彩超提示轻度脂肪肝。上方制为水丸口服2个月，巩固疗效。

按语：六味地黄汤三补三泻，补中有泻，寓泻于补，相辅相成，补大于泻，共奏滋补肝肾之效。刘老加枸杞子、菟丝子益肾明目，何首乌滋补肝肾；当归、炒白芍养血柔肝，川、怀牛膝引血下行，补肝肾，强筋骨。待肝肾得养，正气来复，调整治则益肾活血，后期加丹参、红花、赤芍凉血活血，化瘀通络，以期瘀血得行，精血得充，肝肾得养，肝功复常，肝脂得消。刘老强调，肥胖之人，看似体壮，却有虚、实之分，实者可通腑、攻下、破气、消积等法为治，而虚者可用益肾填精、健脾补肝诸法，余仿刘老补益肝肾案，重用黄芪，既可补气生血，又可健脾统血，防止痔血发生，且黄芪、当归始终以5∶1之比例配伍，以达最佳补血效果。

医事印迹

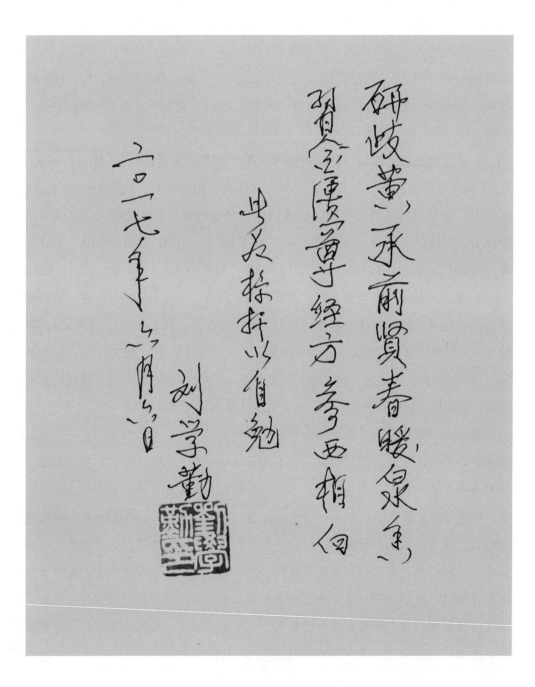

研歧黄、承前贤春暖泉香、
习金匮尊经方参西相伍、
业尖杂拣以自勉
二〇一七年二月 刘学勤

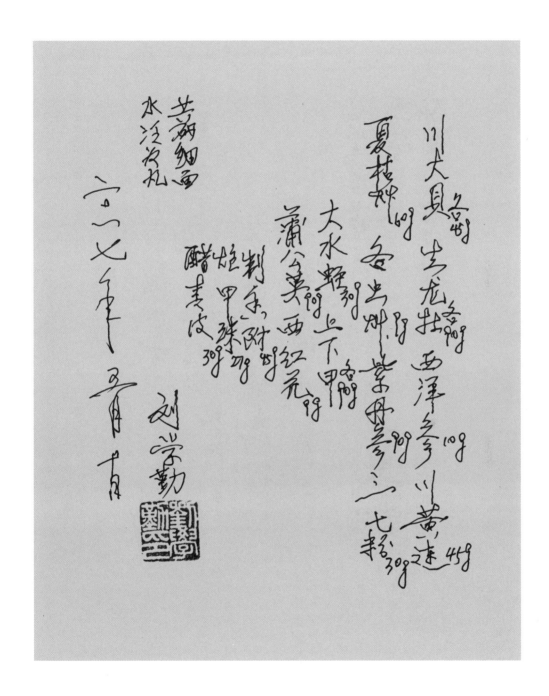

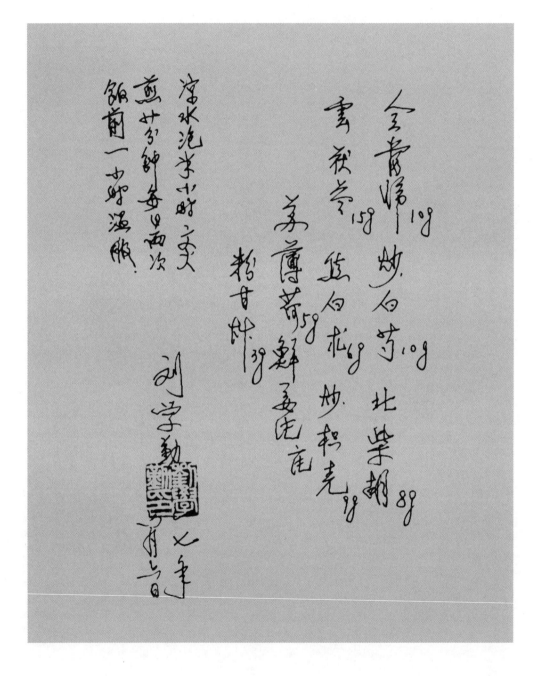

名家年谱

1936年

农历三月二十四日，出生在河南省开封市一个贫民家庭。幼年丧父，与母亲及两位姐姐艰难度日。

1944年

5月，因帮助私塾老师干家务劳动，免去学杂费，故可读私塾2年。

1946年

9月，在开封市立第二小学上初级阶段，后在自由路小学上高级阶段。

1952年

开封市自由路小学毕业。随即考取开封市华洋中学（后改名第五中学，即现在开封市第十四中学）。中小学期间，利用寒暑假期做工挣钱，既济家贫，又挣学费。

1953年

9月，正式加入中国共产主义青年团。

1955年

以优异成绩考取河南省重点高中开封市第一高级中学，还被选为校篮球队和排球队队员，比赛中每每取得较好成绩。

1956年

10月，因上肢骨折，有幸请河南著名老中医郭义蕃先生诊治，从此几乎每天晚上到郭老家，一则换药，再则腕、肘关节康复治疗，三则学习中医入门知识。直至20世纪60年代郭老因高血压、脑出血去世，关系一直密切，胜过师徒。协助郭老夫人办完丧事，又处理完家中所有事情后，郭老夫人返回孟津平乐老家。五六年间，在郭老的亲切指导下，实现了学习中医的夙愿，先后学习了《中医入门》《中医三字经》等。

1958年

6月，参加工作，被开封市鼓楼区政府录用，随转为正式干部，在开封市鼓楼区房产科任管理员、秘书。

8月，被开封市业余文化大学高中部录取。

1959年

调至开封市鼓楼区相国寺办事处（后改相国寺公社），任财务统计股股长，后兼任团委副书记。

7月，在开封市干部业余文化大学高中毕业，遂考取开封市干部业余文化大学中文系学习。此时，一边工作，一边自学中医。开始背诵《药性赋》《汤头歌诀》《濒湖脉学》等。

9月，被评为"开封市青年社会主义建设积极分子"。

1960年

被开封市共青团任命为模范团干，并获奖状，在全市大会上发言。

1962年

1月，与开封市鼓楼区干部徐凤兰结为夫妻。结婚至今，生三子一女，家庭和睦，儿女孝道。

7月，经领导同意调至开封市第一中医院，带职学习中医（享受干部公费医疗待遇，工龄连续计算）。参加河南省卫生厅主办的中医本科学徒班，学制5年。同时，拜著名老中医连介一为师，上午跟师临床，下午学习理论。

7月，在开封市干部业余文化大学中文系休学、肄业，专心致志学习中医。

8月，开始学习中医经典著作，《伤寒论》《金匮要略》《黄帝内经》《温病学》《神农本草经》等，并学习医古文、中医各家学说及针灸学、中医内科学等课程，一边随师侍诊。

1964年

8月，开封市人民政府抽调各医院主要业务技术骨干，组成医疗队，赴中牟县巡回医疗。幸随连介一老师前往，在县城或乡村，随师或单独为农民诊疗疾病，夜以继日，生活极苦，工作极累。结束时，被评为先进，事迹在开封市广播电台播发。

1966年

1月，《针灸拔罐治疗重症中风10例疗效与体会》一文在《针灸杂志》第1期发表。

《农村医疗验方八则》一文在《浙江中医杂志》第4期发表。

1967年

9月，经过5年刻苦学习，顺利通过理论和临床考核，成绩优秀，由河南省卫生厅颁发出师毕业证。因调干学习，按规定没有见习期，故随即明确为"中医师"，工资按本科待遇。

5年期间，跟随连师侍诊。连师同时讲经论道，利用空闲，重新给我逐段逐句释义《伤寒论》，并把几十年临床经验一病一证，一方一药，融入其中，毫不保留，深感连师医德高尚，功底深厚，经验丰富，连师的恩德永铭在心。

1969年

6月，开封市卫生局从各医院抽调医务人员，组成农村医疗队，我任医疗队队长，赴黄河岸边牛庄乡，为农民防病治病6个月。

1970年

与武汉军区后勤部卫生部合作研究治疗肝硬化及其腹水。我为该协作组主要骨干成员。

1972年

11月，《治疗肝硬化42例疗效分析》一文，在《开封医药科技资料选编》发表。

1973年

8月，赴北京中国中医研究院（现中国中医科学院）西苑医院进修深造，师从赵心波、王伯岳、郭士魁、施奠邦、步玉如等中医大家，临证经验分别整理成册。有幸聆听王文鼎老细讲脉学、病机、治法、用药等，眼界顿开，思路顿广。岳美中老，经常在家单独给大家讲临证经验，如一味当归治愈阳痿等；赵锡武老，身体不好，在西苑医院住院，因系河南同乡，多次在病榻前给我讲解《伤寒论》《金匮要略》经方用药经验和诊病治疗心得。

1974年

11月，经过1年多的进修深造，跟随诸多中医大家，白天侍诊，夜晚整理资料，终于满载而归，是我从医道路的一大转折、大前进。

1975年

9月，豫南发生百年罕见水灾，按省要求开封市组成3个救灾医疗队，我任驻西华县逍遥镇医疗队队长，医疗队中包括西医内、外、妇、儿、药及中医各科，组成人员均为骨干。近5个月，圆满完成任务。

1976年

6月，按照组织要求，分配接收中医学徒1名。按时毕业，留本院工作，已退休多年，现在北京市。

8月，应邀为中国人民解放军第20军第5期"西学中"班讲课，始讲中医基础理论，后讲中医内科学。

9月，同时在开封市六二六医科大学"西学中"班讲授中医基础理论、中医诊断学。该班系开封市各医院业务骨干组成，有业务院长、科室主任等。

1977年

8月，继续为中国人民解放军第20军第6期"西学中"班讲课，又增讲中医诊断学。

1978年

3月，在开封市内科学术会上做专题讲座"肝炎的中医辨证分型与治疗"。

8月，任开封市第一中医院内科副主任。

继续为中国人民解放军第20军第7期"西学中"班和开封市第2期"西学中"班讲授中医各家学说、中医妇科学、中医儿科学等。

9月，由全国统一招生河南省卫生厅统一分配接收5年制本科学徒2名。

1979年

12月，当选河南省中医学会第一届理事会理事。

继续为中国人民解放军第20军第8期"西学中"班和开封六二六医科大学第3期"西学中"班讲授中医课程，撰写讲课笔记50余万字。先后培养本科生数批，高级学徒6批，硕士研究生3批，已出师百余人，其中技术二级主任中医师3名，河南省首届名中医2名，享受国务院政府特殊津贴2名，河南省政府特殊津贴1名，全国青年名中医2名，三级教授、主任中医师、河南省学术技术带头人、开封市专业技术拔尖人才等数十名。这些门生中有现任开封市中医院理事长、副院长、肝胆脾胃病科主任，开封市中心医院党委书记，以上两所医院是开封市仅有的两家三级甲等医院。还有重庆市中医院消化科副主任等。

1980年

9月，由河南省卫生厅统一分配收5年制本科学徒1名。

10月，当选开封市中医学会第一届理事会常务理事、秘书长。

11月，获开封市第一中医院"先进工作者"，并颁发奖状。

12月，颁发中医主治医师资格证书。

12月，《怔忡、胸痹、厥证》《运用攻补两法治疗肝硬化及其腹水》《肝郁慢性肝炎的辨证分型和治疗》《153例哮喘证治简析》《苓桂术甘汤治内耳眩晕症》5篇论文，在《开封市（医药卫生）学术年会资料汇编》上发表。

1981年

参加在南阳召开的全国第一次张仲景学说研讨会，与出席的任应秋等中医大家交流。

7月，所带学徒1名，经市卫生局考核合格，准予毕业，并留院工作。

1982年

6月，获中共开封市委、开封市人民政府"先进个人"。

9月，《肝炎的中医辨证分型与治疗》（较详细地总结了肝炎的治疗经验和体会，3万余字）及《哮喘二例治验》在《中医药资料汇编》上发表。

1983年

5月，由于学术交流、科普宣传成绩突出，荣获中共开封市委、开封市人民政府"先进个人"。

7月，经河南省卫生厅考核合格，2名本科学徒，准予毕业，均留院工作。

8月，当选开封市科学技术协会委员。

10月，应山东省东明县卫生局邀请，开封市中医学会由我带队赴东明县开展学术交流，并做专题讲座。

1984年

2月，赴大连市参加全国第一次肝病攻关大会，作为河南省仅选中2篇论文之一的《运用以攻为主法则治疗臌胀的粗浅体会——附70例病例简析》一文，2万余字，大会上进行专题发言。

4月，任《开封医药》杂志编委，并颁发聘书。

6月，就《浅谈攻补治臌胀》一文在全市中医学术会做专题讲座，该文章是我从医近20年运用攻补兼施的方法治疗肝硬化腹水的经验总结。

1985年

3月，当选开封市中医学会第二届理事会副理事长兼秘书长。

4月，获开封市卫生局"中医创作奖"。

5月，《臌胀妊喘医案》一文在《湖北中医杂志》第5期发表。

7月，经河南省卫生厅考核合格，成绩优秀，1名本科学徒准予毕业，分配到开封市第一人民医院工作。

12月，当选河南省中医药学会第二届理事会常务理事。

1986年

1月，《血府逐瘀汤治愈脱发痼疾》一文在《河南中医》第1期发表。

3月，《急症举隅五则》一文在《山东中医杂志》第3期发表。

6月，就《谈张子和的食疗》一文在河南省中医内科学术会议上进行大会发言。

9月，任开封市第一中医院内二科主任。

10月，《交媾疾患从肝论治》一文在《河南中医》第5期发表。

11月，筹备、主持、召开全国张子和学术思想讨论会，参加会议的有23个省市，收集论文百篇，选定62篇。

11月，就《论张子和的补虚观》一文在大会发言。

12月，负责主编《张子和学术思想讨论会论文集》，约30万字。

1987年

2月，《呃逆治验》一文在《吉林中医药》第2期发表。

3月，获"河南省科学技术协会活动积极分子"称号。

9月，《张子和的药补与食补》一文在《中医杂志》第9期发表。

10月，南阳召开全国第二次张仲景学说研讨会，撰写的《经方应用十则》作为重要论文进行大会交流。

12月，《荨麻疹证治》在《中医杂志》"专家笔谈"第12期发表。

12月，《经方实用五则》一文在《张仲景研究》发表。

1988年

2月，《癫痫证治》在《中医杂志》"专题笔谈"第2期发表。

4月，颁发副主任医师资格证书。

5月，参加在安徽省阜阳市召开的第一届淮海经济区中医学术年会（河南、山东、江苏、安徽4省），任评审委员会委员。

5月，获"开封市科学技术协会活动积极分子"。

9月，受聘河南中医学院兼职副教授。

10月，《下法的临床运用与体会》在《中医杂志》"专题笔谈"第10期发表。

10月，当选河南省中医药学会肝胆病专业委员会秘书长。

11月，《癫痫的辨证论治》和《荨麻疹的辨证论治》2篇文章同时在《中医杂志》日本语版特集第11期发表。

11月，任开封市企业卫生系列中医中级职称评委会委员，并颁发聘书。

12月，《全国名老中医验方选集》收录治疗"荨麻疹的经验方"。

1989年

4月，参加在山东省济宁市召开的第二届淮海经济区中医学术年会。

7月，任政协开封市第六届委员会委员。

10月，《试论张子和的学术思想》一文，在北京召开的全国中医理论整理研究会上进行交流。

10月，《和法的临床运用与体会》在《中医杂志》"专题笔谈"第10期发表。

11月，《消法的临床运用与体会》在《中医杂志》"专题笔谈"第11期发表。

11月，获"河南省科学技术协会活动积极分子"，并颁发奖状。

1990年

2月，受聘开封市人民政府第一届医药卫生专家咨询委员会委员。

4月，在河南省开封市召开第三届淮海经济区中医学术年会，筹备、主持此次会议；任论文评审委员会委员。

5月，获"开封市卫生系统先进工作者"。

6月，《张子和论补评析》一文在《中医研究》第3期发表。

7月，《疑难病证名验方辑要》一书由华龄出版社出版，任编委。

9月，《当代名医证治汇粹》一书中收入论文2篇。

10月，《吐法的临床运用与体会》在《中医杂志》"专题笔谈"第10期发表。

11月，《中国当代名医验方大全》一书由河北科学技术出版社出版，任副主编。该书共73万字，收集全国248位中医专家，874首验方，590余种病症，内容丰富。

1991年

2月，获开封市第一中医院"先进工作者"，并颁发奖状。

2月，补任政协开封市第六届委员会常务委员。

3月，《百病奇效良方妙法精选》一书由中国医药科技出版社出版，任主编。该书共56万字，后再版。

年初，任开封市第一中医院院长；开封市人民政府市长颁发任命状，汴政任字9100033号。

4月，《论张子和学术思想形成的意义及其影响》一文，在开封市中医学术年会上进行大会宣读。

4月，获"开封市科学技术协会活动积极分子"。

5月，在江苏省扬州市召开第四届淮海经济区中医学术年会，《论张子和学术思想形成的意义及其影响》一文，做大会宣读。

7月，事迹入选《中国当代中医名人志》。

8月，《论张子和学术思想及历史贡献》一文在《河南中医》第4期发表。

10月，为了繁荣中医药事业，继承挖掘临证经验，为全院老专家配备学术经验继承人，遴选出一批有发展前途的主治医师、副主任医师作为学术经验继承人，并组织了隆重的拜师大会。收徒一人，副主任医师，系78届河南中医学院中医系本科毕业生。

1992年

1月，获"开封市卫生科技先进工作者"。

4月，颁发主任中医师职称证书。

5月，参加在江苏省徐州市召开的第五届淮海经济区中医学术年会，任评审委员会委员。

5月，当选河南省中医药学会第三届理事会常务理事。

6月，《新全实用药物手册》一书由河南科学技术出版社出版，任编委。

9月，任开封市卫生系列中医中级职称评委会副主任委员。

10月，受聘开封市心理学会名誉理事长。

10月，任开封市科学技术进步奖评审委员会委员。

1993年

2月，任河南中医学院兼职教授。

8月，获中共开封市委、市政府第二批"开封市专业技术拔尖人才"，享受市政府专家津贴。

8月，《刘学勤治疗肝硬化腹水的经验》一文在《河南中医》第4期发表。

8月6日，《中国中医药报》"名医名方录"专栏刊登"解郁养血汤"治愈交媾疾患经验。

9月，《柴胡加龙骨牡蛎汤为主治疗原发性癫痫13例》在《现代中医》第3期发表。

9月，《中药外治法治疗小儿泄泻的研究进展》一文，在首届全国中药外治学术研讨会上获优秀论文奖。

9月，当选全国中药外治专业委员会副秘书长。

9月，《当代中药外治临床精要》一书由中国中医药出版社出版，任主编，77万字。

9月，受聘张仲景国医大学兼职教授。

11月，开封市第一中医院承办首届全国内病外治研讨会，与会代表500余人，大会圆满成功。

1994年

1月，《吐下汗奇方妙法治百病》一书由中国医药科技出版社出版，独著，15万字。

2月，受聘开封市人民政府第二届医药卫生专家咨询委员会委员。

2月，当选政协开封市第七届委员会常务委员。

3月，《千家名老中医妙方秘典》一书由中国中医药出版社出版，任主编，88万字。

4月，任开封市中医药科学技术委员会副主任委员。

5月，赴中共河南省委党校高级知识分子学习班脱产学习3个月。

6月，入选《中国名医列传》（当代卷）。

10月，《实用专病专方临床大全》（第一集）由中国中医药出版社出版，任总编。该书约150万字，1995年再版，1997三版，后多次再版。

10月，国务院批准享受政府特殊津贴。

10月，《胆宁胶囊治疗胆石症104例疗效观察》一文，在全国专科专病暨中西医结合学术研讨会上进行大会宣读。

10月，《黄河医话》一书由北京科学技术出版社出版，收录《漫话臌胀治疗三原则》一文。

10月，事迹收录《中国当代中西名医大辞典》，任编委。

11月，受中国中医药学会委托在开封承办第一届全国专科专病暨中西医结合学术研讨会，全国29个省、市、自治区的近400位医家参加会议，会议圆满成功。

11月，《当代专科专病及中西医结合临床研究精要》一书由中国中医药出版社出版，任副主编，80万字。

12月17日，《中医药信息报》头版刊登《实用专病专方临床大全》首发式在开封举行，该书收录近2 000位名家专病专方5 668首，涉及586种病症，突出了新、全、详、精科学实用的原则。

1995年

1月，《河南当代名医内科学术经验精华》一书由河南科学技术出版社出版，任编委。书写"支气管哮喘"专篇。

2月，获"开封市卫生系统先进工作者"。

2月，获"河南省卫生系统先进工作者"。

4月，获开封市五一劳动奖章。

5月，再次获中共开封市委、市政府"开封市专业技术拔尖人才"称号。

7月22日，《为挖掘振兴我国中医事业做出卓越贡献，成为有特殊贡献的国家级专家》，在《开封日报》2版头条刊登，介绍从医道路和所取得成绩。

8月，获开封市医疗保险与公疗管理先进工作者。

10月，自行研制的"脐腰治疗带"由中华人民共和国专利局授予新型实用专利证书，第二完成人。

10月，任开封市中医学会第三届理事会副理事长。

10月，任《开封卫生年鉴》编委会编委。

10月，任《中医外治杂志》杂志社编委。

11月，开封市第一中医院经省专家组全面考核，顺利达标成为"二级甲等中医院"。

1996年

1月，任《适宜诊疗技术》杂志编委；任《中国中医药科技》杂志社特邀编委。

3月，获"河南省中医系统先进工作者"。

3月，《常用名方新用途》一书由北京科学技术出版社出版，任总编审，66万字。

4月，当选河南省中医学会第四届理事会常务理事。

6月，自行研制的"增效离子导入电极"由中华人民共和国专利局授予新型实用专利证书，第三完成人。

10月，出席国际中医药学暨传统医学特色疗法学术交流大会，赴澳大利亚参加会议，16个国家和地区300多位专家参加会议，大会宣读了《治疗哮喘（支气管哮喘）经验小结——附218例病案简析》，获优秀论文奖，收入学术论文集。会议期间受邀在唐人街为当地华人义诊，《澳洲新报》等多家报纸进行了报道。

10月30日，《开封日报》菊城快报独家报道，以《中医英才》为题，全面系统报道了在医学道路上所取的成绩。

11月15日，《肝硬化腹水治疗要诀》一文，在《汴梁晚报》"卫生与健康"栏目刊登。

12月，经中华人民共和国人事部、卫生部及国家中医药管理局批准，确定为第二批全国老中医药专家学术经验继承工作指导老师，带教2名高徒，现均为正高职称，省学科带头人。

12月，开封市科技局立项科研课题"胆宁胶囊治疗胆石症的临床研究"，经市科委组织省、市级专家鉴定，并同意上报科研成果。

1997年

1月10日，《开封日报》刊发"让中医造福人类"的报道，详细介绍了刘学勤参加在澳大利亚悉尼举办的首届国际中医药学暨传统医学特色疗法学术交流大会的盛况。

1月11日，以《国医圣手》为题，在《汴梁晚报》周末头版刊出，介绍治病经验。

1月23日，以《成功的足迹》为题，在《开封党建报》综合副刊上刊登，介绍行医概况。

3月，《治疗乙型肝炎的思路和方法》一文在《河南中医》第3期发表。

4月，获"开封市劳动模范"。

4月，获"河南省卫生系统先进工作者"。

4月，由开封市第一中医院承办，在河南省洛阳市召开第二届全国专科专病及中西医结合学术研讨会，到会代表300余人，会议举行了专题讲座，我主讲"治疗乙肝的思路和方法"。

5月，《当代专科专病研究精要》一书由中国中医药出版社出版，任主编，100万字。

8月，开封市科技局立项科研课题"胆宁胶囊治疗胆石症的临床研究"，获开封市科技成果三等奖，第一完成人。

9月12日，《汴梁晚报》第2版刊登《杏林妙手——记开封市第一中医院院长、主任医师刘学勤》，报道先进事迹。

10月，《实用专病专方临床大全》（第二集）由中国中医药出版社出版，任总编，160万字。

10月17日，《汴梁晚报》第2版刊登《刘学勤被确定为国家级名医并收高徒》，报道了拜师收徒的盛况。

10月，"胆宁胶囊治疗胆石症的临床研究"获河南省中医药科技成果二等奖，第一完成人。

1998年

2月，在河南省第九届人民代表大会上当选为第九届全国人民代表大会代表。

3月5日，参加第九届一次全国代表大会。

6月，获"河南省中医管理先进工作者"。

10月，《中医秘单偏验方妙用大典》一书由中国医药科技出版社出版，任总编，76万字。

10月，被任命为河南省文史研究馆馆员。

12月，获开封市"尊重知识、尊重人才"先进个人。

1999年

2月，当选政协开封市第八届委员会常务委员。

5月，当选河南省中医药学会第一届肝胆病专业学术委员会副主任委员。

6月，《浅淡治疗哮喘的体会》一文在《中国医药学报》第6期发表。

10月，由河南医师资格考试领导小组聘任为河南考区医师资格实践技能考试开封考区主考官。

11月，任河南省卫生技术中医专业高级职称评审委员会委员。

11月，"专病专治方药丛书"（一套，20分册，600万字）由学苑出版社出版，任总编。

11月，"中国中西医专科专病临床大系"（一套，22分册，共计2 000万字）由中国医药科技出版社出版，任执行副总编。

11月，《肝胆病诊疗全书》一书由中国医药科技出版社出版，任主编。

2000年

1月，《刘学勤治疗哮喘的经验》一文在《中国医药学报》第1期发表。

5月，时年64岁，经多次要求辞去开封市第一中医院院长职务，终获批准，改任开封市第一中医院名誉院长（开封市卫生局授予名誉院长聘书）。

9月，经国家批准的2名高级学徒，学习3年，通过国家、省专家组评审、考核，认为成绩优秀，符合毕业条件，准予出师。

10月，《呼吸病诊疗全书》一书由中国医药科技出版社出版，任主审。

10月，《结石病诊疗全书》一书由中国医药科技出版社出版，任主编。

11月，再次任河南省卫生技术中医专业高级职称评审委员会委员。

11月，事迹入选《中国世纪专家》第三卷。

12月，开封市科技局立项科研课题"肝复康离子导入法治疗慢性活动性乙型肝炎临床研究"，经市科技局组织省、市级专家鉴定，并同意上报科研成果。

2002年

1月，《河南名医张子和及其儒门事亲》一文在《中原文史》杂志第1期发表。

8月，《刘学勤治疗乙型肝炎经验》一文在《中医研究》第4期发表。

8月，开封市科技局立项科研课题"肝复康离子导入法治疗慢性活动性乙型肝炎临床研究"，获开封市科技成果三等奖，第一完成人。

8月，受聘为开封市医疗事故技术鉴定专家库成员。

9月，任河南中医学院兼职硕士生导师。

9月，《实用专病专方临床大全》获河南省中医药科技成果二等奖。

12月，获中华人民共和国人事部、卫生部及国家中医药管理局"培养中医药人才贡献奖"。

2003年

2月，经河南省第十届人民代表大会选举，再次当选第十届全国人民代表大会代表。

《张子和非药物疗法探幽》一文在《河南大学学报》（医学科学版）第2期发表。

《张子和吐法刍议》一文在《中医研究》第3期发表。

3月，参加第十届全国人民代表大会。

7月，《刘学勤主任医师降酶十法》一文在《河南中医》第7期发表。

9月，河南省中医学会第四届理事会鉴于历届常务理事贡献较大，被特授予"资深理事"。

10月，《张子和对针灸学的贡献》一文在《中国民间疗法》第10期发表。

2004年

9月，《运用温化痰瘀法治疗胸痹病的经验拾萃》一文在《中医药学刊》杂志第9期发表。

2005年

6月28日，列席第十届全国人大常务委员会第16次会议。

2006年

3月，开封市中医学会第四届理事会特聘为学术顾问。

9月，任河南省中医高层论坛专家委员会专家，并颁发聘书。

2007年

8月，"强肝软坚丸治疗慢性乙型肝炎肝纤维化（气虚血瘀型）的临床观察"科研课题，获河南省中医药科技成果二等奖，第一完成人。

8月，经河南省中医管理局批准，被确定为省重点专科学术导师。

9月，"强肝软坚丸治疗慢性乙型肝炎肝纤维化（气虚血瘀型）的临床观察"科研课题，获开封市科技成果二等奖，第一完成人。

9月，获开封市第一中医院"首届优秀带教教师奖"。

10月，受聘河南省传统医学诊疗中心特邀专家，每周半日参加特需门诊。

11月，开封市第一中医院糖尿病科被国家中医药管理局确定为国家级重点专科，我任学术导师，继承人为庞国明等3人，均为高级职称。

2008年

8月，经中华人民共和国人事部、卫生部及国家中医药管理局批准，确定为第四批全国老中医药专家学术经验继承工作指导老师。

8月，《刘学勤辨治消渴病心法》在《光明中医》第8期发表。

8月，《刘学勤经方辨治糖尿病便秘经验介绍》在《江苏中医药》第8期发表。

10月，获河南省中医管理局"河南省中医事业终身成就奖"。

2009年

1月，《刘学勤辨治糖尿病便秘经验》在《北京中医药大学学报》（中医临床版）第1期发表。

2月，"健脾泄浊化瘀汤治疗慢性乙型肝炎后肝硬化腹水（脾虚血瘀型）的临床观察"获河南省中医药科技成果一等奖。

3月，获开封市人民政府颁发"开封市中医事业终身成就奖"。

7月，《刘学勤教授治疗黄疸型肝炎经验》在《四川中医》第7期发表。

8月，《刘学勤主任医师治疗反流性食管炎经验》在《河南中医》第8期发表。

9月，《中国现代百名中医临床家丛书·刘学勤》一书由中国中医药出版社出版，30余万字，为"十一五"国家重点图书。

11月，刘学勤名医工作室被中华中医药学会评为"全国首届先进名医工作室"。

2010年

2月，《益肾升白方治疗肝肾阴虚型失代偿性肝硬化60例》在《中医研究》第2期发表。

5月，《刘学勤教授治疗老年习惯性便秘经验探讨》在《中医学报》第5期发表。

6月，《刘学勤治疗糖尿病足临床10法》在《深圳中西医结合杂志》第6期发表。

7月，《刘学勤教授退黄四法临床经验介绍》在《河南中医》第7期发表

8月，《刘学勤教授治疗肝硬化腹水经验》在《中医研究》第8期发表。

9月，《刘学勤教授纠正肝腹水蛋白倒置经验》在《世界中西医结合杂志》第9期发表。

10月，《刘学勤教授治疗顽固性头痛经验介绍》在《光明中医》第10期发表。

11月，《刘学勤治疗糖尿病足临床经验》在《四川中医》第11期发表。

2011年

1月，《刘学勤主任医师治疗糖尿病足临床心法》在《陕西中医》第1期发表。

6月，经开封市人力资源和社会保障局、卫生局审核批准延长退休年龄2年。

8月，《刘学勤教授治疗癫痫经验举隅》在《中医研究》第8期发表。

9月，《刘学勤教授运用和法辨治杂病经验》在《中医研究》第9期发表。

11月，《刘学勤教授运用草乌治疗心脑血管病经验》在《中医研究》第11期发表。

2012年

1月，《膏方临床应用指南》一书由中国医药科技出版社出版，约45万字。

3月，《刘学勤教授治疗咳喘经验撷要》在《河南中医》第3期发表。

5月，《刘学勤教授纵横二法治胃病经验述要》在《中医学报》第5期发表。

5月，《刘学勤运用复方反佐法治验举隅》在《中医杂志》第5期发表。

7月，经河南省人力资源和社会保障厅批准获得专业技术职称二级岗位。

7月，《刘学勤教授从肝论治头痛经验总结》在《中医学报》第7期发表。

9月，由国家人力资源和社会保障部、卫生部、国务院学位办、教育部、国家中医药管理局联合颁发"培养中医人才贡献奖"。

10月，《刘学勤运用活血归元法治疗妇女更年期综合征经验》在《新中医》第10期发表。

2013年

1月，《胃平汤治疗幽门螺杆菌相关性浅表性胃炎58例》在《中医研究》第1期发表。

4月，经开封市人力资源和社会保障局、卫生局审核批准延长退休年龄3年。

6月，《刘学勤痰瘀同治治疗怪病经验介绍》在《新中医》第6期发表。

6月，《刘学勤辛开苦降法验案举隅》在《新中医》第6期发表。

6月，《刘学勤从痰热论治失眠经验》在《中医学报》第6期发表。

7月，《研岐黄广承先贤，习金匮衷中参西——名老中医刘学勤学术思想探讨》在《中医学报》第7期发表，并作为本月杂志封面人物重点介绍。

7月，《刘学勤教授妙用温胆汤治疗疑难杂症经验撷萃》在《中医研究》第7期发表。

9月，"胃平汤治疗慢性浅表性胃炎（寒热错杂）的临床研究"获河南省中医药科技成果二等奖。

11月，《刘学勤教授运用柴胡加龙骨牡蛎汤治疗汗证验案2则》在《中医研究》第11期发表。

2014年

4月，《刘学勤治疗急性胰腺炎经验》在《新中医》第4期发表。

6月，《刘学勤治疗肝源性发热经验》在《河南中医》第6期发表。

7月，《刘学勤肝胆病学术思想初探》在《中医学报》第7期发表。

8月，《刘学勤辨治肝胆病》一书由人民军医出版社出版，约31万字。

8月，《刘学勤教授应用桂枝汤治疗先天性无汗症验案介绍》在《新中医》第8期发表。

8月，"刘学勤主任医师运用安神化痰方治疗痰热内扰型失眠病临床观察"获河南省中医药科技成果二等奖。

8月，《刘学勤活用经方治疗肝胆病经验举隅》在《世界中西医结合杂志》第

8期发表。

9月，由河南省中医管理局聘请为"第二届河南省名中医评选专家组"组长。

9月，《刘学勤应用六味通便饮治疗习惯性便秘经验》在《中医学报》第9期发表。

11月，《刘学勤应用"消胀五法"治疗肝胆病经验》在《中医学报》第11期发表。

11月，《活血归元汤加减治疗更年期综合征60例》在《中医研究》第11期发表。

11月，受聘为中国中医药研究促进会专科专病建设工作委员会名誉会长。

2015年

5月，刘学勤名医工作室高分通过国家中医药管理局验收。

7月，《刘学勤医案选粹》一书由中国中医药出版社出版，46万字。

11月，"刘学勤教授运用活血归元法治疗妇女更年期综合征临床观察"获河南省中医药科技成果二等奖。

11月，《运用益气润肠方联合脐贴治疗老年性便秘气虚郁热型30例》一文在《中医研究》发表。

11月，当选中国民族医药学会肝病分会专家委员会高级顾问。

11月，《刘学勤论治肝硬化腹水经验》在《中国中医药信息杂志》第11期发表。

2016年

5月，经开封市人力资源和社会保障局、卫生局审核批准延长退休年龄2年。

7月，《刘学勤主任医师治疗肝胆病临证研究》获开封市科技进步三等奖。

2017年

3月，《刘学勤治疗瘿瘤（甲亢、甲减）经验》在《湖南中医杂志》第3期发表。

4月，《刘学勤辨治疑难重病》一书由北京科学技术出版社出版，约30万字。

12月，《刘学勤应用经方治疗痤疮经验》在《河南中医》第12期发表。

2018年

6月，经开封市人力资源和社会保障局、开封市卫生健康委员会审核批准延长退休年龄2年。

2019年

10月，中华中医药学会专科专病分会在开封召开，被聘为高级顾问。

2020年

8月，正式退休。仍每周一、周五正常门诊。带教两位高级职称、高年资爱徒。

10月16日，中共开封市卫生健康委员会党组发文再次明确聘任为开封市中医院名誉院长。

11月，受聘为河南省中医药研究促进会高级专家顾问。

2021年

9月8日，开封市中医院聘请为第二届学术委员会名誉主任委员。

刘学勤